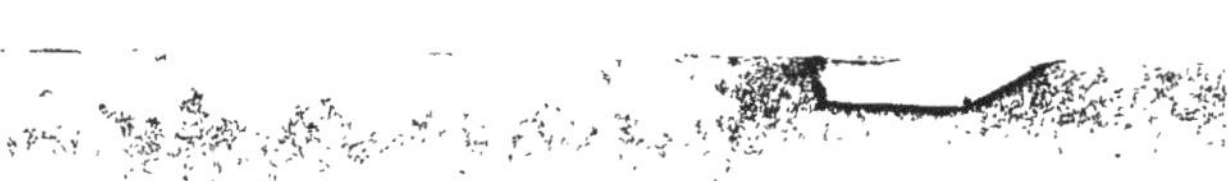

TRAITEMENT

DE LA

TUBERCULOSE

PAR LES COURANTS

DE

HAUTE FRÉQUENCE ET DE HAUTE TENSION

Basé sur l'étude du Chimisme respiratoire

PAR

LE Dr H. THIELLÉ

ROUEN
IMPRIMERIE MÉGARD ET Cie, L. MÉGARD, SUCCESSEUR

1905

TRAITEMENT

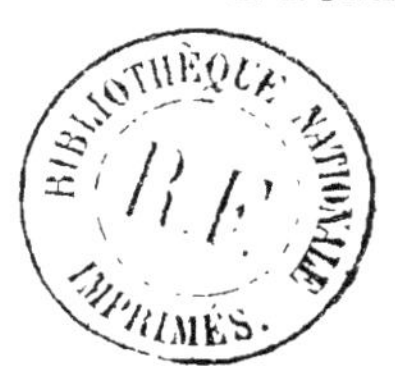

DE LA

TUBERCULOSE

Exemplaire N° 244

Traitement de la Tuberculose

PAR LES COURANTS

DE

HAUTE FRÉQUENCE ET DE HAUTE TENSION

Basé sur l'étude du Chimisme respiratoire

PAR H. THIELLÉ

ROUEN

IMPRIMERIE MÉGARD ET Cie, L. MÉGARD, SUCCESSEUR

1905

TRAITEMENT DE LA TUBERCULOSE

PAR LES COURANTS

DE HAUTE FRÉQUENCE ET DE HAUTE TENSION

Basé sur l'étude du Chimisme respiratoire

En 1899 et 1900, MM. Doumer et Oudin (1) nous ont apporté plusieurs observations de tuberculose pulmonaire guérie par les courants de haute fréquence et de haute tension.

En 1900 et 1901, nous avons, nous aussi, essayé cette modalité sur trois phtisiques à différentes périodes qui, après avoir présenté, pendant un laps de temps assez long, une amélioration non seulement locale, mais générale, ont succombé.

Malgré ce triple échec, nous avons, en mars 1902, repris cette étude; mais, ne nous contentant pas cette fois de l'observation clinique pure et simple, nous avons fait appel à la chimie expérimentale, seul moyen rationnel de nous rendre un compte exact de l'action de nos courants sur l'organisme cellulaire aux différentes périodes de la tuberculose pulmonaire.

Nous avons choisi, comme sujets d'étude, des ouvriers, des pauvres, car s'il est, dit-on, facile de guérir ceux qui peuvent s'entourer de tout le confort voulu, il en est autrement de ceux qui n'ont pas même le nécessaire et ne peuvent se

(1) Oudin : *Action thérapeutique des courants de haute fréquence et de haute tension* (*Annales d'Electrobiologie*, 1899).
Doumer : *Action des courants de haute fréquence et de haute tension sur la Tuberculose pulmonaire chronique* (*Annales d'Electrobiologie*, 1900. — Académie des Sciences, 1900).
E. Doumer et Oudin : *Rapport sur les propriétés physiologiques et thérapeutiques des courants de haute fréquence et de haute tension* (Comptes rendus du Ier Congrès international d'Electrologie et de Radiologie médicales, Paris 1900).

soumettre à la triade exigée par tous les phtisiologues : repos, suralimentation et cure d'air.

Nous savions à l'avance, en faisant ce choix, à quelles difficultés nous allions nous heurter; nous savions que l'alimentation insuffisante, les logements insalubres, le surmenage physique, les intempéries auxquelles sont exposés les ouvriers soutiens d'une famille souvent nombreuse, sont autant de facteurs favorisant l'éclosion et activant la marche de la tuberculose.

Nous savions aussi que cette étude serait longue et ardue, car il fallait compter avec les maladies intercurrentes venant entraver le traitement; avec certaines causes imprévues retardant parfois la guérison de plusieurs mois; avec l'interruption, volontaire ou non, des applications, etc., etc. Puis la guérison symptomatique, basée sur les recherches expérimentales, une fois obtenue, nous avons attendu du temps la consécration de cette guérison.

Dans nos premières recherches, la formule hémoleucocytaire et les échanges généraux manquent ou sont incomplets; nous n'avions en effet, au début, qu'un seul objectif : connaître l'effet de nos courants sur les échanges respiratoires des tuberculeux; quand nous avons constaté que l'organisme cellulaire produisait moins d'acide carbonique, consommait moins d'oxygène et en fixait moins dans ses tissus; que le coefficient d'oxydation se relevait et que le coefficient d'absorption s'abaissait, nous avons recherché quelles modifications ces mêmes courants produiraient sur le sang et sa formule leucocytaire et sur les échanges généraux.

Nous aurions également voulu connaître la durée de l'activité de réduction de l'oxyhémoglobine et la pression artérielle avant, pendant et après le traitement; nous n'avons pu faire faire ces recherches, les appareils nécessaires n'existant pas à Rouen.

Nous tenons à redire ici que les urines et crachats destinés aux examens mensuels ont été portés *directement* par les malades au Laboratoire d'analyses, et à remercier de nouveau le professeur Guerbet de sa bienveillance et de son dévouement envers nos ouvriers.

Nous nous proposons aujourd'hui de compléter la Note, publiée en 1904 (1), sur le traitement de la tuberculose par les courants de haute fréquence et de haute tension, et, sur la demande de plusieurs de nos confrères en médecine et en électrothérapie, nous nous étendrons un peu sur l'étude du chimisme respiratoire que MM. Robin et Binet ont publiée en 1901, et qui est trop peu connue.

Il est regrettable pour la science que les diverses communications concernant cette intéressante étude ne soient pas condensées en un volume; nous espérons que, malgré leurs multiples travaux, les auteurs trouveront le temps de les réunir et de les publier.

(1) H. Thiellé : *Traitement de la Tuberculose par les courants de haute fréquence et de haute tension, basé sur l'étude du Chimisme respiratoire* (Rouen. L. Mégard), et *Annales d'Electrobiologie et de Radiologie*, 1904.

Les quelques brochures qui ont simplifié notre travail, et dans lesquelles nous allons faire ample moisson, nous ont été aimablement offertes par le docteur M. Binet, que nous remercions ici.

L'échange respiratoire est constitué par la différence entre la composition de l'air inspiré et de l'air expiré ; l'étude des gaz de la respiration a été désignée sous le nom de *chimisme respiratoire*.

Les physiologistes qui se sont occupés de l'étude des échanges respiratoires se sont bornés à indiquer : la ventilation; la proportion centésimale de l'acide carbonique et de l'oxygène dans l'air expiré; le quotient respiratoire; les quantités d'acide carbonique exhalé et d'oxygène absorbé par heure.

MM. Robin et Binet (1) ont complété cette étude en ajoutant : le rapport de l'acide carbonique et de l'oxygène au poids du sujet; la quantité d'oxygène absorbé par les tissus et la capacité pulmonaire, éléments des plus importants; leurs études sur un grand nombre d'états pathologiques en font foi.

« Le quotient respiratoire, adopté généralement, ne nous a pas paru, disent MM. Robin et Binet, fournir d'indication décisive sur le chimisme respiratoire. En effet, s'il donne le rapport entre la quantité d'acide carbonique exhalé et celle de l'oxygène consommé dans le même temps, il ne montre pas le détail de l'utilisation de ce dernier, dont une partie seulement se retrouve dans l'acide carbonique. Nous lui avons adjoint deux autres termes :

« 1° Le coefficient d'oxydation qui, par suite de ce fait que chaque volume d'acide carbonique contient un volume égal d'oxygène, se confond, en somme, avec le quotient respiratoire.

« Ce terme indique la proportion d'oxygène combiné avec le carbone dans CO^2.

« 2° Le coefficient d'absorption, qui indique la proportion d'oxygène utilisé par les tissus pour les différents actes de nutrition dont le terme final n'est pas l'acide carbonique. »

MM. Robin et Binet attachent une très grande importance à ces rapports, ainsi qu'à la quantité d'oxygène absorbé par les tissus. Elle constitue, dans certains cas, la véritable caractéristique du chimisme respiratoire.

D'après ces données et après de nombreuses recherches expérimentales, ils ont fixé le chimisme respiratoire de l'homme bien portant ainsi que suit :

1° L'expiration maxima est désignée sous le nom de capacité respiratoire totale.

2° La ventilation pulmonaire désigne le volume d'air expiré pendant un temps donné, soit une heure, soit une minute.

La moyenne des chiffres donnés par les biologistes qui se sont occupés des

(1) A. Robin et M. Binet : *Etudes cliniques sur le Chimisme respiratoire*, 1re partie : Les Echanges respiratoires dans l'état normal (Extrait des *Archives générales de Médecine*, juin 1896).

échanges respiratoires est de 7 litres 709 pour la ventilation d'une minute.

La moyenne de MM. Robin et Binet est de 7 litres 090 par minute et de 107 centimètres cubes par minute et par kilogramme de poids du corps.

3° Proportions centésimales de l'acide carbonique exhalé et de l'oxygène consommé par rapport à l'air expiré :

Moyenne des auteurs : 4 cc. 063 pour CO^2; 4 cc. 667 pour O^2.

Moyenne de MM. Robin et Binet : 3 cc. 9 pour CO^2; 4 cc. 8 pour O^2.

4° Quantité d'acide carbonique exhalé pendant une minute :

Moyenne des auteurs : 303 centimètres cubes par minute et 4 cc. 48 par rapport au poids du corps.

Moyenne de MM. Robin et Binet : 270 cc. par minute et 4 cc. 17 par minute et par kilogramme de poids.

5° Oxygène total consommé : il s'agit ici de tout l'oxygène emprunté à l'air atmosphérique, quel que soit l'usage qu'en fait l'organisme :

Moyenne des physiologistes : 320 cc. par minute et 5 cc. 22 par kilog. de poids et par minute.

Moyenne de MM. Robin et Binet : 340 cc. par minute et 5 cc. 13 par kilog. de poids et par minute.

6° Quantité d'oxygène absorbé par les tissus :

L'oxygène absorbé par la respiration a deux emplois :

A. L'oxydation du carbone de l'acide carbonique ;

B. Son absorption par les tissus où il sert à des combinaisons dont l'eau, l'urée, l'acide urique sont les principaux termes.

D'après MM. Robin et Binet, la quantité d'oxygène absorbé est de 64 cc. par minute.

La moyenne des physiologistes est au-dessous de cette dernière.

7° Quotient respiratoire :

Le rapport de l'acide carbonique à l'oxygène est très variable, et ici les auteurs citent les belles recherches des professeurs Richet et Hanriot.

La moyenne de tous les physiologistes est de 0,842; celle de MM. Robin et Binet est de 0,812; mais les expériences de ces derniers ont été faites le matin, les sujets étant à jeun depuis la veille; or, le jeûne abaisse les échanges.

Comme on le voit, les chiffres trouvés par MM. Robin et Binet coïncident avec la moyenne des autres auteurs.

Dans une série d'études expérimentales (1) sur le chimisme respiratoire, MM. Robin et Binet nous ont démontré que les échanges respiratoires sont plus élevés chez les tuberculeux, les descendants de tuberculeux et les prédisposés à la tuberculose que chez l'homme sain.

(1) A. Robin et M. Binet : *Conditions et Diagnostic du terrain de la Tuberculose pulmonaire* (Communication à l'Académie de Médecine, mars 1901).

Ils ont recherché si cette exagération des échanges n'existait pas dans d'autres maladies : les recherches faites dans un grand nombre d'états pathologiques ont montré que si quelques-uns de ceux-ci présentent des échanges exagérés en bloc, dans chacun d'eux le chimisme respiratoire diffère par quelque trait de celui de la phtisie, ce qui permet au clinicien d'établir un diagnostic lorsqu'il hésite entre cette affection et une maladie quelconque.

Les échanges respiratoires des tuberculeux ont donc un type spécial portant sur tous les éléments qui composent le chimisme.

Bien que nous ayons déjà donné, en 1904, les tableaux comparatifs du chimisme normal avec celui du tuberculeux, nous croyons utile d'y revenir et de montrer par le pourcentage combien est grande, chez ces malades, l'exagération des échanges gazeux.

Il va sans dire que ces tableaux ne sont pas invariables : on comprendra facilement qu'entre le chimisme normal et le chimisme exagéré des phtisiques chroniques, il y a toute une gamme intermédiaire, et il ne faudrait pas croire, comme nous l'avons vu, qu'un tuberculeux n'est pas tuberculeux parce que tous les chiffres enregistrés par les appareils ne sont pas entièrement semblables à ceux de MM. Robin et Binet.

ÉLÉMENTS DU CHIMISME RESPIRATOIRE	LE CHIMISME RESPIRATOIRE TYPE DU PHTISIQUE CHRONIQUE				LE CHIMISME respiratoire de L'HOMME SAIN
	FEMMES	Les échanges sont augmentés de :	HOMMES	Les échanges sont augmentés de :	
Pouls par minute	92,2		77,9		65
Respirations	23,7		24,6		16
Capacité respiratoire totale	1.279 cc.		1.821 cc.		3.300 cc.
Capacité respiratoire par centimètre de taille	8 cc 34		10 cc. 9		20 cc.
Acide carbon. produit pour 100 parties d'air expiré	5 cc. 53		3 cc. 61		3 cc. 9
Oxygène consommé pour 100 parties d'air expiré	4 cc. 60		4 cc. 60		4 cc. 8
Ventilation par minute	10l107 cc.		10l257 cc.		7l090 cc.
Acide carbonique produit par minute	352 cc. 060		369 cc. 124		276 cc.
Oxygène total consommé par minute	463 cc. 443		468 cc. 815		340 cc.
Oxygène absorbé par les tissus par minute	111 cc. 383		99 cc. 691		64 cc.
Ventilation par kilogramme-minute	225 cc. 228	110 %	192 cc. 889	80,5 %	107 cc.
Acide carbonique produit par kilogramme-minute	7 cc. 767	86 %	6 cc. 851	64 %	4 cc. 170
Oxygène total consommé par kilogramme-minute	10 cc. 290	100,5 %	8 cc. 721	70 %	5 cc. 130
Oxygène absorbé par les tissus par kilog.-minute	2 cc. 523	162,8 %	1 cc. 870	94,8 %	0 cc. 960
Totalité des échanges	18 cc. 057	94,1 %	15 cc. 572	65,3 %	9 cc. 300
Quotient respiratoire	0,752		0,784		0,812
Coefficient d'oxydation	75,2 %		78,4 %		81,2 %
Coefficient d'absorption	24,8 %		21,6 %		18,8 %

On peut objecter que cette suractivité des échanges est illusoire et qu'elle tient à ce que, le phtisique étant toujours plus ou moins amaigri, on divise la somme par un poids moindre. Il suffit, pour se convaincre du contraire, de laisser de côté sur le tableau précédent les chiffres rapportés au poids et de regarder ceux qui représentent les volumes des gaz par minute.

L'exaltation des échanges respiratoires est la même dans la tuberculose aiguë ou chronique, fébrile ou apyrétique; elle existe à toutes les périodes de la phtisie et est souvent plus élevée aux phases initiales, alors même que les signes physiques sont nuls ou presque nuls.

Les échanges s'abaissent à mesure qu'une amélioration se produit dans l'état du malade et reviennent à la normale lors de la guérison.

Pour expliquer cet accroissement des échanges gazeux, trois hypothèses se présentent; on pouvait les attribuer :

1° *A une réaction de la défense organique;*

2° *A une conséquence de l'attaque bacillaire;*

3° *A une manifestation du terrain tuberculeux.*

MM. Robin et Binet (1) ont admis cette dernière hypothèse, après avoir observé que la presque totalité des descendants de tuberculeux avaient déjà des échanges exagérés, tandis que ces échanges étaient, au contraire, diminués dans les états antagonistes de la tuberculose, comme l'arthritisme et la scrofule, ce terrain où ne germent que des tuberculoses locales.

Pour leur étude sur le chimisme des descendants de tuberculeux, MM. Robin et Binet se sont adressés à des héréditaires paraissant jouir d'une bonne santé, indemnes de tout soupçon de tuberculose actuelle.

De leurs recherches expérimentales (2), il résulte que :

61,9 0/0 ont des échanges exagérés;

33,3 0/0 ont des échanges normaux;

4,8 0/0 ont des échanges abaissés;

Autrement dit, sur dix héréditaires, six offrent un terrain favorable à la contagion.

Nous savons que si l'on n'hérite pas la tuberculose de ses ascendants, on hérite tout au moins d'un organisme cellulaire vicié plus ou moins résistant, ce qui ne veut pas dire que tous les descendants de phtisiques sont destinés à le devenir eux-mêmes.

D'un autre côté, les enfants issus de parents sains et ayant un terrain normal peuvent acquérir la tuberculose et, parmi les causes prédisposantes qui

(1) A. Robin et M. Binet : *Conditions et Diagnostic du terrain de la Tuberculose pulmonaire* (Communication à l'Académie de Médecine, mars 1901).

(2) A. Robin et M. Binet : *La Prophylaxie de la Tuberculose pulmonaire par la connaissance de son Terrain* (Extrait du *Bulletin général de Thérapeutique*, 1901).

conduisent l'organisme à cet état de déchéance, il faut citer : l'alcoolisme, le surmenage, les excès, les privations, etc., etc.

On peut voir, dans le tableau ci-joint, à quel point ces diverses causes augmentent les échanges globaux (1).

Echanges respiratoires chez les surmenés, les alcooliques et les déprimés

CONDITIONS pathogéniques	Echanges totaux		Oxygène absorbé par les Tissus		Quotient respiratoire	
	Non Arthritiques	Arthritiques	Non Arthritiques	Arthritiques	Non Arthritiques	Arthritiques
Surmenage intellectuel.	15 cc. 378	11 cc. 321	1 cc. 980	1 cc. 327	0 cc. 772	0 cc. 788
Surmenage génital.....	16 cc. 550	14 cc. 314	2 cc. 325	1 cc. 810	0 cc. 756	0 cc. 775
Surmenage physique ..	14 cc. 750	14 cc. 899	1 cc. 298	1 cc. 943	0 cc. 760	0 cc. 769
Alcoolisme	19 cc. 563	13 cc. 605	2 cc. 623	1 cc. 901	0 cc. 763	0 cc. 755
Dépression morale	12 cc. 875	10 cc. 812	1 cc. 934	1 cc. 940	0 cc. 736	0 cc. 695

« L'exagération des échanges respiratoires est donc l'une des conditions du terrain de la phtisie. La prédisposition, qu'elle soit héréditaire ou acquise, reconnaît au moins, comme l'une de ses causes, l'aptitude de l'organisme à consommer trop d'oxygène, à en fixer trop dans ses tissus et à produire trop d'acide carbonique, en un mot, à se consumer exagérément, ce qui correspond bien à l'idée hippocratique persistant encore dans la tradition populaire. Tous ces sujets parmi lesquels se recrutent les phtisiques sont donc des consomptifs avant d'être des tuberculeux; ils s'incendient avant de s'infecter.

« Lorsque la tuberculose s'est emparée d'eux, l'incendie ne s'arrête plus ou s'arrête difficilement; l'infection bacillaire fait l'office d'un excitant constant de ces organismes éréthiques. La consommation exagérée de l'oxygène et la formation en excès de l'acide carbonique éclairent donc le mystère de ces états protopathiques de la phtisie, que l'on désignait sous le nom vague *d'états de déchéance.* » (A. Robin et M. Binet) (2).

Depuis longtemps, les cliniciens avaient été frappés de la résistance que présentaient les arthritiques à l'invasion de la tuberculose.

Morton enseignait « que la phtisie qui succède à la goutte est lente et chronique ».

(1) A. Robin et M. Binet : *Les Echanges respiratoires dans l'Arthritisme*, p. 30.

(2) A. Robin et M. Binet : *Les Indications prophylactiques et thérapeutiques de la Phtisie pulmonaire fondées sur la connaissance de son Terrain* (Extrait du *Bulletin de l'Académie de Médecine*, 21 janvier 1902).

Frantz et Barthez ont constaté l'antagonisme qui existe entre la tuberculose et l'arthritisme.

Pidoux écrit : « La présence de l'élément arthritique chez un phtisique imprime à la phtisie une résistance et un retard d'évolution remarquable qui ferait singulièrement contraster l'état général du phtisique avec son état local. Il y a, dans ce cas, une sorte d'antagonisme entre l'arthritisme et la tuberculisation, à tel point qu'un arthritisme franc et vigoureux exclut la tuberculisation et que, dans le traitement de la phtisie, on doit par-dessus tout provoquer les reliquats arthritiques pour retarder la marche de la tuberculisation. »

D'un autre côté, MM. Hérard et Cornil disent :

« Sur cent soixante-six malades de notre service hospitalier examinés à ce point de vue avec le plus grand soin, c'est à peine si cinq ou six nous ont accusé, dans leurs antécédents morbides, un rhumatisme caractérisé. On dirait véritablement qu'il existe une sorte d'antagonisme entre le rhumatisme et la tuberculose..... Par cela, nous admettons une sorte d'incompatibilité entre les deux diathèses, et nous ne serions pas éloignés de croire que la graine tuberculeuse ne trouvant pas un terrain propice pour son développement, la phtisie ne fût quelque peu modifiée et surtout ne marchât plus lentement. »

L'observation clinique pure et simple ne parvenait pas à trouver la cause de la résistance du terrain arthritique à l'évolution du bacille de Koch; la physiologie clinique expérimentale nous a donné l'explication cherchée depuis longtemps et qui tenait en arrêt tous les cliniciens.

En 1901, MM. Robin et Binet ont constaté que les échanges des arthritiques sains, sans aucune manifestation qui puisse modifier les normales, étaient non seulement au-dessous de la normale des phtisiques, mais encore au-dessous de celle de l'homme sain, et depuis ils ont étudié tous les terrains arthritiques :

1° *Le terrain arthritique vrai.*

Ici, tous les échanges sont au-dessous de la normale; si l'on remarque quelque augmentation dans un des éléments, elle est toujours minime et on en trouve la cause, soit dans la coïncidence d'un état pathologique comme l'obésité, soit dans une condition physique comme le surmenage, etc. Cependant, un seul des éléments du chimisme n'est pas abaissé, c'est l'oxygène absorbé par les tissus, qui augmente, au contraire, dans le plus grand nombre de cas; par suite, le quotient respiratoire est abaissé.

2° *Les échanges respiratoires chez les enfants issus d'arthritiques.*

Cette étude était nécessaire pour établir la différence existant entre les échanges gazeux des enfants des tuberculeux et ceux des enfants d'arthritiques : chez les premiers, tout est en hausse; chez les seconds, tout est en baisse. Cependant, chez les uns comme chez les autres, tous ne portent pas cette marque de leur hérédité : 72,7 0/0 des descendants d'arthritiques ont des échanges abaissés, tandis que 60 0/0 des descendants de phtisiques ont des échanges plus élevés. Le terrain arthritique se transmettrait donc un peu plus souvent à la descendance que le terrain tuberculeux, et cela dans la proportion de 12 0/0.

3° *Les modifications que certaines causes produisent chez les arthritiques.*

Le type du chimisme respiratoire qui caractérise le terrain arthritique n'est pas immuable : il peut être modifié par diverses causes pathologiques comme l'obésité, l'asthme vrai, les manifestations articulaires, le catarrhe bronchique, le diabète, etc., ou par certaines conditions physiques comme l'alcoolisme, le surmenage intellectuel, musculaire ou génital, les dépressions morales, etc. (Tableau n° 2, p. 11.)

Après avoir étudié les différents terrains arthritiques, MM. Robin et Binet étudient l'évolution de la tuberculose dans ces mêmes terrains.

1° *Chez les enfants issus d'un tuberculeux et d'un arthritique.*

Les échanges sont ralentis dans 54 0/0, augmentés dans 36,4 0/0 et normaux dans 9,1 0/0.

Le symbole de l'arthritisme existe donc dans les 2/3 environ; un peu plus du tiers héritent de la prédisposition à la phtisie.

Si l'on se reporte aux études concernant les héréditaires de tuberculeux, on voit que l'avantage est aux issus d'arthritiques; le mélange du sang arthritique d'un des parents préserve donc près du tiers des descendants de phtisiques.

Cette immunité relative est surtout sensible chez les enfants; elle semble vouloir s'effacer dans l'âge adulte.

2° *Chez les arthritiques devenus tuberculeux, qu'ils divisent en trois groupes :*

A. Les arthritiques tuberculeux à échanges normaux ou dépassant peu la normale qui ne présentent pas le terrain apte au développement du bacille et chez lesquels la tuberculose se localise, retentit peu ou pas sur l'état général et possède une tendance à la guérison spontanée. Chez ces malades, les échanges respiratoires, s'ils dépassent peu la normale, sont cependant supérieurs en bloc à ceux des arthritiques non contaminés. L'influence de l'infection tuberculeuse se fait donc sentir sur les échanges, mais l'avantage demeure au terrain arthritique, puisque ses éléments essentiels de défense ne sont pas intéressés.

B. Les arthritiques tuberculeux à échanges respiratoires sensiblement accrus, qui sont plus profondément atteints que ceux du premier groupe et chez lesquels commencent à se dessiner les caractères du chimisme respiratoire des tuberculeux; mais ce n'est qu'une ébauche, et l'on perçoit toujours sous cette apparence la diminution du quotient respiratoire qui décèle le terrain arthritique. Si l'on examine les échanges, on les trouve plus élevés que ceux des arthritiques, mais inférieurs à ceux des tuberculeux ordinaires; l'influence du terrain arthritique continue donc à se faire sentir.

C. Les arthritiques à échanges respiratoires exagérés.

Dans ce dernier groupe, tous les éléments qui composent le chimisme sont aussi élevés et même plus élevés que ceux des phtisiques ordinaires; on ne trouve plus aucune trace de l'immunité du terrain arthritique. MM. Robin et Binet attribuent la perte de cette immunité, chez leurs malades, au surmenage et à l'alcoolisme, ces deux conditions figurant au premier rang de celles qui accroissent les échanges et rendent un organisme apte à la tuberculose. Les ravages qu'elles font dans un organisme sain, elles les produisent aussi à la longue chez les arthritiques, et la phtisie évolue alors avec sa gravité ordinaire, par suite de la suppression de l'un des actes essentiels des défenses organiques.

MM. Robin et Binet, en terminant leur intéressante étude, comparent les échanges respiratoires des phtisiques fibreux et des phtisiques ralentis avec ceux des arthritiques phtisiques et des phtisiques globaux. Nous jugeons inutile de nous étendre davantage sur ce point et renvoyons nos lecteurs à la brochure indiquée (1).

La clinique expérimentale nous révèle non seulement que le tuberculeux a des échanges respiratoires exagérés, mais encore qu'il se déminéralise.

Dans ses études sur les échanges généraux (2), le professeur Robin a constaté une déminéralisation organique très accentuée à la première période de la maladie, moins accentuée à la seconde et descendant rarement au-dessous de la normale à la troisième période; elle serait, dit-il, encore plus intense chez les prédisposés à la tuberculose et pourrait être une des conditions mystérieuses qui créent le terrain apte à la pullulation du bacille de Koch.

Le rapport de l'azote aux matières minérales chez les tuberculeux serait l'inverse du rapport normal.

Ces données de clinique expérimentale sont entièrement confirmées par le docteur Gaube (du Gers) (3), qui a fait l'étude biologique du sol azoté et minéral chez l'homme sain, tuberculeux et arthritique.

Sol normal		*Sol tuberculeux*	
Azote	15,24	Azote	10,10
Matières minérales	18,50	Matières minérales	9 »

Nous voyons que chez l'homme sain les matières minérales sont supérieures à l'azote, tandis que chez le tuberculeux elles lui sont inférieures. Plus l'azote se rapprochera des matières minérales, plus la santé sera compromise, et le jour où ces dernières seront inférieures à l'azote, la vie du malade sera menacée.

Cette déperdition des matières minérales, considérable au moment où la

(1) A. Robin et M. Binet : *Les Echanges respiratoires dans les états antagonistes de la Tuberculose. — L'Arthritisme* (Extrait des *Archives générales de Médecine*, 1904).

(2) A. Robin : *Etudes cliniques sur la nutrition dans la Phtisie pulmonaire* (*Archives générales de Médecine*, 1895).

(3) Gaube (du Gers) : *Bulletin Général de Thérapeutique* (29 février, 15 mars 1896).

dénutrition commence, s'arrête à la période de cachexie ou même avant, c'est-à-dire au moment, qu'on ne peut fixer, où le phtisique a perdu tout ce qu'il avait à perdre.

Le terrain du tuberculeux devient hypoacide, et par cela même des plus favorable au développement du bacille de Koch.

Tout autre est le terrain arthritique, d'après le docteur Gaube, qui l'a étudié à ses différentes périodes.

Sol arthritique

1re PÉRIODE		2e PÉRIODE		3e PÉRIODE	
—		—		—	
Azote.............	14,58	Azote.............	11,10	Azote.............	10,10
Matières minérales.	24,72	Matières minérales.	18,50	Matières minérales.	9 »

Les matières minérales chez l'arthritique sont, on le voit, bien supérieures à l'azote et, si nous comparons le sol arthritique avec le sol normal et le sol tuberculeux, nous serons frappés de l'immense écart qui les sépare.

Il y a chez l'arthritique exagération de l'assimilation (1), il accumule ses matières minérales; son terrain est donc surminéralisé, riche en phosphore, en chlorure; il est hyperacide; par suite, les échanges respiratoires sont au-dessous de la normale, condition des plus défavorable à la culture de la graine tuberculeuse.

Ces deux terrains ont été parfaitement définis par MM. Robin et Binet : « Le tuberculeux est donc l'opposé de l'arthritique : ce dernier n'a besoin que d'une petite quantité de matières minérales pour mobiliser l'azote de sa désintégration, tandis que le tuberculeux est toujours en instance de déminéralisation. »

MM. Robin et Binet nous ont montré que le terrain arthritique, bien que défavorable par sa constitution au bacille de Koch, peut, sous certaines conditions, lui devenir favorable; si nous examinons les données biologiques de Gaube, nous assistons à la déchéance lente, mais progressive, de l'arthritique; à la troisième période, les matières azotées sont supérieures aux matières minérales, et ce terrain arthritique devient identique au terrain tuberculeux. Ceci confirme les données de la clinique et les paroles de Pidoux : « Les familles d'arthritiques finissent souvent par la tuberculose. » (*Union médicale,* 1865.)

La diffusion du bacille de Koch est constante. Le nombre des individus vivant dans des milieux contaminés est énorme, et cependant tous ne sont pas tuberculeux. Si quelques-uns voient le bacille se développer dans leur organisme, c'est que cet organisme, ce terrain, a perdu ses propriétés de résistance, c'est que sa vitalité est amoindrie, c'est qu'il est dévié de sa fonction; comme nous l'avons vu, cette viciation de nutrition peut être héréditaire ou acquise.

Si notre organisme s'est laissé surprendre par le bacille, il va mettre en

(1) Boureau : *Terrain tuberculeux, Terrain arthritique* (Paris, 1898).

œuvre tous ses moyens de défense contre l'envahisseur et employer toute son activité pour le détruire.

Le sang (1) est composé de deux parties : l'une liquide, le plasma; l'autre solide, formée des hématies ou globules rouges et des leucocytes ou globules blancs.

Le plasma sanguin est le milieu liquide dans lequel les globules rouges et blancs puisent leurs matériaux nutritifs et rejettent les produits de leur activité; il renferme en dissolution des matières minérales : phosphates, fer, chlorures, etc., qui entrent dans la composition de nos tissus et sont indispensables à entretenir l'intégrité du protoplasma vivant.

La composition du plasma sanguin reste fixe à l'état physiologique et subit des variations diverses dans les états pathologiques.

Les globules rouges ou hématies renferment une matière colorante, l'hémoglobine, qui, au contact de l'air, se transforme en oxyhémoglobine; cet oxygène naissant est absorbé par les tissus et sert aux oxydations de l'économie. L'hémoglobine réduite, privée de son oxygène, est une substance inactive; l'hémoglobine oxygénée est seule capable d'entretenir la vie en fournissant à nos tissus de quoi faire les oxydations. Le globule rouge est donc non seulement un vecteur de l'oxygène, mais encore une sorte de ferment oxydant.

Les globules blancs ou leucocytes sont les seuls éléments vivants du sang et jouissent d'une indépendance complète. Comme toutes les cellules, le leucocyte est formé d'un noyau entouré d'un protoplasma.

M. Metchnikoff (2) nous a montré que certains éléments cellulaires (phagocytes) engagent la lutte contre les microbes, pour défendre l'organisme; cette lutte (phagocytose) s'exerce par les globules blancs ou leucocytes du sang et de la lymphe, dont il a reconnu plusieurs variétés, qu'il a classées d'après l'aspect et les réactions colorantes de leur noyau et de leur protoplasma.

Les *lymphocytes* sont de jeunes leucocytes, abondants dans la lymphe, qui ne prennent jamais part au combat et présentent tous les degrés de passage aux leucocytes plus volumineux appelés *leucocytes mononucléaires*.

Les *leucocytes polynucléaires* sont les plus nombreux et représentent le véritable leucocyte du sang; on les désigne sous le nom de *leucocytes neutrophiles* ou *éosinophiles,* selon la coloration différente de leurs granulations.

Les *myélocytes* (moelle rouge) et les *grands macrophages* sont rares.

Des *formes de transition* existent entre les leucocytes mononucléaires et les leucocytes polynucléaires.

Les leucocytes sont doués de mouvements amiboïdes qui leur permettent de s'arrêter dans le sang en circulation, de se fixer en un endroit quelconque ou de

(1) M. Labbé : *Le Sang* (Paris, 1902).

(2) Metchnikoff : *Leçons sur la Pathologie comparée de l'inflammation* (Paris, 1892).

se transporter d'un point à un autre pour englober dans leur propre substance et, en quelque sorte, les digérer, non seulement tous les corps étrangers organiques et inorganiques, morts ou vivants, qui se trouvent à leur portée, mais encore leurs toxines. Ils émettent, en outre, des prolongements filiformes de leur propre substance, qui peuvent s'infiltrer à travers les mailles les plus serrées des vaisseaux sanguins ou lymphatiques qui les renferment.

Tous les leucocytes ne sont pas mobiles, certains sont à poste fixe et happent au passage tous les microbes qu'ils peuvent atteindre. Les leucocytes polynucléaires et les leucocytes mononucléaires peuvent seuls exercer la phagocytose, englober, digérer les microbes et leurs toxines.

Au début de toute infection, en vertu d'une sensibilité spéciale des organes hématopoïétiques, disent les uns, d'un phénomène d'attraction nommé chimiotaxie, disent les autres, les polynucléaires se portent au-devant de l'ennemi et tentent de le détruire et de neutraliser son action; si leur activité vitale a faibli, ils ne parviennent pas à débarrasser l'économie des microbes et de leurs toxines. L'armée active des polynucléaires étant insuffisante (1), l'organisme fait alors appel à ses réserves constituées par les mononucléaires; ces derniers englobent et détruisent tous les corps étrangers nuisibles ou inutiles à l'organisme : cellules altérées, déchets, microbes, toxines, etc., en un mot, toutes les substances dont l'économie animale a intérêt à se défaire, ou contre lesquelles elle doit lutter. L'ensemble des phagocytes constitue donc une véritable armée organisée aussi bien pour l'attaque que pour la défense.

Les leucocytes polynucléaires, et surtout les leucocytes mononucléaires, renferment dans leur protoplasma plusieurs sortes de ferments :

Les *cytases,* ferments solubles qui attaquent et détruisent les cellules étrangères et les microbes sensibles à leur action;

L'*oxydase,* ferment oxydant qui doit détruire le microbe par une sorte d'oxygénation;

Le *fibrin-ferment* ou *plasmase de Duclaux,* ferment coagulant;

La *thrombase de Duclaux,* substance anticoagulante, et l'*histoné de Lilienfeld.*

Toutes ces substances élaborées par le protoplasma des leucocytes sont le résultat d'une sécrétion interne : à l'état normal, elles ne sortent pas du leucocyte, et leur action s'exerce seulement sur les corps étrangers englobés par celui-ci, la digestion est intra-cellulaire; mais si le leucocyte est altéré ou détruit par un processus quelconque, morbide ou non, les produits de sécrétion interne sortent du protoplasma et passent dans le plasma sanguin ou dans la lymphe, la digestion est alors extra-cellulaire (2).

(1) F. Besançon et M. Labbé : *Les Leucocytoses dans les Maladies infectieuses* (*Presse médicale*, novembre 1902).

(2) M. Labbé : *Le Sang* (1902).

De quelque façon que l'on envisage la vie ou la mort du leucocyte, les ments qu'il renferme passent dans le sérum et les sérosités, et il en résulte « celles-ci manifestent des propriétés bactériolytiques dues à la cytase des le cytes; des propriétés agglutinantes, oxydantes dues à l'agglutinine, à l' dase, etc., des globules blancs ».

« Ces propriétés des humeurs sont, ainsi que l'a démontré M. Metchni d'origine leucocytaire; la destruction extra-cellulaire des microbes et des cell est due aux mêmes causes que la destruction intra-cellulaire, c'est-à-dire substances sécrétées par le leucocyte lui-même, de sorte qu'en définitive provient du leucocyte, qui joue le rôle primordial dans la production de munité. »

C'est à cette sécrétion leucocytaire que serait due, en majeure partie défense de l'organisme. Le rôle du leucocyte est considérable : c'est non se ment un agent de défense, mais encore un agent d'assimilation; il construi tissus, les nourrit, et leur apporte l'incitation nécessaire à leur fonctionnem

Le bacille de Koch, végétal inférieur, ne peut vivre que dans un ter propice à son développement; la chimie biologique nous enseigne que ce nos humeurs (sang, lymphe, sérosité), et nos tissus qui forment le terrain pr à la culture du bacille. Les cellules qui composent nos tissus ne sont pas uni ment constituées par des matériaux azotés d'origine protéïque, elles renfer encore des phosphates, du fer, du soufre, du chlore, etc., matières minér qui jouent un rôle essentiel dans nos réactions vitales. Si, comme quantité minéraux ne tiennent pas une large place dans la constitution de la cellul n'en remplissent pas moins une fonction très importante, puisque ce sont qui constituent le sol sur lequel vit et se développe le protoplasma, qu'ils en dans sa constitution et participent à son activité (1).

Tant que le terrain conserve sa constitution normale, aucun micro-par ne peut s'y développer; mais si, pour une cause quelconque, ce terrain perd ou partie de ses propriétés, si les minéraux qui entrent dans sa compos diminuent, notre cellule voit, par suite de ce ralentissement de nutrition énergie vitale diminuer et sa résistance fléchir. Le bacille de Koch, qui enveloppe de toutes parts, profite de ce moment de défaillance pour s'impl dans l'économie, y pulluler, l'empoisonner par ses toxines et y produire troubles plus ou moins graves; la défense fléchit, la prédisposition se fait.

Tous les efforts du traitement, quel qu'il soit, doivent donc tendre à t former le terrain, à le reminéraliser, à le rendre, en un mot, réfractaire à l'e hissement bacillaire, et, comme le disent très justement MM. Robin et B « puisque la lutte contre le bacille n'a rien donné au point de vue direc malade, que tous les antiseptiques ont échoué, n'est-il pas permis d'es

(1) Gaube (du Gers) : *Cours de Minéralogie biologique.*

davantage de moyens qui, laissant de côté le bacille, ne s'adresseraient plus qu'au terrain? Si l'on sait par où pèche ce terrain, la réponse n'est plus qu'une question de temps. »

Nous ne voulons pas reproduire la liste des nombreux moyens tour à tour employés pour obtenir la guérison de la phtisie confirmée; on a toujours vu s'évanouir les espérances que l'on a, à plusieurs reprises, fondées sur chacun d'eux. En 1895, le docteur Léon Petit, dans son livre — *Le Phtisique* —, écrivait : « Le praticien moderne a passé par de si grandes illusions, suivies de déceptions plus grandes encore, qu'il semble découragé de la lutte contre la phtisie, et sans confiance dans le succès. Il est retombé de son rêve dans la réalité. Convaincu de son impuissance dans le traitement de la tuberculose, il se borne à une médication de symptômes appliquée sans conviction; toute méthode nouvelle éveille sa défiance et souvent son hostilité; il n'a plus ni la patience ni la foi nécessaire au long et minutieux traitement du phtisique. Après quelques essais hâtifs faits sur des mourants, il condamne avant d'avoir jugé et se renferme dans son nihilisme accepté du public. »

Le médecin qui ne s'appuie que sur la clinique pure et simple est privé de renseignements précieux et de moyens véritablement curatifs ; il en est réduit à combattre les symptômes les plus incommodes et les complications ordinairement inflammatoires qui surgissent du côté des appareils respiratoire et digestif. En agissant ainsi, il est convaincu d'avance qu'il fait un travail à peu près inutile et, suivant l'expression imagée du professeur Bouchard, « il se borne, en présence d'un édifice branlant et vermoulu, à réparer les dégâts apparents, à boucher les fissures et pense avoir rempli son rôle si la façade garde bonne apparence ».

En électrothérapie, dans le traitement de la tuberculose pulmonaire, sans négliger les enseignements de la clinique : palpation, percussion, auscultation, pour porter un diagnostic et instituer un traitement, nous faisons appel au concours de « ces sciences hier encore désignées, non sans quelque dédain, du nom d'accessoires, plus justement appelées aujourd'hui auxiliaires et qui, demain peut-être, seront appelées fondamentales » (Charrin) : la physiologie normale et pathologique, la chimie urinaire, l'hématologie, etc.

La clinique expérimentale nous révèle que le tuberculeux a des échanges respiratoires exagérés, qu'il se déminéralise, que son sang subit des modifications aussi bien dans la composition de ses parties solides que dans ses parties liquides, et que, grâce à cette diminution d'activité vitale, le bacille de Koch a pu envahir l'organisme et l'intoxiquer par ses sécrétions.

Pour guérir symptomatiquement ce tuberculeux, il faut donc ramener les échanges respiratoires, les échanges généraux et le sang à leur état physiologique. C'est le but que nous nous sommes proposé en essayant, pour le traitement de la tuberculose, l'effluvation de haute fréquence et de haute tension.

Nos recherches ont été faites sur 26 malades :

13 guéris, *dont 9 ouvriers astreints à un travail pénible ;*

Le sujet de l'Observation XIII, sur lequel nous faisons des réserves;

1 tuberculose locale guérie par les mêmes courants ;

4 malades en voie de guérison, dont le traitement n'est pas terminé et dont nous donnons forcément les observations incomplètes, nous proposant d'y revenir;

7 incurables que nous avons pris comme sujets d'étude, prévoyant d'avance l'insuccès.

Nota. — Nos malades n'ont pris aucun médicament pendant le traitement.

OBSERVATION I

M. X..., 22 ans.

Antécédents héréditaires : Grand'mère paternelle morte de tuberculose ; père *arthritique*, mort d'angine de poitrine; mère bien portante; un oncle *arthritique*, mort d'un cancer de l'estomac.

Antécédents personnels : Maladies de l'enfance : faiblesse des poumons vers l'âge de 16 ans.

En 1896, séjour de trois mois et demi à Nice.

1896-1897, pointes de feu au sommet gauche et en avant sous la clavicule. Hiver à Davos, six mois.

1898, grippe pendant six semaines avec expectoration jaune-verdâtre. Pas de bacilles. A la suite de cette grippe, séjour de sept mois à Davos.

1899, cure à Montreux, quatre mois et demi.

1900, hiver en Allemagne.

1901-1902, cure d'air à Rouen, sur le conseil du Dr S..., de Davos-Platz.

En 1896, poids : 48 kilos.

— 1897, — 53 kilos, retour de Davos.

— 1898, — 53 kilos, retour de Davos.

— 1899, — 55 kilos, retour de Montreux.

— 1902, — 56 kilos.

Etat actuel, 15 mars 1902. — Induration du tiers supérieur du poumon gauche.

Matité au sommet, avec légère sub-matité en avant.

Inspiration très affaiblie au sommet; inspiration rude, humée, affaiblie, avec expiration prolongée, à la base et en avant.

P. D. : Inspiration rude et humée au sommet, avec râles sous-crépitants fins; inspiration affaiblie et légèrement humée, avec expiration prolongée à la base; inspiration rude en avant sous la clavicule.

Toux assez fréquente dans la journée.

Expectoration muco-purulente. Pas de bacilles de Koch.

Grippe en janvier.

Pas de fièvre; pas de sueurs nocturnes. Oppression à la marche et à l'ascension des escaliers. Appétit assez bon. Surmenage intellectuel.

Traitement, 17 mars 1902. — Après la première application, le malade respire beaucoup mieux que pendant et depuis ses cures d'air; il passe une bonne après-midi et monte plus facilement les escaliers.

18-19-20 mars. — La respiration est meilleure encore que le premier jour ; la marche est plus facile; l'appétit revient.

21-22-24 mars. — L'état général est très bon, l'appétit excellent, les forces reviennent.

P. G. : Matité moins accentuée au sommet; sub-matité moins accentuée en avant.

Inspiration moins affaiblie au sommet; moins rude, moins affaiblie, moins humée à la base et en avant. Expiration toujours prolongée.

P. D. : Inspiration moins rude, moins humée au sommet. Pas de râles. Inspiration toujours affaiblie, mais moins humée, avec expiration prolongée, à la base; moins rude en avant.

7 avril. — Le mieux s'accentue; l'appétit est impérieux, la respiration facile. Pas d'essoufflement.

OBSERVATION N° 1

ÉLÉMENTS DU CHIMISME RESPIRATOIRE	Traitement commencé le 17 Mars 1902	PENDANT LE TRAITEMENT N° 26 31 Mai 1902	PENDANT LE TRAITEMENT N° 76 18 Juillet 1902	3 Mois 1/2 après la suppression du TRAITEMENT N° 170 18 Nov. 1902	Reprise du TRAITEMENT le 18 Nov. 1902 N° 200 24 Décemb. 1902	Quatre Mois après le TRAITEMENT N° 258 4 Avril 1903	Onze Mois après le TRAITEMENT N° 475 10 Nov. 1903	Vingt Mois après le TRAITEMENT N° 721 5 Août 1904	2 Ans et 2 Mois après le TRAITEMENT N° 888 Février 1905	2 Ans et 7 Mois après le TRAITEMENT N° 1080 21 Juillet 1905
Taille	1 m. 67	1 m. 67	1 m. 67	1 m. 67	1 m. 67	1 m. 67	1 m. 67	1 m. 67	1 m. 67	1 m. 67
Poids	56 k.	59 k.	50 k.	59 k.	60 k.	60 k.	61 k.	61 k.	60 k.	62 k. 400
Capacité respiratoire totale	Traitement commencé avant l'arrivée du Professeur Guerbet à Rouen	2.540 cc.	2.650 cc.	2.650 cc.	2.950 cc.	2.850 cc.	2.900 cc.	3.050 cc.	3.050 cc.	3.030 cc.
Capacité respiratoire totale par centimètre de taille		15 cc. 20	15 cc. 80	15 cc. 86	17 cc. 66	17 cc. 04	17 cc. 36	18 cc. 2	18 cc. 2	18 cc. 2
Acide carbonique exhalé pour 100 parties d'air expiré		4 cc. 1	4 cc. 3	3 cc. 9	4 cc. 2	4 cc.	4 cc. 1	4 cc. 13	4 cc. 25	4 cc. 33
Oxygène consommé pour 100 parties d'air expiré		5 cc. 1	5 cc. 3	4 cc. 85	5 cc. 18	4 cc. 88	5 cc.	4 cc. 87	5 cc. 20	5 cc. 20
Ventilation par minute		9'430 cc.	7'256 cc. (Traitement cessé le 1er Août)	7'620 cc.	6'000 cc.	5'560 cc.	5'100 cc.	5'	4'550 cc.	4'850 cc.
Acide carbonique produit par minute		380 cc. 630	312 cc. 008	297 cc. 180	252 cc.	222 cc. 400	209 cc. 100	206 cc. 500	193 cc. 375	209 cc. 520
Oxygène total consommé par minute		480 cc. 930	384 cc. 568	369 cc. 570	310 cc. 800	267 cc. 992	255 cc.	243 cc. 500	230 cc. 600	256 cc. 565
Oxygène absorbé par les tissus par minute		94 cc. 300	72 cc. 560	72 cc. 390	58 cc. 800	45 cc. 592	45 cc. 900	37 cc.	43 cc. 225	47 cc. 045
Ventilation par kilogramme-minute		150 cc. 830	123 cc. 083	129 cc. 152	100 cc.	96 cc.	83 cc. 606	81 cc. 967	75 cc. 833	77 cc. 72
Acide carbonique produit par kilogramme-minute		6 cc. 558	5 cc. 288	5 cc. 036	4 cc. 200	3 cc. 706	3 cc. 427	3 cc. 385	3 cc. 223	3 cc. 357
Oxygène total consommé par kilogramme-minute		8 cc. 151	6 cc. 518	6 cc. 263	5 cc. 180	4 cc. 466	4 cc. 180	3 cc. 991	3 cc. 943	4 cc. 111
Oxygène absorbé par les tissus par kilogramme-minute		1 cc. 598	1 cc. 230	1 cc. 227	0 cc. 980	0 cc. 760	0 cc. 763	0 cc. 606	0 cc. 720	0 cc. 754
Totalité des échanges par kilogramme-minute		14 cc. 704	11 cc. 806	11 cc. 299	9 cc. 380	8 cc. 172	7 cc. 607	7 cc. 376	7 cc. 166	7 cc. 468
Quotient respiratoire		0,803	0,811	0,804	0,810	0,829	0,820	0,848	0,817	0,816
Coefficient d'oxydation		80,39 °/o	81,13 °/o	80,42 °/o	81,08 °/o	82,98 °/o	82 °/o	84,82 °/o	81,74 °/o	81,66 °/o
Coefficient d'absorption		19,61 °/o	18,87 °/o	19,58 °/o	18,92 °/o	17,02 °/o	18 °/o	15,18 °/o	18,26 °/o	18,34 °/o
Recherche du Bacille de Koch		N° 26 *bis* Absence	Pas d'Expectoration	Pas d'Expectoration	Pas d'Expectoration	Pas d'Expectoration	Pas d'Expectoration	Pas d'Expectoration	Pas d'Expectoration	Pas d'Expectoration
ANALYSE DU SANG		Pas de Recherches	Pas de Recherches	Pas de Recherches	Pas de Recherches	N° 203	N° 476	N° 722	N° 889	N° 1081
Hémoglobine (en oxyhémoglobine °/o)						14 °/o	14,70 °/o	16,60 °/o	14,30 °/o	14,40 °/o
Globules rouges par millimètre cube						6.300.000	6.100.000	6.200.000	5.200.000	5.400.000
Globules blancs par millimètre cube						5.500	6.200	6.800	6.300	6.000
Formule leucocytaire										
Leucocytes polynucléaires neutrophiles						86 °/o	79 °/o	76 °/o	78 °/o	78 °/o
— polynucléaires éosinophiles						1	3	1,5	3	3
— grands mononucléaires						2	1	1,5	4	1
— lymphocytes						10	17	19	15	18
— formes de transition						1	0	2	0	0
— myélocytes						0	0	0	0	0
— grands macrophages						0	0	0	0	0

P. G. : Sub-matité au sommet; très légère sub-matité en avant.

Inspiration nette, mais encore affaiblie au sommet; le murmure vésiculaire s'entend bien; inspiration moins rude, un peu humée, avec expiration prolongée à la base et en avant.

P. D. : Inspiration beaucoup moins rude, encore un peu humée au sommet. Pas de râles. Inspiration encore affaiblie, à peine humée, avec expiration toujours un peu prolongée à la base. Un peu de rudesse en avant.

Expectoration muqueuse.

30 avril. — Poids : 59 kilos.

P. G. : Très légère sub-matité.

Inspiration nette, mais toujours affaiblie au sommet; très légère rudesse à la base et en avant; expiration légèrement prolongée.

L'inspiration est presque normale dans le poumon droit.

Etat général très bon. Malgré cette amélioration réelle et l'augmentation de poids, nous continuons les applications en les espaçant.

31 mai. — Percussion normale.

P. G. : Inspiration toujours plus faible qu'à droite; très légère rudesse à la base et en avant.

P. D. : Normal.

Etat général excellent.

Nous considérions M. X... comme guéri, d'accord en cela avec deux de nos confrères qui ont suivi le malade, et nous allions cesser le traitement; fort heureusement pour lui et pour nos recherches, le professeur Guerbet venait d'installer à Rouen les appareils de MM. Robin et Binet, nécessaires à l'étude du chimisme respiratoire. M. X... fit faire son chimisme, qui nous révéla une exagération assez marquée des échanges respiratoires : la guérison n'était donc pas complète.

Nous continuons le traitement.

En juin, huit applications. Les séances sont interrompues par une absence forcée du malade, et nous les reprenons le 15 juillet.

15 juillet. — P. G. : Inspiration toujours affaiblie au sommet. Cet affaiblissement ne disparaîtra probablement jamais.

Le chimisme, fait le 8 juillet, est meilleur; les échanges s'abaissent.

Du 15 juillet au 1er août, six applications.

Respiration toujours plus faible à gauche qu'à droite.

Nous revoyons notre malade le 21 novembre, trois mois et demi après la dernière application.

Même état local. Le chimisme est meilleur encore qu'en juillet.

Du 21 novembre au 24 décembre, huit applications.

Les échanges sont au-dessous de la normale; guérison. Poids : 60 kilos.

Résultats éloignés : 4 avril 1903. — Trois mois et demi après tout traitement et malgré un peu de rhume au moment du chimisme, les échanges sont encore abaissés. Le malade va bien.

10 novembre 1903. — Le malade est toujours en très bon état et les échanges sont encore abaissés, malgré un travail cérébral fatigant et soutenu. La respiration est toujours un peu plus faible à gauche qu'à droite.

Août 1904. — Le malade va toujours bien. Les échanges sont encore abaissés.

Février et juillet 1905. — M. X... est toujours en très bon état. Les échanges sont au-dessous de la normale ou normaux, si on le considère comme arthritique.

OBSERVATION II

B..., Albert, 37 ans, manœuvre aux ateliers de la Compagnie de l'Ouest, marié, trois enfants.

Pas d'antécédents héréditaires.

Antécédents personnels. — Maladies de l'enfance, abus d'alcool.

En octobre 1894, hémoptysie.

En février 1895, grippe et bronchite.

1896-97-98, toux persistante.

Décembre 1899, grippe et bronchite.

Février 1900, grippe et bronchite.

Depuis ces grippes et ces rhumes successifs, B... tousse tous les matins et expectore (dit-il) des mucosités.

En 1901, il ne tousse plus au réveil, et cependant il expectore quelques crachats épais, jaunes d'abord, verts ensuite.

En 1902, grippe et bronchite consécutive qui dure un mois : un de nos confrères diagnostique une pneumophymie; un autre, de l'emphysème.

Pas de rhume en 1903, mais, chaque matin, toux et expectoration de mucosités jaunes-verdâtres. Traitements divers.

Quoique s'alimentant assez bien, le malade a maigri, surtout depuis sa dernière grippe; ses forces ont diminué, le travail lui semble pénible; il a de l'oppression à la marche et à l'ascension des escaliers.

Etat actuel, 15 mai 1902. — Induration du tiers supérieur du poumon droit. — Emphysème.

Sub-matité au sommet et en avant.

Inspiration rude, soufflante au sommet avec expiration bruyante; inspiration rude et affaiblie à la base et dans le tiers moyen, expiration prolongée; inspiration rude avec expiration prolongée sous la clavicule; nombreux râles sous-crépitants fins en avant et dans la fosse sus et sous-épineuse.

P. G. : Inspiration rude et humée au sommet, avec quelques râles sous-crépitants fins; inspiration rude et humée dans le tiers moyen et inférieur, avec quelques sibillances, expiration prolongée; inspiration rude sous la clavicule. Expectoration muco-purulente jaune-verdâtre. Bacilles de Koch.

Chimisme le 18 mai : Echanges exagérés.

Pas de sueurs nocturnes.

Appétit assez bon. Poids : 50 k. 650.

Traitement : 20-21-22 mai. — La respiration est plus facile après la première application et pendant deux heures environ ensuite; après la troisième, B... respire encore mieux, il a monté trois étages en courant sans éprouver d'essoufflement, ce qui ne lui était pas arrivé depuis plus de trois ans.

7 juin. — Rhume léger, le 29 mai.

Le malade se sent mieux, respire toujours plus facilement, a très bon appétit et travaille dans son jardin sans fatigue.

Depuis le 2 juin, toux sèche le soir au coucher pendant une demi-heure. Pour calmer cette toux, qui fatigue le malade, nous faisons pendant quelques jours une effluvation sur le larynx; la toux cesse.

P. D. : Inspiration moins rude, moins soufflante, avec expiration moins prolongée au sommet; inspiration moins rude, moins affaiblie à la base; inspiration moins rude en avant, expiration toujours prolongée.

P. G. : Un peu moins de rudesse.

Chimisme le 3 juin : Echanges abaissés.

26 juin. — Le malade n'expectore plus au réveil, mais seulement deux ou trois heures après.

P. D. : Inspiration rude, avec souffle moins intense au sommet; inspiration rude et moins affaiblie à la base; rude et humée sous la clavicule.

P. G. : Inspiration rude dans tout le poumon; râles sous-crépitants.

Chimisme : Les échanges sont encore un peu abaissés, et le quotient respiratoire se relève.

Etat général bon.

15 juillet. — P. D. : Inspiration offrant toujours une certaine rudesse, avec souffle moins intense, au sommet; inspiration humée et expiration prolongée dans les deux tiers inférieurs; inspiration rude, humée en avant.

P. G. : Inspiration rude et humée avec râles sous-crépitants fins au sommet; inspiration humée avec expiration prolongée à la base; inspiration rude et humée en avant.

Elévation légère des échanges.

Santé générale excellente.

25 juillet. — Râles sous-crépitants fins et sibillances dans les deux poumons.

2 août. — Même état. Interruption du traitement le 4 août, jusqu'au 13 septembre.

13 septembre. — Poids : 51 kilos. Le malade se trouve bien, a un appétit et un sommeil excellents; il marche, court même très facilement; l'état général paraît très bon, et cependant le chimisme reste le même.

1er octobre. — Bien que nous n'ayons eu aucun changement dans les échanges depuis le 3 juin, nous continuons les applications.

20 novembre. — Même état local. Les échanges sont peu modifiés; pourtant l'état général semble bon. Poids : 52 k. 750.

Le traitement commencé depuis six mois ne donnant qu'une amélioration très légère et les bacilles existant toujours, nous le suspendons, tout en surveillant attentivement le malade et nous proposant de faire un peu plus tard, si nous le jugeons utile, une nouvelle tentative.

20 avril 1903. — La respiration est moins rude dans les deux poumons qu'à la fin du traitement; elle n'est plus soufflante. Quelques râles sous-crépitants aux deux sommets. Expectoration très légère le matin, crachats moins jaunes. Toujours des bacilles.

Echanges à peu près stationnaires.

Le malade est bien, a très bon appétit, prend de l'embonpoint; il n'a eu ni rhume ni grippe pendant l'hiver, chose exceptionnelle, comme on peut le voir dans les antécédents. — Poids : 55 k. 350.

Reprise du traitement.

25 mai. — P. D. : Inspiration offrant une très légère rudesse au sommet, quelques râles sous-crépitants fins que la toux fait disparaître; inspiration un peu humée, avec expiration prolongée à la base; inspiration légèrement rude en avant.

P. G. : Inspiration à peu près normale, expiration prolongée. Les crachats contiennent toujours des bacilles.

OBSERVATION N° 2

ÉLÉMENTS DU CHIMISME RESPIRATOIRE	Avant le TRAITEMENT	PENDANT LE TRAITEMENT EN 1902					Cinq Mois après la suppression du TRAITEMENT
	N° 12 18 Mai 1902	N° 38 3 Juin	N° 60 28 Juin	N° 72 15 Juillet	N° 102 13 Septembre	N° 153 11 Novembre	N° 271 21 Avril 1903
Taille	1 m. 68	1 m. 68	1 m. 68	1 m. 68	1 m. 68	1 m. 69	1 m. 68
Poids	50 k. 650	50 k. 600	50 k. 150	50 k. 650	54 k.	53 k. 750	55 k. 830
Capacité respiratoire totale	1.810 cc.	1.780 cc.	1.800 cc.	1.780 cc.	1.590 cc.	1.249 cc.	1.180 cc.
Capacité respiratoire totale par centimètre de taille	10 cc. 77	10 cc. 50	10 cc. 71	10 cc. 59	9 cc. 04	7 cc. 38	6 cc. 72
Acide carbonique exhalé pour 100 parties d'air expiré	3 cc. 8	3 cc. 72	3 cc. 67	3 cc. 7	3 cc. 74	4 cc. 71	3 cc. 86
Oxygène consommé pour 100 parties d'air expiré	4 cc. 92	4 cc. 81	4 cc. 6	4 cc. 74	4 cc. 88	4 cc. 8	4 cc. 88
Ventilation par minute	9'100 cc.	8'340 cc.	8'300 cc.	8'250 cc.	8'920 cc.	8'400 cc.	8'920 cc.
Acide carbonique produit par minute	356 cc. 098	308 cc. 528	304 cc. 610	308 cc. 900	311 cc. 108	311 cc. 640	321 cc. 132
Oxygène total consommé par minute	448 cc. 015	396 cc. 344	381 cc. 800	390 cc. 700	401 cc. 024	403 cc. 204	401 cc. 010
Oxygène absorbé par les tissus par minute	101 cc. 187	89 cc. 816	77 cc. 190	86 cc. 840	89 cc. 856	91 cc. 560	84 cc. 808
Ventilation par kilogramme-minute	179 cc. 784	162 cc. 087	163 cc. 860	164 cc. 656	160 cc. 187	150 cc. 241	160 cc. 246
Acide carbonique produit par kilogramme-minute	6 cc. 831	6 cc. 051	6 cc. 013	6 cc. 070	6 cc. 101	5 cc. 907	5 cc. 804
Oxygène total consommé par kilogramme-minute	8 cc. 845	7 cc. 825	7 cc. 587	7 cc. 814	7 cc. 868	7 cc. 063	7 cc. 330
Oxygène absorbé par les tissus par kilogramme-minute	2 cc. 014	1 cc. 774	1 cc. 534	1 cc. 715	1 cc. 782	1 cc. 700	1 cc. 524
Totalité des échanges par kilogramme-minute	15 cc. 076	13 cc. 876	13 cc. 550	13 cc. 013	14 cc. 984	13 cc. 680	13 cc. 587
Quotient respiratoire	0,772	0,778	0,797	0,780	0,775	0,772	0,791
Coefficient d'oxydation	77,30 %	77,93 %	79,77 %	78,06 %	77,50 %	77,28 %	79,11 %
Coefficient d'absorption	22,70 %	22,07 %	20,24 %	21,94 %	22,50 %	22,73 %	20,89 %
Recherche du Bacille de Koch	N° 11 Présence	Pas de Recherche	Pas de Recherche	Pas de Recherche	N° 108 Absence	N° 188 Présence	N° 272 Présence
ANALYSE DU SANG	Pas de Recherches	Pas de Recherches	Pas de Recherches	N° 63 (3 Juillet)	N° 109	N° 184	N° 273
Hémoglobine (en oxyhémoglobine %)				15,60 %	15,80 %	15,60 %	16,00 %
Globules rouges par millimètre cube				5.400.000	6.350.000	6.360.000	6.800.000
Globules blancs par millimètre cube				8.000	7.200	7.250	8.400
Formule leucocytaire							
Leucocytes polynucléaires neutrophiles				72 %	76 %	77 %	73 %
— polynucléaires éosinophiles				4	6	5	3
— grands mono-nucléaires				4	1	2	3
— lymphocytes				9	13	13	17
— formes de transition				6	4	3	4
— myélocytes				3	0	0	0
— grands macrophages				2	0	0	0

Échanges deux mois après la suppression du traitement (vertical note between N° 102 and N° 153)

Reprise du traitement le 21 avril 1903 (vertical note beside N° 271)

ÉLÉMENTS DU CHIMISME RESPIRATOIRE	REPRISE DU TRAITEMENT le 21 Avril 1903			Deux Mois après le TRAITEMENT	Cinq Mois après le TRAITEMENT	Neuf Mois après le TRAITEMENT	Un An après le TRAITEMENT	Dix-huit Mois après le TRAITEMENT	Deux M[illegible] après [illegible] TRAITEM[illegible]
	N° 298 25 Mai	N° 345 25 Juin	N° 369 29 Juillet	N° 438 24 Sept. 1903	N° 531 28 Décemb. 1903	N° 620 16 Avril 1904	N° 650 14 Juillet 1904	N° 872 30 Janvier 1905	N° 10[illegible] Juillet [illegible]
Taille	1 m. 68	1 m. 68	1 m. 68	1 m. 68	1 m. 68	1 m. 68	1 m. 68	1 m. 68	1 m. [illegible]
Poids	56 k. 030	56 k. 050	57 k. 030	58 k. 100	58 k. 100	57 k. 100	56 k. 500	56 k. 700	54 k. [illegible]
Capacité respiratoire totale	1.450 cc.	1.250 cc.							
Capacité respiratoire totale par centimètre de taille	8 cc. 63	7 cc. 44							
Acide carbonique exhalé pour 100 parties d'air expiré	3 cc. 92	3 cc. 66	3 cc. 1	3 cc. 12	3 cc. 08	3 cc. 80	3 cc. 32	3 cc. 19	3 [illegible]
Oxygène consommé pour 100 parties d'air expiré	3 cc. 78	3 cc. 6	3 cc. 57	3 cc. 61	3 cc. 64	4 cc. 00	3 cc. 87	3 cc. 84	3 [illegible]
Ventilation par minute	8'340 cc.	7'080 cc.	7'800 cc.	8 litres	7'800 cc.	8'690 cc.	7'630 cc.	7'910 cc.	7'230 [illegible]
Acide carbonique produit par minute	298 cc. 548	244 cc. 188	244 cc. 590	250 cc. 080	240 cc. 240	284 cc. 700	253 cc. 216	246 cc. 732	252 [illegible]
Oxygène total consommé par minute	315 cc. 102	287 cc. 280	281 cc. 673	289 cc. 800	283 cc. 920	346 cc. 860	295 cc. 281	303 cc. 744	300 [illegible]
Oxygène absorbé par les tissus par minute	46 cc. 704	43 cc. 092	37 cc. 083	49 cc. 800	43 cc. 080	62 cc. 160	41 cc. 065	56 cc. 202	47 [illegible]
Ventilation par kilogramme-minute	148 cc. 793	142 cc. 872	133 cc. 210	139 cc. 103	133 cc. 103	151 cc. 108	135 cc. 044	139 cc. 506	141 [illegible]
Acide carbonique produit par kilogramme-minute	4 cc. 791	4 cc. 366	4 cc. 287	4 cc. 286	4 cc. 028	4 cc. 987	4 cc. 483	4 cc. 478	4 [illegible]
Oxygène total consommé par kilogramme-minute	5 cc. 621	5 cc. 124	4 cc. 937	4 cc. 770	4 cc. 843	6 cc. 035	5 cc. 226	5 cc. 307	5 [illegible]
Oxygène absorbé par les tissus par kilogramme-minute	0 cc. 830	0 cc. 769	0 cc. 650	0 cc. 674	0 cc. 740	1 cc. 048	0 cc. 743	1 cc. 010	0 [illegible]
Totalité des échanges par kilogramme-minute	10 cc. 410	9 cc. 481	9 cc. 224	9 cc. 208	8 cc. 844	11 cc. 002	9 cc. 700	9 cc. 700	10 [illegible]
Quotient respiratoire	0,851	0,850	0,868	0,864	0,846	0,820	0,857	0,812	0,840
Coefficient d'oxydation	85,18 %	85 %	86,84 %	86,44 %	84,6 %	82,08 %	85,78 %	81,22 %	84,07 [illegible]
Coefficient d'absorption	14,82 %	15 %	13,16 %	13,56 %	15,4 %	17,12 %	14,22 %	18,76 %	15,9[illegible]
Recherche du Bacille de Koch	N° 297 Présence	N° 346 Présence	N° 370 Absence	N° 440 Absence	N° 533 Absence	N° 622 Absence	N° 652 *bis* Absence	N° 874 Absence	N° 10[illegible] Pas de Bacille
ANALYSE DU SANG	N° 298	N° 347	N° 371	N° 439	N° 532	N° 621	N° 653	N° 873	N° 10[illegible]
Hémoglobine (en oxyhémoglobine %)	17,80 %	18 %	16,50 %	15,90 %	16,50 %	15,90 %	16,40 %	16,30 %	15,60 %
Globules rouges par millimètre cube	6.200.000	7.800.000	7.200.000	6.300.000	6.100.000	5.600.000	6.300.000	6.100.000	6.400.0[illegible]
Globules blancs par millimètre cube	8.400	8.500	7.000	5.100	6.800	7.000	7.500	5.300	5.[illegible]
Formule leucocytaire									
Leucocytes polynucléaires neutrophiles	79 %	77 %	83 %	80 %	78 %	76 %	77 %	74 %	78 %
— polynucléaires éosinophiles	1	2	2	3	1	2	0	1.5	2
— grands mono-nucléaires	2	3	0	1	3	0	4	1.5	4
— lymphocytes	18	17	14	16	16	22	19	21	16
— formes de transition	0	1	1	0	2	0	0	2	0
— myélocytes	0	0	0	0	0	0	0	0	0
— grands macrophages	0	0	0	0	0	0	0	0	0

Grippe le 28 Janvier — Échanges respiratoires 15 jours après (vertical note beside N° 872)

Les échanges sont excellents.

Poids : 56 kilos.

30 juin. — Respiration normale des deux côtés; quelques râles sous-crépitants fins disséminés de côté et d'autre.

Le chimisme est très bon, mais les crachats renferment toujours des bacilles.

L'appétit est excellent.

13 juillet. — Respiration semblable des deux côtés. Cette respiration est celle d'un emphysémateux. Expectoration presque nulle, seulement le matin.

Plus de bacilles.

Etat général très bon.

21 juillet. — Toujours quelques râles disséminés de côté et d'autre.

29 juillet. — Les échanges sont au-dessous de la normale.

Plus de bacilles.

Cessation de traitement. — Poids : 57 kilos.

Résultats éloignés. — En septembre et décembre, les échanges n'ont pas varié. B... va toujours bien.

Avril 1904. — Le malade est en très bon état, bien qu'il ait maigri ; il a eu la grippe en février ; nous faisons quand même faire les analyses.

Le chimisme est bon ; l'augmentation de l'oxygène et de l'acide carbonique est due à la grippe ou à la marche ; le malade est venu à pied de Sotteville au Laboratoire et n'a eu que cinq minutes de repos. Nous ferons la contre-épreuve (l'examen après repos) en juillet.

Juillet 1904. — Les échanges sont normaux.

Janvier 1905. — Echanges normaux, bien que le chimisme ait été fait dix jours après une grippe fébrile.

Juillet 1905. — Les échanges sont toujours normaux et l'état général très bon.

OBSERVATION N° 2

ANALYSE DES URINES	Avant le TRAITEMENT — N° 18 Mai 1902	PENDANT LE TRAITEMENT — N° 52, 8 Juin 1902		N° 143, 13 Septembre 1902		N° 217, 4 Novembre 1902		Cinq Mois après la suppression du TRAITEMENT — N° 382, 20 Avril 1903	
Poids	50 k. 650	50 k. 650		51 k.		52 k. 150		53 k. 250	
Volume émis en 24 heures		1.160		1.500		930		1.120	
Aspect		»		Normal		Normal		Normal	
Dépôt		»		Normal		Nul		Phosphatique	
Réaction		Hyperacide		Isoacide		Hypoacide		Hypoacide	
Densité à + 15°		1021.5		1021		1021,30		1018	
Éléments normaux	Hypoacidité par rapport au litre d'urine	Par litre	Par 24 heures	Par litre	Par 24 h.	Par litre	Par 24 h.	Par litre	Par 24 h.
Matières organiques		»	»	»	»	»	»	»	»
Matières inorganiques		»	»	»	»	»	»	»	»
Total des matières dissoutes (extrait sec)		»	»	»	»	»	»	»	»
Eau		»	»	»	»	»	»	»	»
Urée		25 gr. 80	23 gr. 70	20 gr. 00	40 gr. 86	36 gr. 80	34 gr. 22	40 gr. 60	42 gr.
Azote total (en urée)		28 gr. 22	32 gr. 43	30 gr. 10	45 gr. 29	40 gr. 40	37 gr. 57	48 gr. 01	48 gr. 83
Azote de l'urée		12 gr. 12	13 gr. 05	9 gr. 04	18 gr. 07	17 gr. 20	16 gr. 18	18 gr. 16	20 gr. 21
Azote total		13 gr. 26	15 gr. 34	10 gr. 85	21 gr. 28	18 gr. 08	17 gr. 05	21 gr. 10	23 gr. 90
Azote de l'acide urique		0 gr. 146	0 gr. 166	0 gr. 120	0 gr. 180	0 gr. 202	0 gr. 190	-	»
Acide urique		0 gr. 44	0 gr. 47	0 gr. 36	0 gr. 71	0 gr. 61	0 gr. 57	-	»
Phosphates en P^2O^5		1 gr. 50	1 gr. 72	1 gr. 32	2 gr. 50	2 gr. 01	1 gr. 91	4 gr. 20	4 gr. 76
Chlorures en NaCl		»	»	»	»	»	»	»	»
Chlore des chlorures		»	»	»	»	»	»	»	»
Sulfates en SO^4H^2		»	»	»	»	»	»	»	»
Acidité en HCl		1 gr. 30	1 gr. 70	0 gr. 92	1 gr. 61	1 gr. 20	1 gr. 12	0 gr. 80	0 gr. 90
Acidité en P^2O^5		1 gr. 48	1 gr. 70	0 gr. 75	1 gr. 58	1 gr. 16	1 gr. 08	0 gr. 77	0 gr. 87
Éléments anormaux		Néant		Néant		Néant		Néant	
RAPPORTS URINAIRES									
Rapport de l'urée au résidu total		»		»		»		»	
— du résidu organique à l'azote total		»		»		»		»	
— de l'azote de l'acide urique à l'azote total		0,0102		0,0110		0,0108		»	
— de l'urée à l'azote total		0,914		0,83		0,91		0,860	
— de l'acide urique à l'urée		1/63		1/57		1/60		1/50	
— des matières minérales au résidu total		»		»		»		»	
— de l'acide phosphorique à l'azote total		0,1181		0,1990		0,1083		0,1959	
— des chlorures au résidu total		»		»		»		»	
Examen microscopique		Rien d'anormal		Rien d'anormal		Rien d'anormal		Rien d'anormal	

ANALYSE DES URINES	REPRISE DU TRAITEMENT le 21 Avril 1903 — N° 424, 25 Mai 1903		N° 491, 30 Juin 1903		N° 538, Juillet 1903		Un Mois et demi après le TRAITEMENT — N° 606, 24 Septembre 1903	
Poids	56 k. 700		56 k. 000		57 k. 000		58 k. 100	
Volume émis en 24 heures	1.014		1.000		1.200		1.220	
Aspect	Normal		Normal		Normal		Normal	
Dépôt	Floconneux		Nul		Légèrement floconneux		Floconneux	
Réaction	Isoacide		Hyperacide		Isoacide		Isoacide	
Densité à + 15°	1022		1023		1019		1011	
Éléments normaux	Par litre	Par 24 h.	Par litre	Par 24 h.	Par litre	Par 24 h.	Par litre	Par 24 h.
Matières organiques	»	»	»	»	»	»	»	»
Matières inorganiques	»	»	»	»	»	»	»	»
Total des matières dissoutes (extrait sec)	»	»	»	»	»	»	»	»
Eau	»	»	»	»	»	»	»	»
Urée	41 gr. 00	41 gr. 19	39 gr. 80	41 gr.	36 gr. 65	42 gr. 78	34 gr. 48	41 gr. 75
Azote total (en urée)	50 gr. 10	50 gr. 80	46 gr. 20	47 gr. 09	41 gr. 40	49 gr. 08	41 gr. 20	50 gr. 90
Azote de l'urée	20 gr. 02	20 gr. 39	14 gr. 10	19 gr. 27	16 gr. 75	20 gr. 10	16 gr. 26	19 gr. 82
Azote total	23 gr. 34	23 gr. 87	21 gr. 74	22 gr. 36	19 gr. 46	24 gr. 43	19 gr. 56	23 gr. 64
Azote de l'acide urique	0 gr. 237	0 gr. 300	0 gr. 255	0 gr. 263	0 gr. 275	0 gr. 331	0 gr. 250	0 gr. 290
Acide urique	0 gr. 89	0 gr. 92	0 gr. 77	0 gr. 79	0 gr. 92	1 gr. 10	0 gr. 62	0 gr. 86
Phosphates en P^2O^5	2 gr. 86	2 gr. 77	2 gr. 30	2 gr. 37	1 gr. 80	2 gr. 10	2 gr. 80	3 gr. 42
Chlorures en NaCl	»	»	»	»	»	»	»	»
Chlore des chlorures	»	»	»	»	»	»	»	»
Sulfates en SO^4H^2	»	»	»	»	»	»	»	»
Acidité en HCl	1 gr. 30	1 gr. 35	1 gr. 80	1 gr. 81	1 gr. 10	1 gr. 32	1 gr. 30	1 gr. 29
Acidité en P^2O^5	1 gr. 26	1 gr. 31	1 gr. 80	1 gr. 85	1 gr. 00	1 gr. 28	1 gr. 28	1 gr. 30
Éléments anormaux	Néant		Néant		Néant		Néant	
RAPPORTS URINAIRES								
Rapport de l'urée au résidu total	»		»		»		»	
— du résidu organique à l'azote total	»		»		»		»	
— de l'azote de l'acide urique à l'azote total	0,0106		0,0118		0,0132		0,0116	
— de l'urée à l'azote total	0,85		0,86		0,86		0,81	
— de l'acide urique à l'urée	1/48		1/52		1/40		1/30	
— des matières minérales au résidu total	»		»		»		»	
— de l'acide phosphorique à l'azote total	0,1214		0,1050		0,0965		0,1451	
— des chlorures au résidu total	»		»		»		»	
Examen microscopique	Rien d'anormal		Rien d'anormal		Rien d'anormal		Rien d'anormal	

ANALYSE DES URINES	Cinq Mois après le TRAITEMENT — N° 715, 28 Décembre 1903		Neuf Mois après le TRAITEMENT — N° 912, 10 Avril 1904		Un An après le TRAITEMENT — N° 1034, 17 Juillet 1904		Dix-neuf Mois après le TRAITEMENT — N° 1317, Février 1905	Deux Ans après le TRAITEMENT — N° 1583, Juillet 1905
Poids	58 k. 600		57 k. 100		60 k. 300		55 k. 300	54 k. 150
Volume émis en 24 heures	1.100		915		670		1.090	1.000
Aspect	Trouble		Normal		Trouble		Trouble	Trouble
Dépôt	Nul		Nul		Floconneux		Floconneux	Nul
Réaction	Isoacide		Hypoacide		Acide		Hyperacide	Hyperacide
Densité à + 15°	1025		1026		1026,5		1040	1021
Éléments normaux	Par litre	Par 24 h.	Par litre	Par 24 h.	Par litre	Par 24 h.	Par litre et par 24 h.	Par litre et par 24 h.
Matières organiques	34 gr.	37 gr. 40	30 gr.	35 gr. 55	30 gr. 70	20 gr. 49	32 gr.	29 gr.
Matières inorganiques	21 gr.	23 gr. 10	18 gr.	17 gr. 50	21 gr. 30	14 gr. 40	36 gr.	14 gr.
Total des matières dissoutes (extrait sec)	55 gr.	60 gr. 50	64 gr.	58 gr. 85	61 gr.	40 gr. 86	68 gr.	43 gr.
Eau	955 gr.	1080 gr. 30	966 gr.	921 gr. 05	1000 gr.	668 gr. 13	952 gr.	807 gr.
Urée	32 gr. 70	35 gr.	38 gr. 30	35 gr. 44	37 gr.	24 gr. 76	30 gr. 65	24 gr. 10
Azote total (en urée)	36 gr. 40	40 gr.	39 gr. 40	36 gr. 80	44 gr. 90	30 gr. 01	36 gr. 50	30 gr. 50
Azote de l'urée	14 gr. 80	10 gr. 45	16 gr. 12	15 gr. 72	17 gr. 30	11 gr. 65	15 gr. 00	11 gr. 32
Azote total	17 gr. 10	18 gr. 82	18 gr. 51	16 gr. 23	20 gr. 77	13 gr. 91	16 gr. 14	14 gr. 38
Azote de l'acide urique	0 gr. 197	0 gr. 217	0 gr. 207	0 gr. 188	0 gr. 198	0 gr. 130	0 gr. 200	0 gr. 090
Acide urique	0 gr. 50	0 gr. 55	0 gr. 51	0 gr. 50	0 gr. 37	0 gr. 257	0 gr. 61	0 gr. 30
Phosphates en P^2O^5	2 gr. 60	2 gr. 86	3 gr. 10	3 gr. 05	3 gr. 16	2 gr. 05	3 gr. 10	1 gr. 45
Chlorures en NaCl	8 gr. 00	9 gr. 50	9 gr. 60	9 gr. 00	14 gr. 20	9 gr. 51	9 gr. 30	7 gr. 00
Chlore des chlorures	5 gr. 28	5 gr. 70	5 gr. 76	5 gr. 50	8 gr. 52	5 gr. 70	5 gr. 58	4 gr. 50
Sulfates en SO^4H^2	1 gr. 10	1 gr. 22	1 gr. 60	1 gr. 73	2 gr. 06	1 gr. 08	0 gr. 08	1 gr. 10
Acidité en HCl	1 gr. 54	1 gr. 70	0 gr. 97	0 gr. 96	1 gr. 30	1 gr. 30	2 gr. 30	1 gr. 75
Acidité en P^2O^5	1 gr. 50	1 gr. 65	0 gr. 98	0 gr. 94	1 gr. 00	1 gr. 06	2 gr. 28	1 gr. 05
Éléments anormaux	Néant		Néant		Néant		Néant	Néant
RAPPORTS URINAIRES								
Rapport de l'urée au résidu total	0,370		0,63		0,68		0,65	0,56
— du résidu organique à l'azote total	1,98		1,94		1,00		1,70	2,02
— de l'azote de l'acide urique à l'azote total	0,0115		0,0108		0,0090		0,0111	0,0063
— de l'urée à l'azote total	0,87		0,87		0,837		0,88	0,79
— de l'acide urique à l'urée	1/64		1/48		1/99		1/51	1/80
— des matières minérales au résidu total	0,666		0,331		0,352		0,339	0,325
— de l'acide phosphorique à l'azote total	0,1520		0,1674		0,1419		0,1805	0,1077
— des chlorures au résidu total	0,16		0,1790		0,2320		0,1987	0,1767
Examen microscopique	Rien d'anormal		Rien d'anormal		Rien d'anormal		Rien d'anormal	Rien d'anormal

OBSERVATION III

B..., Alfred, 38 ans, menuisier aux ateliers de la Compagnie de l'Ouest, marié, cinq enfants.

Antécédents héréditaires : Père bien portant; mère décédée à 64 ans : bronchite et asthme; un frère mort à 44 ans, chaud et froid (?); un autre frère, 32 ans, bien portant, très fort; quatre sœurs en bonne santé.

Antécédents personnels. — Abus d'alcool depuis le service militaire jusqu'en 1893, époque du premier rhume, qui dure un mois.

1894. — Grippe en janvier.

1895. — Rhume en juillet.

En mai 1897, abcès de la marge de l'anus.

Du 14 juin au 16 novembre, bronchite bacillaire.

En 1898, bronchite du 12 janvier au 18 avril; nouvelle bronchite en juillet.

1899. — Pleurodynie gauche du 28 juillet au 7 août, et bronchite du 14 août au 23 octobre.

1900. — Abcès de la marge de l'anus.

1901 et 1902. — Toux persistante et continuelle.

Expectoration hyaline, muqueuse au début, jaunâtre ensuite, puis nettement muco-purulente, plus ou moins abondante, à partir de 1899.

Les forces ont progressivement diminué.

Etat actuel, 27 mai 1902. — Induration du tiers supérieur du poumon gauche.

Matité au sommet; sub-matité à la base et en avant.

Inspiration très affaiblie au sommet, quelques craquements secs à l'inspiration forcée ou à la toux; inspiration humée et affaiblie, avec expiration prolongée à la base; râles sous-crépitants fins disséminés dans les deux tiers inférieurs; inspiration rude avec expiration prolongée en avant. Vibrations thoraciques exagérées.

P. D. : Inspiration rude au sommet, rude et humée avec expiration prolongée à la base.

Toux pénible constante, avec expectoration muco-purulente renfermant des bacilles de Koch.

Sueurs nocturnes. Pas de fièvre.

Oppression continuelle, plus grande pendant le travail, à la marche et à l'ascension des escaliers; appétit capricieux, le malade ne peut manger le matin, à cinq heures, avant de se rendre à son travail; amaigrissement. Poids : 60 kilos. Insomnies causées par la toux.

Chimisme, le 28 mai : Echanges très élevés, capacité respiratoire abaissée.

Traitement, 27 mai 1902. — Le malade respire beaucoup mieux après l'application, il se sent plus léger.

Toux sèche le soir et la nuit.

28-29-30-31 mai, 2 juin. — Le malade respire de mieux en mieux, il a moins d'oppression à la marche et au travail, il porte ses fardeaux plus facilement, il tousse moins le jour et la nuit; l'appétit, qui laissait à désirer, revient; les nuits sont meilleures, les sueurs diminuent.

5 juin. — Le mieux continue. Pas de sueurs. Le malade déjeune le matin au réveil, l'appétit est très bon.

13 juin. — P. G. : Matité moins accentuée au sommet; sub-matité moins prononcée qu'avant le traitement à la base et en avant.

Inspiration moins affaiblie, avec expiration faible au sommet; moins affaiblie et toujours humée avec expiration un peu moins prolongée à la base; inspiration moins rude, avec expiration un peu moins prolongée en avant.

Toujours quelques craquements secs au sommet et à la base. Les vibrations thoraciques sont moins exagérées.

P. D. : Inspiration moins rude au sommet; moins rude et moins humée à la base, expiration moins prolongée.

Pas de toux dans la journée, seulement un peu d'expectoration jaune-paille le matin, au réveil.

Toujours des bacilles.

Chimisme : Abaissement de tous les échanges; augmentation de la capacité respiratoire.

Le malade n'éprouve plus de gêne à la respiration, il peut marcher, courir, monter les escaliers sans essoufflement; l'appétit est impérieux; les nuits sont excellentes; le moral est bon.

14-16-17-18 juin. — Le malade va de mieux en mieux; il ne tousse presque plus et expectore seulement le matin quelques crachats jaune-clair. Nuits très bonnes.

28 juin. — P. G. : Un peu de sub-matité seulement au sommet.

Inspiration affaiblie, mais nette et à peine humée au sommet, pas d'expiration prolongée; inspiration très légèrement humée, avec expiration légèrement prolongée à la base; un peu de rudesse à l'inspiration en avant, expiration légèrement prolongée. Pas de râles.

P. D. : Respiration normale.

14 et 30 juin. — Chimismes très bons; abaissement des échanges.

L'état général est bon; le malade a très grand appétit, dort bien, tousse très peu le matin et n'expectore qu'un crachat. — Poids : 62 kilos.

5 juillet. — Etat général excellent. Sans les éléments du chimisme, nous considérerions le malade comme guéri.

24 juillet. — L'inspiration est toujours affaiblie au sommet gauche. Percussion normale.

La recherche du bacille de Koch, faite sur des mucosités, est négative; l'expectoration a complètement cessé depuis le 13 juillet.

Le chimisme est excellent.

Malgré cette guérison symptomatique confirmée par la clinique expérimentale, nous continuons les séances jusqu'au 4 août et cessons le traitement.

Résultats éloignés : Nous revoyons le 13 septembre le malade, qui va toujours très bien.

24 octobre 1902. — Chimisme parfait.

1903. — L'hiver se passe bien, sans rhume; le malade travaille ferme : pas de repos, même le dimanche; cependant, il a encore engraissé. Après une période de surmenage, depuis le mois d'avril jusqu'en juin, il a sur la jambe une succession de furoncles dont il souffre beaucoup, un surtout, énorme, sur le cou-de-pied, qui l'oblige à cesser son travail : œdème du pied avec lymphangite et adénite inguinale. Quinze jours après, il rentre à l'atelier et recommence à se surmener.

Chimisme en septembre : Les échanges ont augmenté; nous attribuons cette augmen-

OBSERVATION N° 3

ÉLÉMENTS DU CHIMISME RESPIRATOIRE	Avant le TRAITEMENT	PENDANT LE TRAITEMENT			Deux Mois après le TRAITEMENT	Trois Mois après le TRAITEMENT	Quatorze Mois après le TRAITEMENT	Dix-neuf Mois après le TRAITEMENT	Deux Ans après le TRAITEMENT	2 Ans et 8 Mois après le TRAITEMENT	2 Ans et 10 Mois après le TRAITEMENT	2 Ans et 11 Mois après le TRAITEMENT	Trois Ans après le TRAITEMENT
	N° 22 28 Mai 1902	N° 42 14 Juin 1902	N° 61 30 Juin 1902	N° 78 23 Juillet 1902	N° 103 18 Sept. 1902	N° 142 28 Octobre 1902	N° 415 22 Septembre 1903	N° 575 26 Février 1904	N° 646 14 Juillet 1904	N° 898 Mars 1905	N° 978 Mai 1905	N° 1040 28 Juin 1905	N° 1073 20 Juillet 1905
Taille	1 m. 74	1 m. 74	1 m. 74	1 m. 74	1 m. 74	1 m. 74	1 m. 74	1 m. 74	1 m. 74	1 m. 74	1 m. 74	1 m. 74	1 m. 74
Poids	60 k.	61 k.	62 k.	63 k.	64 k.	64 k. 650	68 k. 100	64 k. 800	64 k. 200	64 k. 050	66 k.	65 k. 350	64 k. 800
Capacité respiratoire totale	2.320 cc.	3.010 cc.	3.600 cc.	3.620 cc.	3.000 cc.	3.700 cc.	3.600 cc.	3.650 cc.	4.020 cc.	3.370 cc.	3.520 cc.	4.170 cc.	3.960 cc.
Capacité respiratoire totale par centimètre de taille	13 cc. 33	17 cc. 29	20 cc. 68	20 cc. 80	20 cc. 68	21 cc. 26	20 cc. 68	20 cc.	23 cc. 10	19 cc. 36	20 cc. 3	23 cc. 96	22 cc. 7
Acide carbonique calculé pour 100 parties d'air expiré	3 cc. 62	3 cc. 65	3 cc. 6	3 cc. 44	3 cc. 3	3 cc. 32	3 cc. 92	3 cc. 98	4 cc. 02	3 cc. 58	3 cc. 62	3 cc. 5	3 cc. 78
Oxygène consommé pour 100 parties d'air expiré	4 cc. 67	4 cc. 65	4 cc. 55	4 cc. 31	4 cc. 18	4 cc. 1	4 cc. 65	4 cc. 63	4 cc. 61	4 cc. 58	4 cc. 66	4 cc. 56	4 cc. 34
Ventilation par minute	12l550 cc.	9l700 cc.	8l320 cc.	7l830 cc.	7l500 cc.	7l620 cc.	8l600 cc.	8l380 cc.	6l900 cc.	8l020 cc.	7l730 cc.	7l880 cc.	7l920 cc.
Acide carbonique produit par minute	454 cc. 310	354 cc. 240	299 cc. 520	269 cc. 352	247 cc. 500	252 cc. 084	337 cc. 120	333 cc. 524	277 cc. 380	287 cc. 116	270 cc. 840	281 cc. 080	284 cc. 296
Oxygène total consommé par minute	586 cc. 085	454 cc. 810	378 cc. 560	337 cc. 473	312 cc.	312 cc. 420	400 cc. 700	387 cc. 994	318 cc. 090	367 cc. 316	354 cc. 713	359 cc. 328	345 cc. 948
Oxygène absorbé par les tissus par minute	131 cc. 775	98 cc. 570	79 cc. 040	68 cc. 121	64 cc. 500	59 cc. 436	63 cc. 640	54 cc. 470	40 cc. 710	80 cc. 200	71 cc. 880	75 cc. 648	61 cc. 722
Ventilation par kilogramme-minute	209 cc. 160	160 cc.	134 cc. 181	124 cc. 285	117 cc. 087	117 cc. 303	130 cc. 291	120 cc. 320	100 cc. 177	125 cc. 214	117 cc. 121	120 cc. 581	117 cc. 592
Acide carbonique produit par kilogramme-minute	7 cc. 571	5 cc. 840	4 cc. 830	4 cc. 275	3 cc. 867	3 cc. 912	5 cc. 342	5 cc. 140	4 cc. 388	4 cc. 482	4 cc. 231	4 cc. 340	4 cc. 389
Oxygène total consommé par kilogramme-minute	9 cc. 768	7 cc. 456	6 cc. 105	5 cc. 356	4 cc. 874	4 cc. 832	6 cc. 331	5 cc. 987	5 cc. 031	5 cc. 734	5 cc. 329	5 cc. 408	5 cc. 348
Oxygène absorbé par les tissus par kilogramme-minute	2 cc. 107	1 cc. 616	1 cc. 275	1 cc. 081	1 cc. 007	0 cc. 910	1 cc. 000	0 cc. 841	0 cc. 643	1 cc. 252	1 cc. 090	1 cc. 158	0 cc. 952
Totalité des échanges par kilogramme-minute	17 cc. 339	13 cc. 206	10 cc. 935	9 cc. 631	8 cc. 741	8 cc. 746	11 cc. 608	11 cc. 183	9 cc. 410	10 cc. 216	9 cc. 568	9 cc. 838	9 cc. 734
Quotient respiratoire	0,775	0,783	0,791	0,798	0,788	0,800	0,841	0,859	0,872	0,781	0,795	0,789	0,841
Coefficient d'oxydation	77,51 %	78,33 %	79,13 %	79,82 %	79,34 %	80,98 %	84,12 %	85,95 %	87,22 %	78,17 %	79,66 %	78,94 %	82,16 %
Coefficient d'absorption	24,49 %	21,67 %	21,87 %	20,18 %	20,66 %	19,02 %	15,98 %	14,05 %	12,78 %	21,83 %	20,44 %	21,06 %	17,84 %
RECHERCHE DU BACILLE DE KOCH	N° 23 Présence	N° 42 Présence	Pas de Recherche du Bacille de Koch	N° 78 bis Absence	N° 101 Absence	N° 141 Absence	N° 416 Absence	Pas d'expectoration	Pas d'expectoration	N° 900 Présence	Pas d'expectoration	Pas d'expectoration	Pas d'expectoration
ANALYSE DU SANG	Pas de Recherches	Pas de Recherches	Pas de Recherches	Pas de Recherches	Pas de Recherches	Pas de Recherches	N° 417	N° 576	N° 647	N° 899	N° 778	N° 1041	N° 1074
Hémoglobine (en oxyhémoglobine %)							16,50 %	16,20 %	17,40 %	15 %	14,20 %	13,00 %	14,40 %
Globules rouges par millimètre cube							5.200.000	5.800.000	7.300.000	5.600.000	3.800.000	5.400.000	5.200.000
Globules blancs par millimètre cube							8.700	9.000	7.050	8.100	7.700	8.100	7.700
Formule leucocytaire													
Leucocytes polynucléaires neutrophiles							78 %	77 %	74 %	70 %	78 %	79 %	80 %
— polynucléaires éosinophiles							3	1	1	1	4	1	2,5
— grands mono nucléaires							2	2	4	2	1	4	3,5
— lymphocytes							17	20	21	18	17	16	14
— formes de transition							0	0	0	0	0	0	0
— myélocytes							0	0	0	0	0	0	0
— grands macrophages							0	0	0	0	0	0	0

Surmenage physique et moral

Chimisme après plusieurs heures de travail et marche de 4 kilomètres

Échanges après un mois de repos

Grippe [illegible] Lumbago 1905

tation au grand surmenage d'avril à septembre et aussi à un léger rhume que B... a gagné au moment du chimisme.

Pas de bacilles. — Poids : 63 k. 100.

En février 1904. — Chimisme fait après plusieurs heures de travail et une course de quatre kilomètres : Les échanges laissent un peu à désirer. — Poids : 64 k. 800.

En juillet 1904. — Respiration parfaite; légère différence entre les deux poumons.

Le chimisme fait après un repos d'un mois, nécessité par une blessure au pied, est excellent; les échanges sont normaux. Capacité respiratoire très élevée. — Poids : 63 k. 200.

Janvier 1905. — Ce malade allait toujours bien; mais le 13 janvier, obligé par son travail à rester en plein courant d'air, il est pris de frissons, fièvre, céphalalgie, courbature; les muqueuses nasales et oculaires sont congestionnées, et il éprouve une gêne à la gorge. L'appétit s'en va. Grippe.

Traitement :

1° Sulfate de quinine.

2° Eméto-cathartique.

3° Potion : Acétate d'ammoniaque . . . . 6 grammes.
Extrait fluide de kola . . . . 5 —
Glycérine. . . . . 40 —
Infusion de coquelicots. . . . . 160 —

Toutes les deux heures.

Nous conseillons à B... de garder la chambre pendant 8 ou 10 jours.

Nous ne le revoyons que le 25 janvier; l'appétit est moins bon qu'antérieurement; mais le malade s'alimente quand même; il tousse, se plaint de faiblesse et de fatigue générale. Le 26, à trois heures, après un déjeuner assez copieux, nous trouvons une température de 38°. Le malade a bien dormi, mais il a toussé le matin et dit éprouver une douleur sous le sein droit. Pas d'altération.

P. G. : Inspiration affaiblie dans tout le poumon, plus affaiblie qu'en 1902 à la fin du traitement.

P. D. : Inspiration rude au sommet; affaiblie dans le tiers inférieur; rude et affaiblie en avant, l'expiration s'entend difficilement; un seul râle sous-crépitant sec vers la partie médiane.

27 janvier. — La température monte à 38°7; le malade a bien mangé, bien dormi, n'a pas eu de transpirations; il a un peu toussé et expectoré le matin, au réveil, un ou deux crachats teintés de jaune. Pas d'altération.

A l'auscultation, râles sous-crépitants secs à la base des deux poumons. Inspiration toujours affaiblie.

31 janvier. — Même état pulmonaire; râles disséminés de côté et d'autre. La température baisse.

2 février. — La température s'élève de nouveau. Le malade mange bien, dort, tousse toujours un peu le matin, au réveil, et expectore quelques crachats jaunâtres.

L'inspiration est toujours obscure à la base; râles sous-crépitants secs dans les deux poumons.

Traitement : Même potion qu'au début.

Arséniate de strychnine au demi-milligramme, 3 granules par jour. — Sulfate de quinine.

Le malade s'alimente bien, prend de l'embonpoint et vient tous les jours à pied, quand le temps le permet, de Sotteville à Rouen.

Pas d'altération; pas de sueurs. Expectoration jaunâtre moins abondante, le matin seulement.

Le malade se sent mieux. mais accuse toujours de la faiblesse des jambes.

28 février. — P. D. : Inspiration moins rude au sommet, beaucoup moins affaiblie à la base; plus de râles.

P. G. : Inspiration moins affaiblie au sommet, affaiblie avec quelques râles sous-crépitants secs à la base.

La température est toujours élevée (voir le graphique). et cependant le malade mange, dort et n'est pas altéré.

3 mars. — En présence de cette élévation de température, nous sommes inquiets et faisons faire les examens habituels.

Le chimisme est mauvais : Elévation des échanges respiratoires; abaissement du coefficient d'oxydation et élévation consécutive du coefficient d'absorption.

La température étant toujours élevée, nous associons l antipyrine au sulfate de quinine.

14 mars. — P. G. : Inspiration presque normale, bien qu'affaiblie; quelques craquements secs, à l'inspiration forcée, au sommet et à la base.

A peine une légère rudesse à droite.

Le malade respire mieux, mange et dort bien. expectore à peine un peu le matin; les forces reviennent.

23 mars. — La température étant redevenue normale, nous faisons, du 29 mars au 12 mai. de l'effluvation de haute fréquence. et nous supprimons tout médicament.

29 mars. — Pas de râles depuis le 15 mars; inspiration normale des deux côtés.

Mai 1905. — Chimisme presque normal.

Juin. — Le chimisme est bon, bien qu'il ait été fait après un travail de plusieurs heures et une course de quatre kilomètres.

Juillet. — Echanges normaux. Santé générale bonne.

OBSERVATION N° 3

ANALYSE DES URINES	Avant le TRAITEMENT	Pendant le TRAITEMENT		Un Mois et demi après le TRAITEMENT		Quatorze Mois après le TRAITEMENT		Dix-neuf Mois après le TRAITEMENT		Deux Ans après le TRAITEMENT	2 Ans et 8 Mois après le TRAITEMENT		2 Ans et 10 Mois après le TRAITEMENT		2 Ans et 11 Mois après le TRAITEMENT		Trois Ans après le TRAITEMENT	
	N°	N° 51 3 Juin 1902		N° 143 Septembre 1903		N° 593 Septembre 1903		N° 824 Février 1904		N° 1028 Juillet 1904	N° 1376 Mars 1905		N° 1472 Mai		N° 1548 Juin		N° 1582 Juillet	
Poids	60 k.	61 k.		64 k.		63 k. 100		64 k. 800		63 k. 200	64 k. 050		66 k.		65 k. 750		64 k. 800	
Volume en 24 heures		1.500		1.025		1.580		1.400		1.000	1.500		1.350		1.500		1.100	
Aspect		»		Trouble		Trouble		Normal		Normal	Trouble		Normal		Trouble		Trouble	
Dépôt		»		Floconneux		Nul		Floconneux		Floconneux	Floconneux		Floconneux		Floconneux		Nul	
Réaction		Hyperacide		Hyperacide		Isoacide		Isoacide		Isoacide	Isoacide		Isoacide		Hyperacide		Hyperacide	
Densité à + 15°		1024.3		1024.3		1015		1025		1024	1021		1022		1016		1021	
Eléments normaux		Par litre	Par 24 heures	Par litre	Par 24 h.	Par litre	Par 24 h.	Par litre	Par 24 h.	Par litre et par 24 heures	Par litre	Par 24 h.	Par litre	Par 24 h.	Par litre	Par 24 h.	Par litre	Par 24 h.
Matières organiques		»	»	»	»	19 gr. 50	30 gr. 90	23 gr.	32 gr. 20	36 gr.	31 gr.	46 gr. 50	31 gr.	41 gr. 85	28 gr.	42 gr.	26 gr.	28 gr. 60
Matières minérales		»	»	»	»	16 gr. 50	26 gr.	25 gr.	35 gr.	18 gr.	10 gr.	15 gr.	18 gr.	24 gr. 30	11 gr.	16 gr. 50	18 gr.	10 gr. 80
Total des matières dissoutes *(extrait sec)*		»	»	»	»	36 gr.	56 gr. 90	48 gr.	67 gr. 20	54 gr.	41 gr.	61 gr. 50	49 gr.	66 gr. 15	39 gr.	58 gr. 50	44 gr.	48 gr. 40
Eau		»	»	»	»	964 gr.	1523 gr. 10	912 gr.	1332 gr. 80	946 gr.	959 gr.	1438 gr. 50	951 gr.	1283 gr. 85	961 gr.	1441 gr. 50	956 gr.	1051 gr. 60
Urée		24 gr. 80	37 gr. 20	35 gr. 60	36 gr. 49	21 gr. 16	31 gr. 40	21 gr. 30	29 gr. 85	34 gr. 20	24 gr. 30	36 gr. 45	28 gr. 80	38 gr. 88	27 gr. 30	40 gr. 95	23 gr. 80	26 gr. 18
Azote total *(en urée)*		26 gr. 60	39 gr. 90	40 gr.	41 gr.	23 gr. 70	37 gr. 50	24 gr. 20	34 gr.	41 gr. 75	28 gr. 10	42 gr. 15	34 gr. 30	46 gr. 30	34 gr. 20	51 gr. 30	31 gr. 30	34 gr. 43
Azote de l'urée		11 gr. 75	17 gr. 48	17 gr. 15	18 gr. 75	9 gr. 91	14 gr. 75	10 gr. 01	14 gr. 03	16 gr. 07	11 gr. 42	17 gr. 13	13 gr. 53	18 gr. 27	12 gr. 83	19 gr. 24	11 gr. 18	12 gr. 30
Azote total		12 gr. 50	18 gr. 75	18 gr. 80	19 gr. 27	11 gr. 13	17 gr. 62	11 gr. 37	15 gr. 98	19 gr. 62	13 gr. 20	19 gr. 81	16 gr. 12	21 gr. 76	16 gr. 07	24 gr. 10	14 gr. 71	16 gr. 18
Azote de l'acide urique		0 gr. 140	0 gr. 210	0 gr. 213	0 gr. 220	0 gr. 170	0 gr. 260	0 gr. 183	0 gr. 257	0 gr. 317	0 gr. 140	0 gr. 210	0 gr. 250	0 gr. 334	0 gr. 180	0 gr. 270	0 gr. 233	0 gr. 256
Acide urique		0 gr. 42	0 gr. 63	0 gr. 64	0 gr. 66	0 gr. 51	0 gr. 78	0 gr. 55	0 gr. 77	0 gr. 95	0 gr. 42	0 gr. 63	0 gr. 75	1 gr.	0 gr. 54	0 gr. 81	0 gr. 70	0 gr. 77
Phosphates en P^2O^5		1 gr. 52	2 gr. 28	2 gr. 90	2 gr. 87	2 gr. 00	3 gr. 30	4 gr. 60	0 gr. 45	3 gr. 06	2 gr. 85	4 gr. 27	3 gr. 10	4 gr. 18	1 gr.	1 gr. 50	1 gr. 60	1 gr. 76
Chlorures en NaCl		»	»	»	»	7 gr. 80	12 gr. 18	0 gr. 20	12 gr. 90	8 gr. 80	5 gr. 30	8 gr.	8 gr. 30	11 gr. 20	6 gr. 10	9 gr. 15	9 gr. 10	10 gr. 01
Chlore des chlorures		»	»	»	»	4 gr. 48	7 gr. 31	5 gr. 52	7 gr. 75	5 gr. 28	3 gr. 18	4 gr. 80	4 gr. 08	6 gr. 72	3 gr. 06	5 gr. 49	5 gr. 46	6 gr.
Sulfates en SO^4H^2		»	»	»	»	1 gr	1 gr. 58	0 gr. 87	1 gr. 22	1 gr. 10	1 gr. 60	2 gr. 40	2 gr. 80	3 gr. 78	0 gr. 85	1 gr. 27	0 gr. 00	0 gr. 99
Acidité en HCl		1 gr. 60	2 gr. 40	1 gr. 87	1 gr. 92	1 gr. 00	1 gr. 58	1 gr. 06	1 gr. 48	1 gr. 45	1 gr. 02	1 gr. 53	1 gr. 10	1 gr. 48	1 gr. 70	2 gr. 55	2 gr. 16	2 gr. 37
Acidité en P^2O^5		1 gr. 55	2 gr. 82	1 gr. 81	1 gr. 86	1 gr. 05	1 gr. 63	1 gr. 02	1 gr. 44	1 gr. 40	0 gr. 98	1 gr. 47	1 gr. 06	1 gr. 44	1 gr. 64	2 gr. 46	2 gr. 60	2 gr. 30
Eléments anormaux :																		
Albumine totale (sérine et globuline)		Néant		Néant		Néant		Néant		Néant	Néant		Néant		Néant		Néant	
Indican		Id.		Id.		Id.		Id.		Id.	Id.		Id.		Id.		Id.	
Skatol		Id.		Id.		Id.		Id.		Id.	Id.		Id.		Id.		Id.	
RAPPORTS URINAIRES																		
Rapport de l'urée au résidu total		»		»		0,686		0,443		0,633	0,592		0,587		0,70		0,54	
— du résidu organique à l'azote total		»		»		1,75		2,02		1,83	2,34		1,92		1,74		1,76	
— de l'azote de l'acide urique à l'azote total		0,0012		0,0113		0,0152		0,0160		0,0161	0,0106		0,0155		0,0112		0,0158	
— de l'urée à l'azote total		0.93		0,80		0,89		0.88		0,82	0,86		0,839		0.79		0,75	
— de l'acide urique à l'urée		1/59		1,55		1.41		1/39		1.36	1.58		1.384		1.50		1,34	
— des matières minérales au résidu total		»		»		0,458		0,5208		0,333	0,2439		0,367		0,282		0,409	
— de l'acide phosphorique à l'azote total		0,1216		0,1382		0,1877		0,4045		0,1569	0,2150		0,192		0,062		0,108	
— des chlorures au résidu total		»		»		0,2166		0,1016		0,1620	0,1292		0,180		0,156		0,206	
Examen microscopique		Rien d'anormal		Néant		0		Rien d'anormal		0	Rien d'anormal		Rien d'anormal		0		Néant	

Grippe fébrile chez un tuberculeux guéri depuis deux ans et demi.

Observation III.

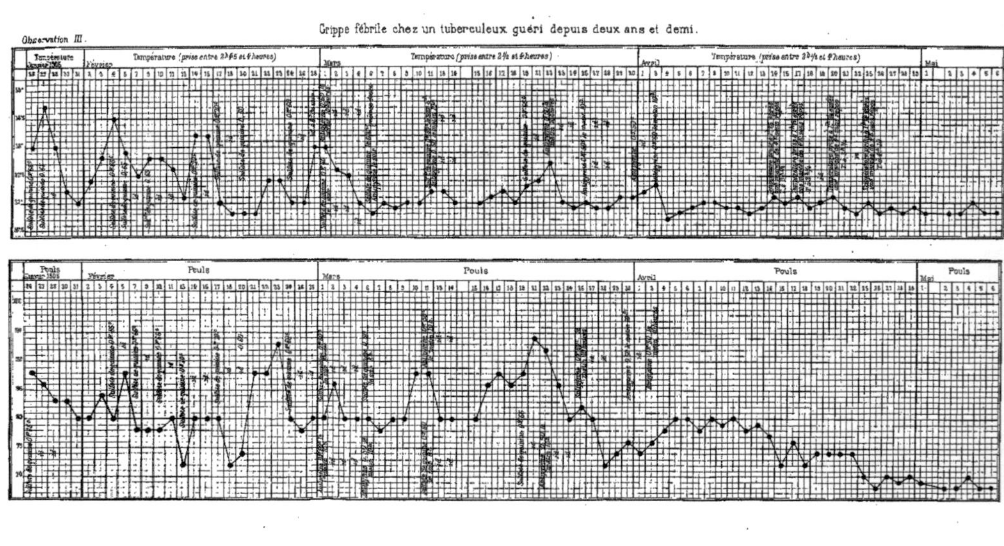

OBSERVATION IV

T..., Edouard, 28 ans, manœuvre aux ateliers de l'Ouest, marié, sans enfants.

Antécédents héréditaires : Père, 48 ans, bien portant, mais *pléthorique;* mère *arthritique, graveleuse;* un frère mort tuberculeux; trois autres bien portants.

Antécédents personnels : Jamais malade.

Depuis un certain temps, T .. éprouve de l'essoufflement à la course et au travail, et souffre de l'estomac de temps à autre.

Etat actuel, juin 1902. — P. G. : Sub-matité légère au sommet; inspiration très affaiblie au sommet et à la base, l'expiration s'entend difficilement; inspiration rude en avant sous la clavicule.

P. D. : Inspiration un peu rude, avec expiration prolongée dans tout le poumon.

Depuis trois mois, oppression, dyspnée, essoufflement plus intense pendant le travail; toux sèche l'été, rauque l'hiver.

Echanges au-dessus de la normale. Urine hyperacide.

Traitement, 4 juin 1902. — T... respire et travaille plus facilement après la première application.

Rhume de cerveau le 6 juin; oppression et dyspnée.

9 juin. — La respiration nasale se fait mieux, mais l'oppression existe toujours; le malade travaille plus facilement, avec plus d'entrain.

14 juin. — Un peu de dyspnée dans la journée du 13. L'inspiration au sommet gauche nous semble moins affaiblie. Moins de rudesse à droite. Toux légère et sèche.

Le malade respire toujours plus facilement, marche et travaille mieux.

21 juin. — P. G. : Inspiration moins affaiblie au sommet et à la base, l'expiration s'entend mieux; moins de rudesse en avant.

P. D. : Inspiration bien moins rude et expiration beaucoup moins prolongée dans tout le poumon.

Chimisme : Augmentation de la capacité respiratoire totale; échanges plus élevés dus au rhume contracté le 6 juin.

Poids : 68 kilos.

28 juin. — P. G. : Sub-matité beaucoup moins accentuée. Inspiration beaucoup moins affaiblie au sommet et à la base, on entend nettement le murmure vésiculaire; expiration nette et très légèrement prolongée à la base ; rudesse moins prononcée en avant.

P. D. : Légère rudesse à l'inspiration; expiration à peine prolongée.

L'état général est excellent; l'appétit est meilleur depuis le 22 juin.

15 juillet. — P. G. : Très léger affaiblissement au sommet; très légère rudesse en avant; respiration normale à la base.

P. D. : Respiration normale dans tout le poumon.

Les échanges s'abaissent; la santé générale est excellente.

Poids : 68 kilos.

Malgré cette amélioration, nous continuons les applications jusqu'au 30 juillet; à cette époque, l'inspiration est toujours un peu affaiblie au sommet gauche; la rudesse qui existait encore en avant a disparu. Nous cessons le traitement le 1er août.

OBSERVATION N° 4

ÉLÉMENTS DU CHIMISME RESPIRATOIRE	Avant le TRAITEMENT.	PENDANT LE TRAITEMENT Cessé le 7 Août 1902		Un Mois 1/2 après le TRAITEMENT	Trois Mois après le TRAITEMENT	Cinq Mois après le TRAITEMENT	Deux Ans 1/2 après le TRAITEMENT	Trois Ans après le TRAITEMENT
	N° 29 4 Juin 1902	**N° 54** 21 Juin	**N° 68** 11 Juillet	**N° 110** 15 Sept. 1902	**N° 147** 28 Octobre 1902	**N° 196** 21 Décemb. 1902	**N° 848** 9 Janvier 1905	**N° 1076** 20 Juillet 1905
Taille	1 m. 78	1 m. 73	1 m. 73	1 m. 78	1 m. 73	1 m. 73	1 m. 78	1 m. 78
Poids	68 k.	68 k.	68 k.	69 k.	69 k.	70 k. 750	70 k. 700	68 k.
Capacité respiratoire totale	2.990 cc.	3.110 cc.	3.200 cc.	3.150 cc.	3.460 cc.	3.100 cc.	3.410 cc.	3.410 cc.
Capacité respiratoire totale par centimètre de taille	17 cc. 28	17 cc. 97	18 cc. 49	18 cc. 20	20 cc.	17 cc. 91	19 cc. 71	19 cc. 71
Acide carbon. exhalé pour 100 parties d'air expiré	3 cc. 50	3 cc. 61	3 cc. 53	3 cc. 48	3 cc. 46	3 cc. 39	3 cc. 76	3 cc. 55
Oxygène consommé pour 100 parties d'air expiré	4 cc. 52	4 cc. 57	4 cc. 42	4 cc. 33	4 cc. 32	4 cc. 39	4 cc. 68	4 cc. 40
Volume d'air expiré par minute	8l810 cc.	9l350 cc.	9l210 cc.	8l240 cc.	8l140 cc.	8l200 cc.	7l320 cc.	7l050 cc.
Acide carbonique produit par minute	316 cc. 279	337 cc. 535	325 cc. 113	282 cc. 632	281 cc. 644	277 cc. 980	275 cc. 232	250 cc. 275
Oxygène total consommé par minute	398 cc. 212	427 cc. 295	407 cc. 082	356 cc. 792	351 cc. 648	359 cc. 980	342 cc. 576	310 cc. 200
Oxygène absorbé par les tissus par minute	81 cc. 933	89 cc. 760	81 cc. 109	74 cc. 160	70 cc. 004	82 cc.	67 cc. 344	59 cc. 925
Ventilation par kilogramme-minute	129 cc. 558	137 cc. 500	135 cc. 441	119 cc. 420	115 cc. 954	115 cc. 901	103 cc. 586	103 cc. 676
Acide carbonique produit par kilóg.-minute	4 cc. 651	4 cc. 963	4 cc. 781	4 cc. 096	4 cc. 012	3 cc. 929	3 cc. 892	3 cc. 680
Oxygène total consommé par kilogramme-minute	5 cc. 856	6 cc. 283	5 cc. 986	5 cc. 170	5 cc. 009	5 cc. 088	4 cc. 845	4 cc. 561
Oxygène absorbé par les tissus par kilog.-minute	1 cc. 205	1 cc. 320	1 cc. 205	1 cc. 074	0 cc. 997	1 cc. 159	0 cc. 958	0 cc. 881
Totalité des échanges	10 cc. 507	11 cc. 246	10 cc. 767	9 cc. 266	9 cc. 021	9 cc. 017	8 cc. 737	8 cc. 241
Quotient respiratoire	0,794	0,789	0,798	0,792	0,800	0,772	0,803	0,806
Coefficient d'oxydation	79,42 %	78,99 %	79,86 %	79,23 %	80,09 %	77,23 %	80,34 %	80,68 %
Coefficient d'absorption	20,58 %	21 %	20,14 %	20,77 %	19,91 %	22,77 %	19,66 %	19,32 %

ANALYSE DES URINES	Avant le TRAITEMENT		Deux Mois après le TRAITEMENT		Cinq Mois après le TRAITEMENT		Deux Ans et demi après le TRAITEMENT		Trois Ans après le TRAITEMENT	
	N° 49 6 Juin 1902		N° 144 14 Septembre 1902		N° 251 22 Décembre 1902		N° 1275 9 Janvier 1905		N° 1584 Juillet 1905	
Poids	68 k.		69 k.		70 k. 750		70 k. 700		68 k.	
Volume émis en 24 heures	1.950		2.720		2.200		2.000		2.000	
Aspect	»		Normal		Normal		Trouble		Trouble	
Couleur	»		Pâle		Pâle		Normale		Pâle	
Odeur	»		Normale		Normale		Id.		Normale	
Dépôt	»		Normal		Nul		Nul		Nul	
Réaction	Hyperacide		Hyperacide		Hyperacide		Hyperacide		Hyperacide	
Densité à + 15°	1015,4		1014,4		1015,4		1018		1014	
Eléments normaux	Par litre	Par 24 heures	Par litre	Par 24 h.	Par litre	Par 24 h.	Par litre	Par 24 h.	Par litre	Par 24 h.
Matières organiques	»	»	»	»	»	»	20 gr.	40 gr.	21 gr.	42 gr.
Matières minérales	»	»	»	»	»	»	16 gr.	32 gr.	13 gr.	26 gr.
Total des matières dissoutes *(extrait sec)*	»	»	»	»	»	»	36 gr.	72 gr.	34 gr.	68 gr.
Eau	»	»	»	»	»	»	964 gr.	1928 gr.	966 gr.	1932 gr.
Urée	16 gr. 50	32 gr. 17	13 gr. 50	36 gr. 72	15 gr. 30	33 gr. 66	17 gr. 10	34 gr. 20	16 gr. 30	32 gr. 60
Azote total *(en urée)*	17 gr. 40	33 gr. 93	15 gr. 52	42 gr. 21	17 gr. 50	38 gr. 50	22 gr. 50	45 gr.	20 gr. 50	41 gr.
Azote de l'urée	7 gr. 75	15 gr. 11	6 gr. 34	17 gr. 26	7 gr. 20	15 gr. 82	8 gr. 03	16 gr. 74	7 gr. 63	15 gr. 32
Azote total en azote	8 gr. 17	15 gr. 47	7 gr. 29	19 gr. 84	8 gr. 22	18 gr. 10	10 gr. 57	21 gr. 15	9 gr. 63	19 gr. 26
Acide urique	0 gr. 305	0 gr. 59	0 gr. 25	0 gr. 68	0 gr. 38	0 gr. 84	0 gr. 49	0 gr. 98	0 gr. 36	0 gr. 72
Phosphates en P^2O^5	1 gr. 43	2 gr. 79	1 gr. 06	2 gr. 88	1 gr. 30	2 gr. 86	2 gr. 10	4 gr. 20	1 gr. 80	3 gr. 60
Chlorures en NaCl	»	»	»	»	»	»	7 gr.	14 gr.	6 gr. 20	12 gr. 40
Sulfates en SO^4H^2	»	»	»	»	»	»	1 gr. 30	2 gr. 60	0 gr. 90	1 gr. 80
Acidité en HCl	1 gr. 25	2 gr. 54	1 gr. 05	2 gr. 86	1 gr. 10	2 gr. 42	0 gr. 91	1 gr. 82	1 gr. 60	3 gr. 20
Acidité en P^2O^5	1 gr. 22	2 gr. 46	1 gr. 01	2 gr. 77	1 gr. 06	2 gr. 35	0 gr. 88	1 gr. 76	1 gr. 55	3 gr. 10
RAPPORTS URINAIRES										
Rapport de l'urée à l'azote total	0,948		0,809		0,876		0,750		0,79	
— de l'acide urique à l'urée	1/54		1/53		1/40		1/35		1/45	
— des matières minérales au résidu total	»		»		»		0,444		0,382	
— de l'acide phosphorique à l'azote total	0,1750		0,1454		0,1581		0,1986		0,186	
Examen microscopique	Rien d'anormal		0		0		0		Rien d'anormal	

Résultats éloignés : Septembre-octobre 1902. — Depuis le traitement, le malade va bien.

La respiration est toujours plus faible au sommet gauche qu'à droite. Le chimisme est excellent; la capacité respiratoire est toujours supérieure à celle du début.

Poids : 69 kilos.

Décembre. — Les échanges se sont encore abaissés et sont au-dessous de la normale.

Poids : 70 k. 750.

Janvier et juillet 1905. — Les échanges sont toujours abaissés et la capacité respiratoire est augmentée.

Poids : 68 kilos. L'amaigrissement a pour cause une dyspepsie hypersthénique dont le malade souffre depuis trois mois.

OBSERVATION V

H..., François, 33 ans, manœuvre aux ateliers de la Compagnie de l'Ouest.

Antécédents héréditaires : Trois frères, dont deux tuberculeux.

Antécédents personnels : Abus d'alcool. H... tousse depuis 1897. Du 4 août au 6 septembre et du 4 novembre au 6 décembre, bronchites qui l'obligent à cesser son travail.

1898 99. — Toux constante; expectoration muqueuse.

1900. — Du 13 février au 12 mars et du 13 juin au 6 août, bronchites avec expectoration muco-purulente.

1901 et 1902. — Bronchites fréquentes, qui l'obligent chaque fois à cesser son travail.

Etat actuel, juin 1902. — Induration du sommet gauche. Sub-matité. — Inspiration rude au sommet; rude et humée à la base, avec expiration prolongée; inspiration rude sous la clavicule; râles sous-crépitants fins au sommet et à la base.

P. D. : Inspiration rude dans tout le poumon, expiration prolongée.

Expectoration muco-purulente renfermant des bacilles.

Chimisme : Echanges un peu au-dessus de la normale; capacité respiratoire conservée.

Essoufflement à la marche et au travail; fatigue générale; toux fréquente qui prive le malade de sommeil; sueurs nocturnes de temps à autre; anorexie. Pas de fièvre. Toux et expectoration après le repas.

Traitement, 3 juin 1902. — Aussitôt après l'application, le malade respire mieux. La nuit du 3 au 4 a été bonne.

5 juin. — Le mieux continue; le malade tousse et expectore moins, il respire toujours plus facilement; l'appétit semble revenir.

12 juin. — P. G. : Sub-matité moins accentuée.

Inspiration moins rude; toujours des râles sous-crépitants secs.

P. D. : Inspiration beaucoup moins rude.

L'état général est meilleur, l'appétit est excellent; le malade respire de mieux en mieux et éprouve moins d'essoufflement.

21 juin. — P. G. : La sub-matité est moins accentuée; l'inspiration est moins rude dans tout le poumon, l'expiration est moins prolongée.

Il existe toujours une certaine rudesse dans le poumon droit. — Expectoration muqueuse dans la journée, jaunâtre le matin. Toujours des bacilles.

Abaissement des échanges.

L'état général est excellent; le malade travaille avec entrain, ne tousse plus après le repas.

Poids : 69 kilos.

28 juin. — L'amélioration continue.

P. G. : Très légère sub-matité.

Inspiration moins rude dans tout le poumon; expiration à peine prolongée.

Très légère rudesse dans tout le poumon droit.

Expectoration muqueuse très légère, à peine teintée de jaune.

Nous continuons les applications.

8 juillet. — La respiration nous semble normale dans les deux poumons. L'expectoration est purement muqueuse depuis le 1er juillet. Plus de bacilles.

Le chimisme est bon.

4 août. — Nous cessons le traitement. La respiration est normale dans les deux poumons.

Echanges presque normaux.

L'état général est excellent.

H... est le seul de nos malades dont nous n'avons pu avoir les résultats éloignés : nous l'avons perdu de vue en septembre 1902, époque où il a définitivement quitté les ateliers de Sotteville.

OBSERVATION N° 5

ÉLÉMENTS DU CHIMISME RESPIRATOIRE	Avant le TRAITEMENT	PENDANT LE TRAITEMENT		
	N° 30 3 Juin 1902	N° 52 21 Juin 1902	N° 66 11 Juillet 1902	N° 86 4 Août 1902
Taille	1 m. 66	1 m. 66	1 m. 66	1 m. 66
Poids	67 k.	69 k.	69 k.	69 k.
Capacité respiratoire totale	3.700 cc.	3.710 cc.	3.700 cc.	3.880 cc.
Capacité respiratoire totale par centimètre de taille	22 cc. 28	22 cc. 34	22 cc. 28	23 cc. 30
Acide carbonique exhalé pour 100 parties d'air expiré	3 cc. 64	3 cc. 31	3 cc. 27	3 cc. 20
Oxygène consommé pour 100 parties d'air expiré	4 cc. 69	4 cc. 20	4 cc. 13	4 cc. 05
Volume d'air expiré par minute	9l465 cc.	9l330 cc.	9l400 cc.	9l430 cc.
Acide carbonique produit par minute	344 cc. 526	308 cc. 823	307 cc. 380	301 cc. 760
Oxygène total consommé par minute	443 cc. 908	391 cc. 860	388 cc. 220	381 cc. 915
Oxygène absorbé par les tissus par minute	99 cc. 382	83 cc. 037	80 cc. 840	80 cc. 155
Ventilation par kilogramme-minute	141 cc. 268	135 cc. 217	136 cc. 231	136 cc. 666
Acide carbonique produit par kilog.-minute	5 cc. 142	4 cc. 475	4 cc. 553	4 cc. 373
Oxygène total consommé par kilog.-minute	6 cc. 625	5 cc. 679	5 cc. 626	5 cc. 535
Oxygène absorbé par les tissus par kilog.-minute	1 cc. 483	1 cc. 204	1 cc. 173	1 cc. 162
Totalité des échanges	11 cc. 767	10 cc. 154	10 cc. 079	9 cc. 908
Quotient respiratoire	0,776	0,788	0,791	0,790
Coefficient d'oxydation	77,62 %	78,81 %	79,16 %	79,01 %
Coefficient d'absorption	22,38 %	21,19 %	20,84 %	20,99 %
	N° 30 *bis*	N° 53	N° 56 *bis*	Pas
RECHERCHE DU BACILLE DE KOCH	Présence	Présence	Absence	de Recherche

OBSERVATION VI

M..., Jules, 28 ans, ajusteur à la Compagnie de l'Ouest, marié, un enfant.

Antécédents héréditaires : Père atteint de fluxion de poitrine à 40 ans, a toujours toussé depuis; mort à 48 ans de congestion pulmonaire (?); mère, 51 ans, bien portante; une sœur, 33 ans, bien portante; une autre morte en bas âge; un oncle maternel a eu une hémoptysie à 18 ans.

Antécédents personnels : Fièvre muqueuse à 15 ans; jamais malade depuis. Abus d'alcool. Marié en 1900, malgré le conseil que nous lui donnions de n'en rien faire.

En mars 1900, toux sèche. — En juillet, hémoptysie et expectoration sanguinolente pendant huit jours. Toux sèche en avril 1901; hémoptysie en août.

Cure d'air à Elbeuf-sur-Andelle.

Traitement : Liqueur de Fowler pendant quatre mois, créosote pendant deux mois.

Le malade augmente de 3 kilos, mais la toux continue, toujours aussi intense.

Expectoration muco-purulente, le matin surtout.

Etat actuel, 27 septembre 1902. — Induration du tiers supérieur du poumon gauche.

Matité au sommet; sub-matité en avant. Augmentation des vibrations thoraciques.

Inspiration obscure au sommet; rude, humée, avec expiration prolongée à la base; inspiration très affaiblie en avant; craquements secs à l'inspiration, au sommet et en avant.

P. D : Inspiration rude et humée, avec expiration prolongée au sommet, à la base et en avant.

Expectoration muco-purulente. Bacilles de Koch. Echanges élevés.

Le malade a maigri depuis sa cure d'air, il mange peu à ses repas et ne déjeune pas le matin, avant de se rendre au travail; il ne peut ni marcher vite, ni courir, ni monter les escaliers sans éprouver d'essoufflement.

Poids : 60 kilos.

Traitement, 1er octobre 1902. — Après la première application, le malade respire mieux, il se rend compte que l'air pénètre mieux dans ses poumons.

18 octobre. — La respiration s'entend au sommet gauche; elle est moins affaiblie en avant. Pas de changement à la base.

L'expectoration diminue un peu.

Le malade respire de mieux en mieux, il a moins d'oppression à la marche et à l'ascension des escaliers, il mange mieux, dort mieux; il est en ce moment surmené par des travaux de nuit.

24 octobre. — P. G. : Le murmure vésiculaire s'entend mieux au sommet et sous la clavicule.

Inspiration moins rude, toujours humée, avec expiration prolongée à la base; toujours des râles sous-crépitants secs.

P. D. : Inspiration moins rude, moins humée, avec expiration prolongée dans tout le poumon.

Les échanges respiratoires sont abaissés. Toujours des bacilles.

L'état général est meilleur; l'appétit devient impérieux.

15 novembre. — La respiration est plus nette dans tout le poumon gauche.

La toux et l'expectoration diminuent; mucosités moins jaunes qu'au début.

L'état général est bon.

22 novembre. — P. G. : La respiration sous la clavicule, ainsi qu'au sommet, s'entend de mieux en mieux; l'inspiration n'est plus humée, mais toujours faible en arrière et à la base; expiration moins prolongée.

P. D. : Inspiration beaucoup moins rude et moins humée, avec expiration moins prolongée dans tout le poumon.

Les échanges sont encore abaissés. Toujours des bacilles.

Poids : 61 k. 100.

17 décembre. — P. G. : Quelques râles sous crépitants secs au sommet, lors d'une inspiration forcée.

La respiration est nette, mais toujours plus affaiblie qu'à droite.

P. D. : L'inspiration n'est plus ni rude ni humée; l'expiration est presque normale. Surmenage génital.

26 décembre. — Le mieux persiste; la différence entre les deux poumons est légère.

Expectoration presque nulle, le matin. Toujours des bacilles.

Les échanges continuent à s'abaisser.

Inspiration nette, mais toujours affaiblie, avec expiration normale dans le poumon gauche; pas de râles.

Respiration à peu près normale dans le poumon droit.

Poids : 61 kilos.

14 janvier 1903. — La respiration est presque normale des deux côtés; l'expectoration diminue de plus en plus, à peine un crachat le matin.

26 janvier. — Le malade va très bien.

Poids : 61 k. 750.

Les échanges s'abaissent toujours. Toujours des bacilles.

23 février. — La respiration est toujours un peu plus faible à gauche qu'à droite.

Echanges au-dessous de la normale. Plus de bacilles. Expectoration muqueuse de temps à autre, le matin.

Poids : 62 k. 800. La guérison est complète.

Résultats éloignés : — 30 mars. — L'état général est très bon. Le chimisme, fait le 24 mars, lors d'un rhume léger, présente des échanges un peu plus élevés, bien qu'au-dessous de la normale.

Poids : 62 k. 700.

24 avril. — Les échanges ont encore un peu augmenté (augmentation due au rhume), mais sont toujours au-dessous de la normale.

Plus de toux; expectoration muqueuse très légère, tous les deux ou trois jours. Pas de bacilles.

Poids : 62 kilos.

23 septembre 1903. — Les échanges sont abaissés.

Pas de bacilles.

Poids : 61 k. 350. Surmenage physique d'avril à septembre.

Avril 1904. — Grippe en février. Le chimisme est bon, malgré la grippe et la fatigue. Poids : 60 k. 100.

Juillet 1904. — Les échanges sont un peu plus élevés que la normale, élévation causée par le travail : le malade a travaillé pendant deux heures avant son chimisme et est venu à pied de Sotteville à Rouen. Poids : 61 k. 700.

En **février 1905,** nous obligeons M... au repos absolu avant l'examen; il vient en tramway et n'a que soixante mètres à parcourir pour se rendre au Laboratoire. Les échanges sont abaissés.

Juillet 1905. — M... va toujours très bien. Les échanges sont normaux.

C 6 — U 6

OBSERVATION N° 6

ÉLÉMENTS DU CHIMISME RESPIRATOIRE	Avant le TRAITEMENT	PENDANT LE TRAITEMENT					Un Mois après le TRAITEMENT	Deux Mois après le TRAITEMENT	Sept Mois après le TRAITEMENT	Quatorze Mois après le TRAITEMENT	Dix-sept Mois après le TRAITEMENT	Deux Ans après le TRAITEMENT	2 Ans et [illegible] après TRAITE[MENT]
	N° 116 27 Sept. 1902	N° 143 28 Octobre 1902	N° 175 10 Nov. 1902	N° 196 20 Décemb. 1902	N° 210 26 Janvier 1903	N° 221 23 Février 1903	N° 246 24 Mars 1903	N° 274 24 Avril 1903	N° 435 28 Sept. 1903	N° 611 19 Avril 1904	N° 654 15 Juillet 1904	N° 875 Février 1906	N° 1[illegible] 18 Juille[t]
Taille	1 m. 74	1 m. 74	1 m. 74	1 m. 74	1 m. 74	1 m. 74	1 m. 74	1 m. 74	1 m. 74	1 m. 74	1 m. 74	1 m. 74	1 m.
Poids	60 k	60 k.	61 k. 100	61 k.	61 k. 750	62 k. 800	62 k. 700	62 k.	61 k. 300	60 k. 100	61 k. 700	61 k. 200	62 k.
Capacité respiratoire totale	3.700 cc.	3.020 cc.	3.410 cc.	3.720 cc.	3.360 cc.	3.850 cc.	3.700 cc.	3.690 cc.	3.800 cc.	3.380 cc.	4.040 cc.	3.800 cc.	3.[illegible]
Capacité respiratoire totale par centimètre de taille	21 cc. 26	20 cc. 80	19 cc. 50	21 cc. 37	19 cc. 31	22 cc. 12	21 cc. 26	21 cc. 03	21 cc. 83	19 cc. 42	23 cc. [illegible]	22 cc. 18	22
Acide carbonique exhalé pour 100 parties d'air expiré	3 cc. 56	3 cc. 54	3 cc. 47	3 cc. 3	3 cc. 2	3 cc. 05	3 cc. 10	3 cc. 2	3 cc. 14	3 cc. 27	3 cc. [illegible]	3 cc. 55	3
Oxygène consommé pour 100 parties d'air expiré	4 cc. 52	4 cc. 42	4 cc. 30	3 cc. 83	3 cc. 76	3 cc. 5	3 cc. 76	3 cc. 72	3 cc. 56	3 cc. 75	4 cc. [illegible]	4 cc. 07	4
Ventilation par minute	10'600 cc.	9'840 cc.	8'900 cc.	8'840 cc.	8'740 cc.	7'350 cc.	8'100 cc.	8'200 cc.	7'950 cc.	8'150 cc.	8'130 cc.	7'200 cc.	7'350
Acide carbonique produit par minute	377 cc. 360	348 cc. 336	308 cc. 830	291 cc. 720	279 cc. 680	224 cc. 480	255 cc. 960	262 cc. 400	249 cc. 630	265 cc. 305	295 cc. [illegible]	255 cc. 600	264
Oxygène total consommé par minute	479 cc. 120	434 cc. 928	390 cc. 710	338 cc. 572	328 cc. 624	257 cc. 600	304 cc. 560	305 cc. 040	283 cc. 020	305 cc. 625	344 cc. [illegible]	293 cc. 040	304
Oxygène absorbé par les tissus par minute	101 cc. 760	86 cc. 592	81 cc. 880	46 cc. 852	48 cc. 944	33 cc. 120	48 cc. 600	42 cc. 640	33 cc. 390	80 cc. 120	48 cc. [illegible]	37 cc. 440	40
Ventilation par kilogramme-minute	178 cc. 666	164 cc.	145 cc. 962	144 cc. 918	141 cc. 538	117 cc. 197	129 cc. 186	132 cc. 258	129 cc. 584	135 cc. 607	131 cc. [illegible]	117 cc. 047	117
Acide carbonique produit par kilogramme-minute	6 cc. 289	5 cc. 805	5 cc. 054	4 cc. 782	4 cc. 520	3 cc. 574	4 cc. 082	4 cc. 232	4 cc. 068	4 cc. 434	4 cc. [illegible]	4 cc. 176	4
Oxygène total consommé par kilogramme-minute	7 cc. 985	7 cc. 248	6 cc. 394	5 cc. 550	5 cc. 311	4 cc. 101	4 cc. 857	4 cc. 919	4 cc. 613	5 cc. 085	5 cc. [illegible]	4 cc. 788	4
Oxygène absorbé par les tissus par kilogramme-minute	1 cc. 696	1 cc. 443	1 cc. 340	0 cc. 768	0 cc. 792	0 cc. 527	0 cc. 775	0 cc. 687	0 cc. 546	0 cc. 651	0 cc. 790	0 cc. 612	0
Totalité des échanges par kilogramme-minute	14 cc. 274	13 cc. 053	11 cc. 448	10 cc. 332	9 cc. 850	7 cc. 675	8 cc. 939	9 cc. 151	8 cc. 681	9 cc. 510	10 cc. [illegible]	8 cc. 964	[illegible]
Quotient respiratoire	0.787	0.800	0.790	0.861	0.851	0.871	0.840	0.860	0.882	0.872	0.858	0.872	0.[illegible]
Coefficient d'oxydation	78.76 %	80,09 %	79,05 %	86,16 %	85.12 %	87,14 %	84,04 %	86.08 %	88,21 %	87.29 %	85,85 %	87.22 %	88.7[illegible]
Coefficient d'absorption	21,24 %	19,91 %	20.95 %	18,84 %	14,88 %	12.86 %	16,96 %	13.07 %	11.79 %	12,71 %	14.15 %	12.78 %	13.2[illegible]
Recherche du Bacille de Kock	N° 114 Présence	N° 145 Présence	N° 176 Présence	N° 198 Présence	N° 2871 Présence	N° 222 Absence	N° 247 Absence	N° 276 Absence	N° 436 Absence	N° 613 Absence	Pas d'expectoration	Pas d'expectoration	N° 1[illegible] Pas de Bacil[les]
ANALYSE DU SANG	N° 115	N° 144	N° 177	N° 197	N° 211	N° 223	N° 248	N° 275	N° 437	N° 612	N° 655	N° 876	N° 1[illegible]
Hémoglobine (en oxyhémoglobine %)	14.6 %	14.2 %	15 %	15 %	15 %	15,5 %	16 %	15.5 %	17 %	16.8 %	17,6 %	15.90 %	15,2[illegible]
Globules rouges par millimètre cube	5.250.000	5.100.000	4.900.000	5,100,000	5.300.000	5.200.000	5.150.000	6.100.000	7.200.000	6.900.000	7.050.000	5.400.000	5.10[illegible]
Globules blancs par millimètre cube	8.300	8.150	8.800	7.900	8.100	7.300	7.600	6.900	8.500	7.400	5.700	5.200	[illegible]
Formule leucocytaire													
Leucocytes polynucléaires neutrophiles	75 %	78 %	74 %	72 %	71 %	73 %	72 %	74 %	74 %	74 %	76 %	77 %	78
— polynucléaires éosinophiles	7	6	3	2	3	2	3	1	0	1.5	1	1	0
— grands mono nucléaires	5	6	7	4	3	2	2	3	2	0	2	0	1
— lymphocytes	11	15	16	21	20	20	24	21	21	24.5	21	21	21
— formes de transition	2	0	0	1	3	1	0	1	3	0	0	1	0
— myélocytes	0	0	0	0	0	0	0	0	0	0	0	0	0
— grands macrophages	0	0	0	0	0	0	0	0	0	0	0	0	0

Dix-sept Mois : Échanges après plusieurs heures de travail

Deux Ans : Échanges après repos

OBSERVATION N° 6

ANALYSE DES URINES	Avant le traitement		PENDANT LE TRAITEMENT							
	N° 133 27 Septembre 1902		N° 190 24 Octobre 1902		N° 248 20 Décembre 1902		N° 285 20 Janvier 1903		N° 315 21 Février 1903	
Poids	60 k.		61 k.		61 k.		61 k. 750		62 k. 800	
Volume émis en 24 heures	1600		2010		1720		2200		2400	
Aspect	Normal		Trouble		Limpide		Limpide		Normal	
Dépôt	Floconneux		Floconneux abondant		Nul		Normal		Nul	
Réaction	Hypoacide		Isoacide		Hyperacide		Hyperacide		Hyperacide	
Densité à + 15°	1018,4		1014,6		1013,8		1011		1014,5	
Éléments normaux	Par litre	Par 24 heures	Par litre	Par 24 h.	Par litre	Par 24 h.	Par litre	Par 24 h.	Par litre	Par 24 h.
Matières organiques	25 gr. 80	42 gr. 30	18 gr. 30	37 gr. 58	28 gr. 70	40 gr. 36	30 gr. 10	68 gr. 01	26 gr.	63 gr. 18
Matières minérales	15 gr. 20	28 gr. 30	20 gr. 30	40 gr. 80	17 gr. 30	30 gr. 75	9 gr. 50	20 gr. 90	12 gr.	20 gr. 16
Total des matières dissoutes (*extrait sec*)	41 gr.	65 gr. 60	38 gr. 60	78 gr. 08	46 gr.	79 gr. 11	36 gr.	79 gr. 20	38 gr.	92 gr. 34
Eau	1030 gr.	1594 gr. 40	984 gr. 40	1978 gr. 42	1054 gr.	1653 gr. 98	964 gr.	2120 gr. 80	1042 gr.	2505 gr. 66
Urée	28 gr. 20	45 gr. 12	23 gr. 40	47 gr. 03	27 gr. 30	46 gr. 19	26 gr. 30	38 gr. 41	22 gr. 10	58 gr. 63
Azote total (*en urée*)	29 gr.	46 gr. 40	25 gr. 40	51 gr. 05	30 gr.	51 gr. 60	27 gr. 90	61 gr. 38	25 gr. 50	61 gr. 20
Azote de l'urée	13 gr. 25	21 gr. 21	10 gr. 90	21 gr. 90	12 gr. 74	21 gr. 08	11 gr. 43	25 gr. 12	10 gr. 42	25 gr. 01
Azote total	13 gr. 53	21 gr. 80	11 gr. 93	23 gr. 90	14 gr. 10	24 gr. 25	13 gr. 11	28 gr. 25	11 gr. 98	29 gr. 12
Azote de l'acide urique	0 gr. 157	0 gr. 256	0 gr. 120	0 gr. 293	0 gr. 170	0 gr. 295	0 gr. 174	0 gr. 380	0 gr. 150	0 gr. 364
Acide urique	0 gr. 47	0 gr. 75	0 gr. 35	0 gr. 88	0 gr. 51	0 gr. 88	0 gr. 52	1 gr. 15	0 gr. 45	1 gr. 08
Phosphates en P^2O^5	2 gr. 80	4 gr. 48	3 gr. 02	7 gr. 21	2 gr. 16	3 gr. 71	2 gr. 10	4 gr. 50	1 gr. 80	4 gr. 32
Chlorures en NaCl	6 gr. 10	9 gr. 76	5 gr. 30	10 gr. 65	7 gr. 20	12 gr. 38	5 gr. 40	12 gr. 08	6 gr.	14 gr. 38
Chlore du chlorure de sodium	3 gr. 60	5 gr. 85	3 gr. 18	6 gr. 39	4 gr. 32	7 gr. 42	3 gr. 29	7 gr. 24	3 gr. 60	8 gr. 64
Sulfates en SO^4H^2	1 gr. 78	2 gr. 85	1 gr. 61	3 gr. 27	2 gr.	3 gr. 54	1 gr. 80	3 gr. 96	1 gr. 63	3 gr. 96
Acidité en HCl	0 gr. 62	0 gr. 99	0 gr. 81	1 gr. 63	1 gr. 30	2 gr. 24	1 gr. 10	2 gr. 42	1 gr. 02	2 gr. 48
Acidité en P^2O^5	0 gr. 60	0 gr. 87	0 gr. 785	1 gr. 58	1 gr. 20	2 gr. 172	1 gr. 06	2 gr. 347	0 gr. 90	2 gr. 42
Éléments anormaux	Néant		Néant		Néant		Néant		Néant	
RAPPORTS URINAIRES										
Rapport de l'urée au résidu total	0,6878		0,6089		0,5918		0,6760		0,5811	
— du résidu organique à l'azote total	1,80		1,78		2,03		2,02		2,18	
— de l'azote de l'acide urique à l'azote total	0,0116		0,0122		0,0120		0,0131		0,0125	
— de l'urée à l'azote total	0,974		0,921		0,904		0,871		0,899	
— de l'acide urique à l'urée	1/62		1/60		1/53		1/46		1/49	
des matières minérales au résidu total	0,3707		0,535		0,376		0,263		0,313	
— de l'acide phosphorique à l'azote total	0,2065		0,3035		0,1531		0,1617		0,1502	
— des chlorures au résidu total	0,1487		0,1392		0,1565		0,1525		0,1578	
Examen microscopique	Rien d'anormal		Rien d'anormal		Rien d'anormal		Rien d'anormal		Rien d'anormal	

ANALYSE DES URINES	Un Mois après le traitement		Deux Mois après le traitement		Sept Mois après le traitement		Quatorze Mois après le traitement		Dix-sept Mois après le traitement	Deux Ans après le traitement		2 Ans et 5 Mois après le traitement	
	N° 350 24 Mars		N° 380 24 Avril 1903		N° 607 24 Septembre 1903		N° 913 12 Avril 1904		N° 1029 17 Juillet 1904	N° 1334 Février 1905		N° 1576 10 Juillet 1905	
Poids	62 k. 700		62 k.		64 k. 350		60 k. 100		64 k. 700	63 k. 200		62 k. 000	
Volume émis en 24 heures	1800		2450		1950		2000		1000	2000		1950	
Aspect	Normal		Normal		Normal		Normal		Normal	Normal		Normal	
Dépôt	Nul		Normal		Nul		Nul		Nul	Nul		Nul	
Réaction	Isoacide		Hyperacide		Hyperacide		Hyperacide		Hypoacide	Hyperacide		Hyperacide	
Densité à + 15°	1016		1014		1015		1017,5		1022,5	1017		1016	
Éléments normaux	Par litre	Par 24 h.	Par litre	Par 24 h.	Par litre	Par 24 h.	Par litre	Par 24 h.	Par litre et par 24 h.	Par litre	Par 24 h.	Par litre	Par 24 h.
Matières organiques	18 gr. 80	33 gr. 85	21 gr. 60	52 gr. 07	18 gr. 50	36 gr.	21 gr.	42 gr.	38 gr.	24 gr.	48 gr.	23 gr.	44 gr. 85
Matières minérales	12 gr. 20	21 gr. 96	11 gr. 20	26 gr. 74	16 gr. 50	30 gr. 25	17 gr.	34 gr.	19 gr.	11 gr.	22 gr.	10 gr.	19 gr. 50
Total des matières dissoutes (*extrait sec*)	31 gr.	55 gr. 80	32 gr.	79 gr. 70	35 gr.	66 gr. 20	38 gr.	76 gr.	47 gr.	35 gr.	70 gr.	33 gr.	64 gr. 35
Eau	1009 gr.	1744 gr. 20	967 gr.	2350 gr. 30	980 gr.	1868 gr. 80	962 gr.	1924 gr.	968 gr.	965 gr.	1930 gr.	967 gr.	1885 gr. 65
Urée	17 gr. 00	31 gr. 50	17 gr. 60	42 gr. 57	18 gr. 10	35 gr. 30	19 gr.	38 gr.	21 gr. 05	15 gr. 20	30 gr. 40	14 gr. 80	28 gr. 86
Azote total (*en urée*)	20 gr. 30	36 gr. 54	20 gr.	48 gr. 10	20 gr. 30	39 gr. 60	22 gr. 40	44 gr. 80	25 gr.	19 gr. 40	38 gr. 80	18 gr. 40	35 gr. 88
Azote de l'urée	8 gr. 24	15 gr. 10	8 gr. 27	20 gr. 10	8 gr. 04	16 gr. 71	8 gr. 93	17 gr. 86	9 gr. 82	7 gr. 145	14 gr. 28	6 gr. 90	13 gr. 56
Azote total	9 gr. 54	17 gr. 08	9 gr. 40	22 gr. 88	9 gr. 56	18 gr. 61	10 gr. 53	21 gr. 05	11 gr. 75	8 gr. 64	17 gr. 29	8 gr. 64	16 gr. 84
Azote de l'acide urique	0 gr. 140	0 gr. 234	0 gr. 112	0 gr. 277	0 gr. 220	0 gr. 366	0 gr. 160	0 gr. 320	0 gr. 130	0 gr. 110	0 gr. 220	0 gr. 192	0 gr. 374
Acide urique	0 gr. 42	0 gr. 76	0 gr. 34	0 gr. 84	0 gr. 09	1 gr. 01	0 gr. 48	0 gr. 96	0 gr. 41	0 gr. 33	0 gr. 66	0 gr. 58	1 gr. 13
Phosphates en P^2O^5	1 gr. 13	2 gr. 03	2 gr. 52	6 gr. 12	2 gr. 15	4 gr. 20	2 gr. 06	4 gr. 12	1 gr. 70	1 gr. 80	3 gr. 60	0 gr. 30	1 gr. 65
Chlorures en NaCl	6 gr. 00	12 gr. 40	5 gr. 20	12 gr. 68	4 gr. 60	9 gr. 38	6 gr. 15	12 gr. 30	7 gr. 20	5 gr. 10	10 gr. 20	5 gr. 60	10 gr. 92
Chlore du chlorure de sodium	4 gr. 11	7 gr. 33	3 gr. 12	7 gr. 37	2 gr. 88	5 gr. 62	3 gr. 69	7 gr. 38	4 gr. 32	3 gr. 06	6 gr. 12	3 gr. 30	6 gr. 55
Sulfates en SO^4H^2	1 gr. 15	2 gr. 07	0 gr. 89	2 gr. 16	0 gr. 63	1 gr. 22	0 gr. 96	1 gr. 92	0 gr. 82	1 gr. 05	2 gr. 10	0 gr. 70	1 gr. 36
Acidité en HCl	0 gr. 70	1 gr. 26	1 gr. 16	2 gr. 55	1 gr. 22	2 gr. 38	1 gr. 02	2 gr. 04	1 gr. 07	1 gr. 55	3 gr. 10	1 gr. 80	3 gr. 51
Acidité en P^2O^5	0 gr. 08	1 gr. 23	1 gr. 018	2 gr. 47	1 gr. 183	2 gr. 308	0 gr. 990	1 gr. 98	1 gr. 036	1 gr. 50	3 gr.	1 gr. 74	3 gr. 40
Éléments anormaux	Néant		Néant		Néant		Néant		Néant	Néant		Néant	
RAPPORTS URINAIRES													
Rapport de l'urée au résidu total	0,5466		0,5081		0,5341		0,50		0,4779	0,4343		0,448	
— du résidu organique à l'azote total	1,97		2,32		1,93		1,99		2,38	2,78		1,15	
— de l'azote de l'acide urique à l'azote total	0,0146		0,0120		0,0241		0,0152		0,0115	0,0127		0,0220	
— de l'urée à l'azote total	0,863		0,880		0,895		0,848		0,841	0,826		0,801	
— de l'acide urique à l'urée	1/42		1/51		1/26		1/39		1/51	1/46		1/25	
des matières minérales au résidu total	0,393		0,350		0,406		0,447		0,404	0,3142		0,303	
— de l'acide phosphorique à l'azote total	0,1708		0,2690		0,2253		0,1568		0,1436	0,2080		0,109	
— des chlorures au résidu total	0,2245		0,1575		0,1411		0,1618		0,1532	0,1457		0,1696	
Examen microscopique	Rien d'anormal		Rien d'anormal		Rien d'anormal		Rien d'anormal		Rien d'anormal	Rien d'anormal		Rien d'anormal	

OBSERVATION VII

M..., Jules, 30 ans, manœuvre aux ateliers de la Compagnie de l'Ouest.

Antécédents héréditaires : Père mort à 73 ans : affection cardiaque ; mère, 63 ans, bien portante ; un frère atteint depuis une dizaine d'années de tuberculose (tuberculeux gras, 35 ans) ; un de 28 ans, faible, délicat (?) ; une sœur, 39 ans, rhumatisante ; une sœur et un frère bien portants.

Antécédents personnels : Fièvre typhoïde en 1896

Pleurésie droite en 1899 ; alité trois mois.

Service militaire pendant 2 ans ; ajourné un an pour faiblesse.

Depuis deux ans, toux sèche avec expectoration muqueuse de temps à autre.

Huile de foie de morue, créosote, phosphates, etc.

Un de nos confrères diagnostique une menace de tuberculose ; un autre une congestion du poumon droit.

M... est sobre, ne prend jamais d'alcool et ne fait aucun excès ; il s'enrhume chaque hiver, mais se soigne et prend beaucoup de précautions ; il souffre de l'estomac parfois pendant deux ou trois mois (dyspepsie hypersthénique), puis il a une période de calme, et les douleurs reviennent.

Etat actuel, 4 décembre 1902 : Induration du tiers supérieur du poumon droit.

Matité au sommet, sub-matité à la base.

Inspiration obscure, avec expiration très diminuée au sommet et à la base ; inspiration rude et affaiblie, avec expiration diminuée en avant, sous la clavicule ; quelques râles sous-crépitants fins dans tout le poumon.

P. G. : Inspiration rude et humée au sommet ; rude et saccadée, avec expiration prolongée à la base ; inspiration rude avec expiration prolongée en avant.

Crachats rares, grisâtres. Pas de bacilles de Koch.

Toux légère. — Pas de fièvre. — Pas de sueurs nocturnes.

Bon appétit.

Poids : 54 k. 300.

Exagération des échanges.

Traitement, 4 décembre 1902. — Le malade respire mieux aussitôt après la première application.

10 décembre. — La respiration s'entend mieux dans les deux poumons ; le malade constate qu'il respire beaucoup plus librement et ne ressent plus, au sommet gauche, une douleur dont il souffrait depuis longtemps (pleurodynie).

30 décembre. — P. D. : Inspiration moins obscure, mais toujours lointaine, au sommet, à la base et en avant.

P. G. : Inspiration moins rude dans tout le poumon. L'appétit est meilleur.

15 janvier 1903. — Le malade est grippé, il a eu de la fièvre les 13 et 14 ; il n'a plus d'appétit.

Toux sèche. — Courbature. — Urines boueuses.

L'amélioration signalée le 30 décembre est complètement perdue ; nous sommes revenus à l'état local constaté le 4 décembre, avec râles sous-crépitants plus nombreux ; nous faisons, malgré tout, faire les examens.

Poids : 54 k. 200.

Le chimisme est absolument mauvais.

13 février. — M... va mieux, bien que toussant de temps à autre; il a maigri.

Poids : 53 k. 850.

P. D. : Inspiration affaiblie au sommet droit et à la base; affaiblie et rude, avec râles sous-crépitants fins en avant.

P. G. : Moins de rudesse dans tout le poumon.

Expectoration légère. Pas de fièvre.

Chimisme encore plus mauvais.

28 février. — Plus de grippe depuis le 20. La toux a cessé; l'appétit est revenu.

13 mars. — P. D. : Inspiration moins affaiblie dans tout le poumon. Râles sous-crépitants fins en avant et au sommet.

P. G. : Inspiration moins rude, mais toujours humée, avec expiration prolongée.

Les échanges s'abaissent un peu.

L'état général est bon.

Poids : 55 kilos.

15 avril. — P. D. : Sub-matité légère au sommet. Inspiration plus nette, moins affaiblie à la base; rude, humée, avec quelques râles sous-crépitants fins au sommet; beaucoup moins de rudesse en avant, craquements secs, expiration prolongée.

P. G. : L'inspiration est encore un peu rude; expiration peu prolongée.

Pas d'expectoration.

Abaissement des échanges.

Etat général excellent.

15 mai. — P. D. : Inspiration moins rude, moins affaiblie dans tout le poumon.

P. G. : Inspiration normale.

Les échanges s'abaissent.

Santé générale bonne.

25 juin. — Plus de sub-matité au sommet. La respiration est plus nette à droite, bien que toujours affaiblie.

Le chimisme est bon.

25 juillet. — P. D. : Respiration nette, mais toujours affaiblie.

Chimisme très bon.

Poids : 56 k. 750.

10 août. — Inspiration toujours affaiblie dans le poumon droit. La différence entre les deux poumons est légère, et si nous nous en tenions à l'auscultation, nous considérerions le malade comme guéri; cependant, les échanges sont un peu au-dessus de la normale. Bien que croyant avoir affaire à une transformation fibreuse, nous nous proposons de reprendre en septembre le traitement interrompu par les vacances.

28 septembre. — M... souffre de l'estomac depuis la fin d'août; digestions pénibles, brûlures, aigreurs, renvois acides, etc.; il a maigri.

Poids : 55 k. 750.

L'inspiration est toujours affaiblie dans le poumon droit.

Le chimisme est bon.

10 octobre. — Le murmure vésiculaire est toujours plus faible dans tout le poumon droit.

Le malade souffre toujours de l'estomac.

Poids : 54 k. 850.

27 octobre. — Même état. Amaigrissement dû sans doute à la dyspepsie.

Chimisme : Echanges un peu plus élevés.

C 7 — U 7

OBSERVATION N° 7

ÉLÉMENTS DE CHIMISME RESPIRATOIRE	Avant le traitement	Pendant le traitement en 1903						
	N° 150 [illegible] Novembre 190[illegible]	N° 205 15 Janvier	N° 211 19 Février	N° [illegible] [illegible] Mars	N° [illegible] 15 Avril	N° 290 [illegible] Mai	N° [illegible] [illegible] Juin	N° 372 [illegible] Juillet
Taille	1 m. 67	1 m. 6[illegible]	1 m. 6[illegible]	1 m. 6[illegible]	[illegible]	[illegible]	[illegible]	[illegible]
Poids	54 k. [illegible]	54 k. [illegible]	[illegible]	[illegible]	[illegible]	[illegible]	[illegible]	[illegible]
Capacité respiratoire totale	[illegible] cc.	[illegible]	[illegible]	[illegible]	[illegible]	[illegible]	[illegible]	[illegible]
Capacité respiratoire totale par centimètre de taille	[illegible]	[illegible]	[illegible]	[illegible]	[illegible]	[illegible]	[illegible]	[illegible]
Acide carbonique exhalé pour 100 parties d'air expiré	4 cc. 02	[illegible]	[illegible]	[illegible]	[illegible]	[illegible]	[illegible]	[illegible]
Oxygène consommé pour 100 parties d'air expiré	5 cc. 6	[illegible]	[illegible]	[illegible]	[illegible]	[illegible]	[illegible]	[illegible]
Ventilation par minute	[illegible] cc.	[illegible]	[illegible]	[illegible]	[illegible]	[illegible]	[illegible]	[illegible]
Acide carbonique produit par minute	[illegible]	[illegible]	[illegible]	[illegible]	[illegible]	[illegible]	[illegible]	[illegible]
Oxygène total consommé par minute	[illegible]	[illegible]	[illegible]	[illegible]	[illegible]	[illegible]	[illegible]	[illegible]
Oxygène absorbé par les tissus par minute	[illegible]	[illegible]	[illegible]	[illegible]	[illegible]	[illegible]	[illegible]	[illegible]
Ventilation par kilogramme-minute	[illegible]	[illegible]	[illegible]	[illegible]	[illegible]	[illegible]	[illegible]	[illegible]
Acide carbonique produit par kilogramme-minute	[illegible]	[illegible]	[illegible]	[illegible]	[illegible]	[illegible]	[illegible]	[illegible]
Oxygène total consommé par kilogramme-minute	[illegible]	[illegible]	[illegible]	[illegible]	[illegible]	[illegible]	[illegible]	[illegible]
Oxygène absorbé par les tissus par kilogramme-minute	[illegible]	[illegible]	[illegible]	[illegible]	[illegible]	[illegible]	[illegible]	[illegible]
Totalité des échanges par kilogramme-minute	[illegible]	[illegible]	[illegible]	[illegible]	[illegible]	[illegible]	[illegible]	[illegible]
Quotient respiratoire	0,917	[illegible]	[illegible]	0,580	[illegible]	[illegible]	[illegible]	[illegible]
Coefficient d'oxydation	[illegible]	[illegible]	[illegible]	[illegible]	[illegible]	[illegible]	[illegible]	[illegible]
Coefficient d'absorption	[illegible]	[illegible]	[illegible]	[illegible]	[illegible]	[illegible]	[illegible]	[illegible]
Recherche du bacille de Koch	N° 160 Absence	Pas d'expectoration	N° 210 Absence	Pas d'expectoration	Pas d'expectoration	Pas d'expectoration	Pas d'expectoration	N° 372 Absence
ANALYSE DU SANG	N° 161	N° 206	N° 21[illegible]	N° [illegible]	N° [illegible]	N° [illegible]	N° [illegible]	N° [illegible]
Hémoglobine (en oxyhémoglobine %)	[illegible] %	16 %	15 %	1[illegible],50 %	17,50 %	[illegible]	[illegible]	[illegible]
Globules rouges par millimètre cube	[illegible]	[illegible]	7.100.000	7.400.000	[illegible]	[illegible]	[illegible]	[illegible]
Globules blancs par millimètre cube	[illegible]	7 600	7.600	[illegible]	[illegible]	[illegible]	[illegible]	[illegible]
Formule leucocytaire								
Leucocytes polynucléaires neutrophiles	[illegible] %	[illegible] %	70 %	70 %	[illegible] %	[illegible]	[illegible]	[illegible]
— polynucléaires éosinophiles	4	8	4	[illegible]	8	[illegible]	[illegible]	[illegible]
— grands mononucléaires	4	3	4	1	3	[illegible]	[illegible]	[illegible]
— lymphocytes	[illegible]	15	18	[illegible]	[illegible]	[illegible]	[illegible]	[illegible]
— formes de transition	[illegible]	0	3	[illegible]	3	[illegible]	[illegible]	[illegible]
— myélocytes	[illegible]	0	0	0	0	[illegible]	[illegible]	[illegible]
— grands macrophages	1	0	0	0	0	[illegible]	[illegible]	[illegible]

ÉLÉMENTS DE CHIMISME RESPIRATOIRE	Continuation du traitement — Transformation fibreuse									
	N° 441 [illegible] Septembre 190[illegible]	N° 484 [illegible] Octobre 190[illegible]	N° 40[illegible] [illegible] Novembre 190[illegible]	N° [illegible] [illegible] Décembre 190[illegible]	N° 554 [illegible] Janvier 190[illegible]	N° [illegible] [illegible] Février 190[illegible]	N° 60[illegible] [illegible] Mars 190[illegible]	N° 644 [illegible] Mai 190[illegible]	N° 620 bis [illegible] Juin 190[illegible]	N° 700 [illegible] Juillet 190[illegible]
Taille à Coefficient d'absorption	[illegible]	[illegible]	[illegible]	[illegible]	[illegible]	[illegible]	[illegible]	[illegible]	[illegible]	[illegible]
Recherche du bacille de Koch	N° 442 Absence	Pas d'expectoration	Pas d'expectoration	Pas d'expectoration	Pas d'expectoration	Pas d'expectoration	Pas d'expectoration	Pas d'expectoration	Pas d'expectoration	Pas d'expectoration
ANALYSE DU SANG	N° 443	N° 48[illegible]	N° [illegible]	N° [illegible]	N° [illegible]	N° [illegible]	N° 60[illegible]	N° 64[illegible]	N° 6[illegible] bis	N° 70[illegible]
Hémoglobine à grands macrophages	[illegible]	[illegible]	[illegible]	[illegible]	[illegible]	[illegible]	[illegible]	[illegible]	[illegible]	[illegible]

ÉLÉMENTS DE CHIMISME RESPIRATOIRE	Deux mois après le traitement	Trois mois après le traitement	Quatre mois après le traitement	[illegible] mois après le traitement
	N° 755 Septembre 190[illegible]	N° 779 Octobre 190[illegible]	N° 807 Novembre 190[illegible]	N° 1005 bis [illegible] 190[illegible]
Taille à Coefficient d'absorption	[illegible]	[illegible]	[illegible]	[illegible]
Recherche du bacille de Koch	Pas d'expectoration	Pas d'expectoration	Pas d'expectoration	Pas d'expectoration
ANALYSE DU SANG	N° 75[illegible]	N° 78[illegible]	N° 80[illegible]	N° 100[illegible]
Hémoglobine à grands macrophages	[illegible]	[illegible]	[illegible]	[illegible]

OBSERVATION N° 7

ANALYSE DES URINES

PENDANT LE TRAITEMENT EN 1893 ET 1894

N° 274 — N° 301

RAPPORTS URINAIRES

30 novembre. — Respiration beaucoup plus nette, bien que toujours affaiblie à droite.

Echanges abaissés.

La dyspepsie s'atténue, les digestions sont meilleures.

Poids : 55 kilos.

31 décembre. — Même état. L'estomac s'améliore.

Le chimisme est bon.

15 janvier 1904. — Le malade est très enrhumé depuis le 7 janvier. Respiration affaiblie dans tout le poumon droit, quelques râles sous-crépitants fins au sommet et en avant.

Poids : 54 k. 500.

29 janvier. — Le rhume est guéri, mais le malade souffre toujours de l'estomac; digestions pénibles.

Chimisme moins bon, par suite de la grippe.

24 février. — L'estomac va un peu mieux.

Respiration toujours affaiblie, bien que plus nette qu'en janvier.

Elévation des échanges, due à la grippe.

28 mars. — Respiration plus nette, moins affaiblie à droite.

L'estomac va mieux. Le moral est meilleur.

Les échanges s'abaissent.

30 avril. — Respiration toujours plus affaiblie à droite qu'à gauche.

Le malade souffre un peu de l'estomac de temps à autre, au moment de la digestion; l'état général est bon. Poids stationnaire.

Le chimisme du 3 mai est bon.

30 mai. — Même état pulmonaire. — Si ce n'était le chimisme, nous croirions le malade guéri depuis longtemps.

Poids : 53 k 850.

6 juin. — Chimisme toujours bon.

Bon état général. Même poids.

15 juillet. — Comme on le voit dans le tableau du chimisme, après un an de traitement prolongé, les échanges sont au même point; nous avions donc raison de croire à une tranformation fibreuse.

Résultats éloignés : 20 septembre. — Inspiration moins affaiblie qu'en juillet. Echanges normaux.

Poids : 52 k. 850.

Octobre. — Poids : 54 k. 200.

Janvier 1905. — Le malade est en très bon état, mais prend la grippe en janvier.

Juin. — Après un léger rhume, les échanges ont légèrement augmenté.

Août. — M... est toujours en très bon état.

Les échanges sont au même point qu'en 1903 et 1904; pour nous, la guérison remonte à juillet 1903.

OBSERVATION VIII

Mlle X..., 29 ans.

Antécédents héréditaires : Père *arthritique,* mort d'une affection cardiaque ; mère bien portante; grand'mère morte de tuberculose et cancer; une sœur morte à 31 ans de tuberculose; un frère bien portant; deux oncles et une tante morts de tuberculose.

Antécédents personnels, Toux sèche tous les hivers, depuis 1889; en 1897, cette toux augmente, et la malade suit un traitement créosoté qui amène une légère amélioration.

Amaigrissement considérable depuis six mois et recrudescence de toux. Anorexie.

Cette malade se surmène beaucoup; elle est astreinte à un travail cérébral fatigant, et a eu et a encore de grands chagrins.

Etat actuel : décembre 1902. — Induration du poumon droit. Matité absolue au sommet, sub-matité dans le reste du poumon. Vibrations thoraciques très accentuées. Inspiration obscure au sommet; très affaiblie, lointaine à la base; on n'entend pas l'expiration; craquements secs disséminés au sommet et dans le reste du poumon. Râles sous-crépitants fins en avant à l'inspiration, qui s'entend à peine.

P. G. : Inspiration rude, humée au sommet et sous la clavicule; inspiration rude et saccadée en trois temps, avec expiration prolongée à la base; inspiration rude et humée, avec râles sous-crépitants fins en avant.

Pas d'expectoration; quelques mucosités de temps à autre.

Pas de bacilles.

Echanges des plus élevés.

La malade a la respiration courte, elle ne peut marcher vite et monter les escaliers sans éprouver de l'essoufflement; elle tousse continuellement, d'une toux sèche, quinteuse, qui lui enlève tout repos la nuit; elle ne peut se coucher sur le côté droit; elle est anéantie et peut à peine travailler quelques heures par jour. L'appétit est nul; le moral très mauvais. Pas de sueurs nocturnes. Pas de fièvre.

Poids : 41 k. 150.

Règles douloureuses.

Traitement, 15 décembre 1902. — Après la première application, la malade respire mieux pendant deux heures et demie.

27 décembre. — Depuis le 23, elle n'a plus d'oppression; elle respire de mieux en mieux; les nuits sont meilleures.

29 décembre. — La malade n'entend plus les sifflements dans ses poumons, et les efforts qu'elle fait pour respirer ne provoquent plus la toux. Toujours pas d'appétit, mais le moral est meilleur.

15 janvier 1903. — Le 7 janvier, elle monte sans essoufflement la côte de Bonsecours et revient à pied, ce qu'elle ne pouvait faire depuis longtemps; elle ne tousse plus. L'appétit revient.

Règles le 10 janvier.

Son médecin, qui l'ausculte, lui dit qu'il y a un peu moins d'élasticité à droite et que, si l'amélioration continue, elle pourra guérir.

P. D. : L'inspiration, bien que très affaiblie, s'entend; elle est lointaine encore au sommet; toujours affaiblie à la base; faible, bien qu'assez nette, en avant.

P. G. : Inspiration rude, humée au sommet et en avant; humée en deux temps à la base, expiration prolongée. Pas de râles sous-crépitants dans les deux poumons.

Chimisme meilleur.

15 février. — P. D. : Respiration affaiblie dans tout le poumon.

P. G. : Inspiration toujours rude, humée au sommet et en avant; saccadée en deux temps à la base.

Abaissement des échanges.

Règles le 2, douloureuses et presque nulles.

L'appétit est bon; mais Mlle X... se surmène depuis le 20 janvier : elle travaille dix heures par jour à des travaux artistiques; elle ne se sent pas trop fatiguée et a de bonnes nuits.

Poids : 42 kilos.

14 mars. — P. D. : Inspiration toujours affaiblie dans tout le poumon.

P. G. : Même état pulmonaire.

Augmentation des échanges, due au surmenage physique et intellectuel.

La malade est moins bien qu'en février; elle est fatiguée; depuis le 20 janvier jusqu'au 13 mars, elle a travaillé dix heures et demie par jour; elle est épuisée, souffre du dos, et pourtant l'appétit est meilleur.

Poids : 41 k. 450.

28 mars. — P. D. : Inspiration affaiblie, mais nette, au sommet; toujours affaiblie à la base; rude, humée en avant; expiration prolongée.

P. G. : Inspiration rude au sommet; humée, saccadée à la base; rude, humée en avant, expiration prolongée.

La malade est mieux depuis qu'elle se surmène moins, elle ne souffre plus du dos. L'appétit est bon et la respiration meilleure.

18 avril. — P. D. : Sub-matité au sommet; moins accentuée à la base. Inspiration moins affaiblie au sommet et à la base; expiration toujours prolongée.

P. G. : Inspiration rude au sommet et à la base; un peu moins rude et moins humée en avant; expiration prolongée.

Abaissement des échanges.

Règles moins douloureuses le 2 avril.

L'état général est bon; l'appétit et le sommeil sont excellents; la malade travaille toujours, mais sans se surmener.

23 mai. — P. D. : Inspiration affaiblie et toujours lointaine dans tout le poumon.

P. G. : Respiration rude au sommet, à la base et en avant.

L'état général est très bon; la malade se couche et dort sur le côté droit, ce qu'elle ne pouvait faire depuis des années.

Poids : 41 k. 250.

Règles le 5 mai.

15 juin. — P. D. : Inspiration toujours affaiblie dans tout le poumon.

P. G. : Inspiration toujours rude au sommet; moins humée et moins rude à la base; rude en avant; expiration prolongée.

Echanges stationnaires en mai et juin.

La malade mange bien, chante et lit sans fatigue, court et monte les escaliers sans éprouver d'essoufflement.

OBSERVATION N° 8

ÉLÉMENTS	Avant le traitement	PENDANT LE TRAITEMENT EN 1906							TRANSFORMATION FIBREUSE — CONTINUATION DU TRAITEMENT											DEUX MOIS APRÈS LE TRAITEMENT		Quatre Mois après traitement	Cinq Mois après traitement	Six Mois après traitement	Huit Mois après traitement	Onze Mois après traitement	Un An après traitement
CHIMISME RESPIRATOIRE	[illegible]	N° 209	N° 214	N° 230	[illegible]	[illegible]	[illegible]	[illegible]	[illegible]	[illegible]	[illegible]	[illegible]	[illegible]	[illegible]	[illegible]	[illegible]	[illegible]	[illegible]	[illegible]	N° 745	[illegible]	[illegible]	[illegible]	[illegible]	[illegible]	[illegible]	[illegible]
[illegible]	[illegible]	[illegible]	[illegible]	[illegible]	[illegible]	[illegible]	[illegible]	[illegible]	[illegible]	[illegible]	[illegible]	[illegible]	[illegible]	[illegible]	[illegible]	[illegible]	[illegible]	[illegible]	[illegible]	[illegible]	[illegible]	[illegible]	[illegible]	[illegible]	[illegible]	[illegible]	[illegible]
[illegible]	[illegible]	Pas d'expectoration	Pas d'expectoration	Pas d'expectoration	Pas d'expectoration	Pas d'expectoration	Pas d'expectoration	Pas d'expectoration	Pas d'expectoration	Pas d'expectoration	[illegible]	[illegible]	Pas d'expectoration	Pas d'expectoration	Pas d'expectoration	Pas d'expectoration	Pas d'expectoration	Pas d'expectoration	Pas d'expectoration	Pas d'expectoration	Pas d'expectoration	Pas d'expectoration	Pas d'expectoration	Pas d'expectoration	Pas d'expectoration	Pas d'expectoration	Pas d'expectoration
ANALYSE DU SANG	[illegible]	[illegible]	[illegible]	[illegible]	[illegible]	[illegible]	[illegible]	[illegible]	[illegible]	[illegible]	[illegible]	[illegible]	[illegible]	[illegible]	[illegible]	[illegible]	[illegible]	[illegible]	[illegible]	[illegible]	[illegible]	[illegible]	[illegible]	[illegible]	[illegible]	[illegible]	[illegible]
[illegible]	[illegible]	[illegible]	[illegible]	[illegible]	[illegible]	[illegible]	[illegible]	[illegible]	[illegible]	[illegible]	[illegible]	[illegible]	[illegible]	[illegible]	[illegible]	[illegible]	[illegible]	[illegible]	[illegible]	[illegible]	[illegible]	[illegible]	[illegible]	[illegible]	[illegible]	[illegible]	[illegible]

Poids : 40 k. 450.

Règles le 7 juin.

17 juillet. — P. D. : Inspiration moins affaiblie dans tout le poumon; expiration nette et moins prolongée.

P. G. : Toujours un peu de rudesse, qui ne disparaîtra pas et qui est due, sans doute, à la suppléance.

Règles le 10, sans douleurs.

La santé générale est excellente ; Mlle X... a dansé hier pendant trois heures, sans éprouver la moindre fatigue.

1er août. — Nous cessons les applications; mais, bien que considérant la malade comme guérie, puisque nous croyons avoir affaire à une transformation fibreuse, nous nous proposons de les reprendre en septembre, voulant nous rendre compte de l'effet que pourra produire le traitement prolongé.

4 août. — La malade est sous le coup d'une forte dépression morale, elle est triste et a peu d'appétit.

Le chimisme fait le 13 août, sous cette impression et en pleine période cataméniale, est relativement moins bon. Quelle en est la cause ? Dépression morale ou règles ? Peut-être les deux (1).

Poids : 40 k. 450.

27 septembre. — Fin août et commencement de septembre, rhume qui dure huit jours; fatigue et courbature.

Poids : 41 k. 150.

P. D. : Inspiration plus faible qu'en juillet dans tout le poumon.

P. G. : Inspiration rude au sommet et en avant; rude et humée à la base, expiration prolongée.

Expectoration jaunâtre pendant une semaine.

Chimisme moins bon, dû au rhume.

30 octobre. — P. D. : Inspiration toujours affaiblie.

P. G. : Inspiration rude dans tout le poumon.

Rhume léger, expectoration blanchâtre sans bacilles.

Les échanges s'abaissent.

Règles le 6 octobre.

30 novembre.— Rhume le 9 novembre, expectoration jaune-verte. Sibillances en avant.

La toux et l'expectoration cessent le 26 novembre.

L'état général est bon, bien que l'appétit ait un peu diminué.

Poids : 42 kilos.

Règles non douloureuses le 6.

P. D. : Inspiration nette, bien qu'affaiblie.

P. G. : Un peu de rudesse dans tout le poumon.

Les échanges ont légèrement augmenté.

30 décembre. — P. D. : L'inspiration, bien qu'affaiblie, s'entend dans tout le poumon.

P. G. : Un peu moins de rudesse.

Bon état général.

Règles non douloureuses le 11.

(1) Albert Robin et M. Binet : *Etudes cliniques sur le Chimisme respiratoire*, 4e partie : Les Echanges respiratoires dans les hémorragies (1897).

Janvier 1904. — Rhume de cerveau et gêne légère à la gorge. Pas d'expectoration.

Le chimisme est, malgré tout, assez bon, bien qu'il ait été fait lorsque la malade était sous l'influence d'une dépression morale.

P. D. : Inspiration plus ample ; on entend, dans tout le poumon droit, le murmure vésiculaire, mais toujours affaibli (comme en juillet 1903).

Même état à gauche.

Février. — Même état pulmonaire.

Les échanges s'abaissent.

Règles non douloureuses le 7.

Santé générale bonne.

30 mars. — Mlle X... est surmenée depuis le 24 février ; elle a maigri de 660 grammes.

Poids : 41 kilos.

Malgré cette fatigue, l'état général est bon et l'état local meilleur, bien que le chimisme nous révèle une légère augmentation des échanges.

Règles le 15.

Avril. — Mlle X... se livre toujours à un travail excessif ; elle maigrit, bien que l'appétit soit très bon.

Règles non douloureuses le 12 avril.

Le 25. — Refroidissement, grippe, enrouement, fièvre ; expectoration muco-purulente le matin. L'appétit reste bon.

30 avril. — P. D. : Inspiration plus affaiblie qu'antérieurement au sommet et à la base ; un peu de rudesse en avant.

Mai. — P. D. : Inspiration toujours affaiblie dans tout le poumon.

P. G. : Toujours un peu de rudesse.

Le chimisme est moins bon, résultat du surmenage et du rhume.

Règles le 20 mai.

Juin. — Même état pulmonaire.

Le chimisme est meilleur.

La malade est en bonne voie de guérison, elle a retrouvé sa gaieté. L'appétit et le sommeil sont toujours très bons.

15 juillet. — P. D. : Respiration très nette dans tout le poumon.

Un peu de rudesse à gauche.

Etat général très bon.

Nous cessons le traitement le 17 juillet. Comme chez le malade de l'Observation VII, les applications prolongées pendant un an, après la guérison, n'ont amené aucun changement dans les échanges : transformation fibreuse probable.

Résultats éloignés : 3 janvier 1905. — La malade revient souffrante d'un voyage : frissons, fièvre, toux, courbature. Grippe fébrile. — T. 38°. — P. 120, à 3 h. 1/2. — (Sulfate de quinine, purgatif.) Mlle X... garde le lit et la chambre jusqu'au 25 janvier et ne prend qu'une alimentation très légère.

Règles le 19 janvier.

26 janvier. — P. D. : Inspiration rude, voilée et affaiblie dans tout le poumon ; expiration prolongée.

P. G. : Inspiration rude au sommet et en avant ; rude et humée à la base.

La toux a cessé ; l'appétit est meilleur.

Poids : 39 k. 750.

Chimisme le 30 janvier : Echanges élevés.

1er février. — Pendant deux nuits, transpirations assez abondantes, sans fièvre.

OBSERVATION N° [illegible]

PENDANT LE TRAITEMENT EN 1903 ET 1904

[illegible]

Mars. — P. D. : Inspiration très nette, mais toujours affaiblie dans tout le poumon.

P. G. : Inspiration très légèrement humée à la base.

Les échanges s'abaissent, malgré la grippe et le surmenage.

Règles le 6.

L'appétit et le sommeil sont bons. La malade se surmène toujours : il faut travailler pour vivre !... Poids : 41 k. 750.

Avril. — Inspiration toujours affaiblie à droite; un peu rude à gauche.

Etat général meilleur.

Mai. — Même état.

Juin. — Dépression morale et anorexie au moment du chimisme. Même état pulmonaire.

Juillet. — Inspiration très nette, mais toujours un peu affaiblie à droite; toujours un peu rude à gauche.

Etat général très bon. Le chimisme est bon, bien que fait après une nuit d'insomnie; les échanges s'abaissent.

OBSERVATION IX

L..., Pierre, 48 ans, frappeur à la Compagnie de l'Ouest, marié, 4 enfants.

Pas d'antécédents héréditaires.

Antécédents personnels : Jamais malade.

En 1900, L... tousse pendant un certain temps et ne se soigne pas.

En 1901, rhumes successifs sans plus de soins ; à la fin de l'année, oppression et amaigrissement. (Huile de foie de morue.)

En 1902, nouveau rhume. Même médication. Depuis, il tousse toujours et maigrit, quoique s'alimentant bien.

En août, expectoration muco-purulente Le malade s'affaiblit et constate qu'il a maigri de 15 à 20 livres ; il est obligé de cesser son travail et ne le reprend qu'en novembre. A cette époque, les forces sont revenues, l'appétit est meilleur, mais il tousse et expectore toujours. Se croyant mieux, il refuse le traitement que nous lui proposons.

La toux persiste, les forces déclinent, l'appétit s'en va ; L... a perdu le peu d'embonpoint qu'il avait repris d'août à novembre. — A la fin de février 1903, il est obligé de cesser son travail ; il a des frissons, de la fièvre, de la dyspnée ; il tousse continuellement et expectore des crachats jaune-verdâtre.

Sueurs nocturnes. — Insomnies causées par la toux.

Traitement classique.

La fièvre cessant, nous lui proposons de nouveau de le soigner.

Etat actuel, 10 mars 1903. — Induration du tiers supérieur du poumon gauche.

Matité au sommet, sub-matité à la base. Exagération des vibrations thoraciques.

Inspiration rude, humée, très affaiblie, avec expiration diminuée en avant, au sommet et à la base ; râles sous-crépitants fins au sommet et en avant.

P. D. : Inspiration rude, soufflante, avec expiration bruyante, en avant et au sommet ; inspiration rude, humée, expiration prolongée à la base.

Expectoration muco-purulente. Pas de bacilles de Koch, dit l'examen 8511.

Echanges très élevés.

L... est très affaibli, il ne peut marcher ni monter les escaliers sans essoufflement ; l'appétit laisse beaucoup à désirer ; les nuits sont mauvaises : insomnies causées par la toux, sueurs nocturnes.

Poids : 52 k. 150.

Traitement, 10 mars 1903. — Le malade a bien respiré, après la première application, jusqu'à sept heures du soir ; il sent l'air pénétrer dans ses poumons. Nuit passable : sommeil jusqu'à deux heures ; transpirations, toux et expectoration le reste de la nuit.

16 mars. — Le malade respire de mieux en mieux, il a moins d'oppression ; la toux et l'expectoration sont moins fréquentes ; les nuits sont meilleures ; les transpirations s'atténuent ; l'appétit revient, et aussi les forces. Le malade vient à pied, malgré le froid très vif.

P. G. : Inspiration rude, humée, mais moins affaiblie dans tout le poumon.

P. D. : L'inspiration est moins rude, moins soufflante, l'expiration moins bruyante au sommet et en avant ; toujours rude et humée à la base.

Pas de transpirations dans la nuit du 15 au 16 mars.

28 mars. — Le malade se sent mieux, ne tousse plus pendant l'application et à peine le matin. Nuits très bonnes depuis le 21.

P. G. : Même état. Matité moins accentuée au sommet.

P. D. : Inspiration moins rude, moins soufflante au sommet; toujours rude en avant; expiration moins prolongée.

15 avril. — P. G. : Inspiration beaucoup moins rude et moins humée au sommet, expiration prolongée; inspiration moins rude, moins affaiblie à la base, toujours rude en avant. L'expiration s'entend très bien.

P. D. : Un peu de rudesse dans tout le poumon.

Abaissement des échanges. Expectoration moins purulente. Bacilles de Koch.

Le malade mange très bien, dort bien ne transpire plus la nuit, mais éprouve un peu de fatigue après une longue course.

Poids : 55 kilos.

30 avril. — P. G. : Sub-matité au sommet.

Inspiration moins rude, moins affaiblie et moins. humée au sommet; un peu moins rude et moins affaiblie à la base, toujours rude en avant.

P. D. : Même état.

15 mai. — Etat général bon.

Même état pulmonaire; plus de sub-matité à la base gauche.

Expectoration muqueuse jaune-paille, presque nulle.

Plus de bacilles de Koch.

3 juin. — P. G. : Inspiration toujours rude et affaiblie.

P. D. : Un peu de rudesse au sommet.

Pas d'expectoration depuis le 25 mai.

Appétit très bon.

11 juillet. — Plus de matité au sommet.

La respiration est presque normale dans les deux poumons, sauf un léger affaiblissement à gauche.

Les échanges sont encore abaissés.

Le malade a repris son travail depuis le 22 juin; il n'est pas fatigué, marche et court sans essoufflement et a très bon appétit.

1er août. — Léger rhume. Courbature. Expectoration muqueuse. Appétit et sommeil bons.

7 août. — Le murmure vésiculaire est toujours affaibli dans le poumon gauche.

Expectoration muqueuse, ne renfermant pas de bacilles.

Interruption du traitement jusqu'au 28 septembre.

28 septembre. — Le malade a maigri un peu; il travaille depuis trois mois onze heures et demie par jour, même le dimanche.

Poids : 55 k. 900.

Même état local. Pas de changement dans le chimisme.

31 octobre. — Respiration affaiblie au sommet gauche, un peu humée en avant.

Légère différence entre les deux poumons.

L'état général est bon, malgré le surmenage.

30 décembre. — Même état pulmonaire. Les échanges sont un peu abaissés.

Même état général.

Poids : 56 k. 600.

26 janvier 1904. — Depuis la fin de décembre, le malade souffre de violentes douleurs névralgiques orbitaires et péri-orbitaires, s'irradiant parfois jusqu'à la nuque, qui

OBSERVATION N° 6

ÉLÉMENTS DU CHIMISME RESPIRATOIRE	Avant le traitement	Pendant le traitement en 1903, 1904 et 1905																						Un mois après le traitement	Trois mois après le traitement
	N° 330	N° 262	N° 282	N° 298	N° 365	N° 437	N° 426	N° 435	N° 533	N° 547	N° 577	N° 617	N° 634	N° 634 bis	N° 646	N° 648 bis	N° 750	N° 777	N° 836	N° 851	N° 883	N° 925	N° 980	N° 1043	N° 1099
[illegible]	[illegible]	[illegible]	[illegible]	[illegible]	[illegible]	[illegible]	[illegible]	[illegible]	[illegible]	[illegible]	[illegible]	[illegible]	[illegible]	[illegible]	[illegible]	[illegible]	[illegible]	[illegible]	[illegible]	[illegible]	[illegible]	[illegible]	[illegible]	[illegible]	[illegible]
[illegible]	[illegible]	[illegible]	[illegible]	[illegible]	[illegible]	[illegible]	[illegible]	[illegible]	[illegible]	[illegible]	[illegible]	[illegible]	[illegible]	[illegible]	[illegible]	[illegible]	[illegible]	[illegible]	[illegible]	[illegible]	[illegible]	[illegible]	[illegible]	[illegible]	[illegible]
…acité respiratoire totale	[illegible]	[illegible]	[illegible]	[illegible]	[illegible]	[illegible]	[illegible]	[illegible]	[illegible]	[illegible]	[illegible]	[illegible]	[illegible]	[illegible]	[illegible]	[illegible]	[illegible]	[illegible]	[illegible]	[illegible]	[illegible]	[illegible]	[illegible]	[illegible]	[illegible]
…acité respiratoire totale par centimètre de taille	[illegible]	[illegible]	[illegible]	[illegible]	[illegible]	[illegible]	[illegible]	[illegible]	[illegible]	[illegible]	[illegible]	[illegible]	[illegible]	[illegible]	[illegible]	[illegible]	[illegible]	[illegible]	[illegible]	[illegible]	[illegible]	[illegible]	[illegible]	[illegible]	[illegible]
…e carbonique exhalé pour 100 parties d'air expiré	[illegible]	[illegible]	[illegible]	[illegible]	[illegible]	[illegible]	[illegible]	[illegible]	[illegible]	[illegible]	[illegible]	[illegible]	[illegible]	[illegible]	[illegible]	[illegible]	[illegible]	[illegible]	[illegible]	[illegible]	[illegible]	[illegible]	[illegible]	[illegible]	[illegible]
…ène consommé pour 100 parties d'air expiré	[illegible]	[illegible]	[illegible]	[illegible]	[illegible]	[illegible]	[illegible]	[illegible]	[illegible]	[illegible]	[illegible]	[illegible]	[illegible]	[illegible]	[illegible]	[illegible]	[illegible]	[illegible]	[illegible]	[illegible]	[illegible]	[illegible]	[illegible]	[illegible]	[illegible]
…ilation par minute	[illegible]	[illegible]	[illegible]	[illegible]	[illegible]	[illegible]	[illegible]	[illegible]	[illegible]	[illegible]	[illegible]	[illegible]	[illegible]	[illegible]	[illegible]	[illegible]	[illegible]	[illegible]	[illegible]	[illegible]	[illegible]	[illegible]	[illegible]	[illegible]	[illegible]
…e carbonique produit par minute	[illegible]	[illegible]	[illegible]	[illegible]	[illegible]	[illegible]	[illegible]	[illegible]	[illegible]	[illegible]	[illegible]	[illegible]	[illegible]	[illegible]	[illegible]	[illegible]	[illegible]	[illegible]	[illegible]	[illegible]	[illegible]	[illegible]	[illegible]	[illegible]	[illegible]
…ène total consommé par minute	[illegible]	[illegible]	[illegible]	[illegible]	[illegible]	[illegible]	[illegible]	[illegible]	[illegible]	[illegible]	[illegible]	[illegible]	[illegible]	[illegible]	[illegible]	[illegible]	[illegible]	[illegible]	[illegible]	[illegible]	[illegible]	[illegible]	[illegible]	[illegible]	[illegible]
…ène absorbé par les tissus par minute	[illegible]	[illegible]	[illegible]	[illegible]	[illegible]	[illegible]	[illegible]	[illegible]	[illegible]	[illegible]	[illegible]	[illegible]	[illegible]	[illegible]	[illegible]	[illegible]	[illegible]	[illegible]	[illegible]	[illegible]	[illegible]	[illegible]	[illegible]	[illegible]	[illegible]
…ilation par kilogramme-minute	[illegible]	[illegible]	[illegible]	[illegible]	[illegible]	[illegible]	[illegible]	[illegible]	[illegible]	[illegible]	[illegible]	[illegible]	[illegible]	[illegible]	[illegible]	[illegible]	[illegible]	[illegible]	[illegible]	[illegible]	[illegible]	[illegible]	[illegible]	[illegible]	[illegible]
…e carbonique produit par kilogramme-minute	[illegible]	[illegible]	[illegible]	[illegible]	[illegible]	[illegible]	[illegible]	[illegible]	[illegible]	[illegible]	[illegible]	[illegible]	[illegible]	[illegible]	[illegible]	[illegible]	[illegible]	[illegible]	[illegible]	[illegible]	[illegible]	[illegible]	[illegible]	[illegible]	[illegible]
…ène total consommé par kilogramme-minute	[illegible]	[illegible]	[illegible]	[illegible]	[illegible]	[illegible]	[illegible]	[illegible]	[illegible]	[illegible]	[illegible]	[illegible]	[illegible]	[illegible]	[illegible]	[illegible]	[illegible]	[illegible]	[illegible]	[illegible]	[illegible]	[illegible]	[illegible]	[illegible]	[illegible]
…ène absorbé par les tissus par kilogramme-minute	[illegible]	[illegible]	[illegible]	[illegible]	[illegible]	[illegible]	[illegible]	[illegible]	[illegible]	[illegible]	[illegible]	[illegible]	[illegible]	[illegible]	[illegible]	[illegible]	[illegible]	[illegible]	[illegible]	[illegible]	[illegible]	[illegible]	[illegible]	[illegible]	[illegible]
…al des échanges par kilogramme-minute	[illegible]	[illegible]	[illegible]	[illegible]	[illegible]	[illegible]	[illegible]	[illegible]	[illegible]	[illegible]	[illegible]	[illegible]	[illegible]	[illegible]	[illegible]	[illegible]	[illegible]	[illegible]	[illegible]	[illegible]	[illegible]	[illegible]	[illegible]	[illegible]	[illegible]
…ient respiratoire	[illegible]	[illegible]	[illegible]	[illegible]	[illegible]	[illegible]	[illegible]	[illegible]	[illegible]	[illegible]	[illegible]	[illegible]	[illegible]	[illegible]	[illegible]	[illegible]	[illegible]	[illegible]	[illegible]	[illegible]	[illegible]	[illegible]	[illegible]	[illegible]	[illegible]
…icient d'oxydation	[illegible]	[illegible]	[illegible]	[illegible]	[illegible]	[illegible]	[illegible]	[illegible]	[illegible]	[illegible]	[illegible]	[illegible]	[illegible]	[illegible]	[illegible]	[illegible]	[illegible]	[illegible]	[illegible]	[illegible]	[illegible]	[illegible]	[illegible]	[illegible]	[illegible]
…icient d'absorption	[illegible]	[illegible]	[illegible]	[illegible]	[illegible]	[illegible]	[illegible]	[illegible]	[illegible]	[illegible]	[illegible]	[illegible]	[illegible]	[illegible]	[illegible]	[illegible]	[illegible]	[illegible]	[illegible]	[illegible]	[illegible]	[illegible]	[illegible]	[illegible]	[illegible]
…erche du Bacille de Koch	N° 3411 Absence	N° 263 Présence	N° 295 Absence	N° 326 Absence	Pas d'expectoration	Pas d'expectoration	Pas d'expectoration	Pas d'expectoration	Pas d'expectoration	Pas d'expectoration	Pas d'expectoration	Pas d'expectoration	Pas d'expectoration	Pas d'expectoration	Pas d'expectoration	Pas d'expectoration	Pas d'expectoration	Pas d'expectoration	Pas d'expectoration	Pas d'expectoration	Pas d'expectoration	Pas d'expectoration	Pas d'expectoration	Pas d'expectoration	Pas d'expectoration
ANALYSE DU SANG	N° 329	N° 364	N° 294	N° 327	N° 364	N° 428	N° 480	N° 489	N° 501	N° 548	N° 578	N° 616	N° 620	N° 634 bis	N° 649	Pas de Numération	N° 751	N° 778	N° 807	N° 850	N° 884	N° 956	N° 981	N° 1043	N° 1100
Hémoglobine (en oxyhémoglobine %)	[illegible]	[illegible]	[illegible]	[illegible]	[illegible]	[illegible]	[illegible]	[illegible]	[illegible]	[illegible]	[illegible]	[illegible]	[illegible]	[illegible]	[illegible]		[illegible]	[illegible]	[illegible]	[illegible]	[illegible]	[illegible]	[illegible]	[illegible]	[illegible]
Globules rouges par millimètre cube	[illegible]	[illegible]	[illegible]	[illegible]	[illegible]	[illegible]	[illegible]	[illegible]	[illegible]	[illegible]	[illegible]	[illegible]	[illegible]	[illegible]	[illegible]		[illegible]	[illegible]	[illegible]	[illegible]	[illegible]	[illegible]	[illegible]	[illegible]	[illegible]
Globules blancs par millimètre cube	[illegible]	[illegible]	[illegible]	[illegible]	[illegible]	[illegible]	[illegible]	[illegible]	[illegible]	[illegible]	[illegible]	[illegible]	[illegible]	[illegible]	[illegible]		[illegible]	[illegible]	[illegible]	[illegible]	[illegible]	[illegible]	[illegible]	[illegible]	[illegible]
Formule leucocytaire																									
Leucocytes polynucléaires neutrophiles	[illegible]	[illegible]	[illegible]	[illegible]	[illegible]	[illegible]	[illegible]	[illegible]	[illegible]	[illegible]	[illegible]	[illegible]	[illegible]	[illegible]	[illegible]		[illegible]	[illegible]	[illegible]	[illegible]	[illegible]	[illegible]	[illegible]	[illegible]	[illegible]
— polynucléaires éosinophiles	[illegible]	[illegible]	[illegible]	[illegible]	[illegible]	[illegible]	[illegible]	[illegible]	[illegible]	[illegible]	[illegible]	[illegible]	[illegible]	[illegible]	[illegible]		[illegible]	[illegible]	[illegible]	[illegible]	[illegible]	[illegible]	[illegible]	[illegible]	[illegible]
— grands mononucléaires	[illegible]	[illegible]	[illegible]	[illegible]	[illegible]	[illegible]	[illegible]	[illegible]	[illegible]	[illegible]	[illegible]	[illegible]	[illegible]	[illegible]	[illegible]		[illegible]	[illegible]	[illegible]	[illegible]	[illegible]	[illegible]	[illegible]	[illegible]	[illegible]
— lymphocytes	[illegible]	[illegible]	[illegible]	[illegible]	[illegible]	[illegible]	[illegible]	[illegible]	[illegible]	[illegible]	[illegible]	[illegible]	[illegible]	[illegible]	[illegible]		[illegible]	[illegible]	[illegible]	[illegible]	[illegible]	[illegible]	[illegible]	[illegible]	[illegible]
— formes de transition	[illegible]	[illegible]	[illegible]	[illegible]	[illegible]	[illegible]	[illegible]	[illegible]	[illegible]	[illegible]	[illegible]	[illegible]	[illegible]	[illegible]	[illegible]		[illegible]	[illegible]	[illegible]	[illegible]	[illegible]	[illegible]	[illegible]	[illegible]	[illegible]
— myélocytes	[illegible]	[illegible]	[illegible]	[illegible]	[illegible]	[illegible]	[illegible]	[illegible]	[illegible]	[illegible]	[illegible]	[illegible]	[illegible]	[illegible]	[illegible]		[illegible]	[illegible]	[illegible]	[illegible]	[illegible]	[illegible]	[illegible]	[illegible]	[illegible]
— grands macrophages	[illegible]	[illegible]	[illegible]	[illegible]	[illegible]	[illegible]	[illegible]	[illegible]	[illegible]	[illegible]	[illegible]	[illegible]	[illegible]	[illegible]	[illegible]		[illegible]	[illegible]	[illegible]	[illegible]	[illegible]	[illegible]	[illegible]	[illegible]	[illegible]

lui enlèvent tout sommeil et résistent à nos courants aussi bien qu'aux traitements classiques.

Le malade est obligé aujourd'hui de cesser son travail et de garder le lit; nous interrompons donc forcément les applications de haute fréquence.

L'état pulmonaire est toujours le même. Les échanges sont plus élevés. Coryza depuis le mois de décembre.

Constipation. Anorexie.

15 février. — Les douleurs névralgiques continuent, plus ou moins violentes; nous essayons l'iodure de potassium, qui procure un peu de calme au malade; mais le 5 mars, les douleurs reviennent plus fortes que jamais et, bien que L... ait nié et nie encore la syphilis, nous nous décidons à le soumettre à un traitement spécifique. Cependant, désirant avoir l'avis d'un confrère, nous l'envoyons en consultation à l'Hospice-Général; il nous rapporte une ordonnance confirmant les accidents tertiaires que nous redoutions : « Pilules bleues, 2 par jour. — Iodure de potassium, 15 grammes. — Eau distillée, 300 grammes. — 2 cuillerées par jour. »

2 avril. — Reprise des applications le 22 mars. Le malade a maigri pendant les mois de janvier et février.

Les douleurs névralgiques ont diminué progressivement depuis que le malade est soumis au mercure et à l'iodure; il n'en souffre plus aujourd'hui, mange et dort parfaitement et va reprendre son travail.

P. G. : Inspiration affaiblie au sommet; un peu rude et affaiblie à la base, légèrement rude et humée en avant; pas d'expiration prolongée.

9 avril. — Inspiration affaiblie au sommet et à la base ; très légèrement humée en avant.

Poids : 55 k. 150.

30 avril. — Chimisme le 12. Pas de changement.

Respiration affaiblie. Etat général bon.

Poids : 55 k. 750.

3 mai. — Chimisme stationnaire.

30 mai. — Respiration un peu affaiblie au sommet gauche ; cet affaiblissement ne disparaîtra probablement jamais. — Rhume de cerveau vers le 20 mai.

Très bon état général.

Chimisme le 6 juin : Les échanges s'abaissent un peu.

30 juin. — Même état local. — Bon état général, malgré un nouveau coryza.

Juillet. — Respiration toujours affaiblie.

Interruption du traitement du 22 juillet au 20 septembre, et prescription d'iodure et de mercure.

20 septembre. — Inspiration un peu moins affaiblie qu'en juillet. Les échanges sont un peu plus élevés en juillet et en septembre : élévation due au rhume.

Octobre. — Respiration moins affaiblie. Les échanges s'abaissent.

Nous cessons le traitement le 2 novembre.

Fracture du péroné le 3 novembre.

12 décembre. — Le malade garde la chambre depuis sa fracture.

Chimisme : Les échanges sont abaissés.

Inspiration parfaite dans les deux poumons, toujours plus affaiblie au sommet gauche.

Poids : 62 kilos.

14 janvier 1905. — Le malade va bien. Respiration parfaite, bien que toujours plus affaiblie à gauche. Le soir, à 8 heures, frissons, fièvre, céphalée, courbature; le malade tousse, expectore et garde la chambre jusqu'au 1er février. Le 16 janvier, malgré cette atteinte de grippe, L.. quitte son lit pour se rendre au Laboratoire d'analyses. Le chimisme est meilleur qu'en décembre.

16 février. — P. G. : Inspiration très affaiblie au sommet, à la base et en avant.

Echanges plus élevés : Résultat de la grippe.

20 mars. — Inspiration toujours plus affaiblie qu'à droite.

Abaissement des échanges.

Le malade va très bien.

Nous cessons le traitement en mai. Les échanges sont presque normaux.

Résultats éloignés : Juin et août. — L'état général est très bon et l'état local excellent, comme on peut le voir par les chimismes. L'inspiration est toujours un peu plus affaiblie à gauche.

Nota. — Nous ferons observer que L... est le seul malade qui ait pris des médicaments en cours de traitement : iodure et mercure, pour combattre les accidents de syphilis *tertiaire*. Depuis la guérison de cette affection, l'abaissement des échanges s'est fait progressivement, malgré une grippe fébrile survenue en janvier 1905, grippe qui a certainement retardé la guérison de plusieurs mois.

On remarquera également, dans la formule hémoleucocytaire, la diminution des hématies, du taux de l'hémoglobine et l'augmentation des leucocytes, coïncidant avec la céphalée syphilitique.

OBSERVATION N° 9

ANALYSE DES URINES

PENDANT LE TRAITEMENT EN 1903, 1904 ET 1905

OBSERVATION X

C..., Emile, 30 ans, monteur aux ateliers de Sotteville, marié, 2 enfants. Très sobre.

Pas d'antécédents héréditaires.

Antécédents personnels : Dyspepsie en 1895 et 96.

Depuis 1897, névralgies intercostales siégeant tantôt à droite, tantôt à gauche.

En 1899, bronchite : toux et expectoration pendant trois mois et demi.

Traitement électrothérapique à Paris sans résultat ; *renvoyé comme incurable.*

En 1900, pas de rhume; mais, depuis sa bronchite, C... a toujours toussé et expectoré le matin.

En 1901, rhume et expectoration muco-purulente.

En 1902, rhumes assez fréquents, expectoration le matin.

En 1903, sueurs nocturnes, céphalée de temps à autre; névralgies intercostales. L'appétit, resté bon jusqu'en novembre 1903, diminue.

Surmenage génital depuis l'âge de quinze ans.

Etat actuel, 26 mars 1903. — Induration du sommet du poumon droit.

Matité au sommet, sub-matité à la base. Exagération des vibrations thoraciques.

Inspiration rude, humée, soufflante, avec expiration bruyante et prolongée au sommet; inspiration rude, humée, avec expiration très diminuée à la base; inspiration rude, humée, avec expiration prolongée en avant; râles sous-crépitants fins au sommet et à la base.

P. G. : Inspiration rude et affaiblie au sommet; rude, humée, affaiblie, avec expiration très affaiblie à la base; inspiration rude, humée, sous la clavicule.

Expectoration muco-purulente. Bacilles de Koch.

Echanges élevés.

Sueurs nocturnes, névralgies intercostales, fatigue générale, essoufflement à la marche et à l'ascension des escaliers. — Grippe légère vers le 20 mars.

Traitement, 2 avril 1903. — Le malade respire mieux aussitôt après la première application; ce mieux persiste toute la journée du 3 avril.

9 avril. — Le malade respire de mieux en mieux, il tousse moins, souffre moins du dos; il marche plus facilement, a bon appétit, se sent plus fort; il a de meilleures nuits et transpire moins. Il fume sans tousser, ce qu'il ne pouvait faire avant le traitement.

19 avril. — P. D. : Matité moins accentuée au sommet. Inspiration rude, moins soufflante au sommet, expiration moins bruyante; inspiration rude et humée à la base; rude, avec expiration prolongée, en avant.

P. G. : Inspiration rude, moins affaiblie au sommet et à la base; rude et moins humée en avant.

Expectoration moins abondante, mais toujours purulente. Le malade ne transpire plus, ne souffre plus de ses douleurs névralgiques, marche et monte les escaliers sans essoufflement, s'alimente sans choisir les mets, ce qu'il ne pouvait faire autrefois. Les nuits sont excellentes.

30 avril. — P. D. : Sub matité au sommet.

Inspiration beaucoup moins rude, expiration moins prolongée au sommet; inspiration moins rude, moins affaiblie à la base; moins rude en avant.

P. G. : Inspiration un peu rude au sommet et en avant; moins rude, moins affaiblie et légèrement humée à la base. Expectoration presque nulle : un crachat le matin. Pas de bacilles.

Etat général très bon.

Chimisme le 2 mai : Abaissement des échanges.

15 mai. — Le malade mange, dort bien et n'expectore plus depuis huit jours.

P. D. : Vibrations thoraciques plus accentuées à droite qu'à gauche. — Inspiration légèrement rude au sommet; un peu affaiblie à la base; un peu rude en avant.

P. G. : Inspiration offrant encore une légère rudesse au sommet et en avant; un peu humée à la base.

Son médecin, qui l'ausculte, le trouve bien.

30 mai. — P. D. : Vibrations thoraciques encore un peu exagérées à droite.

Toujours un peu de rudesse dans tout le poumon.

P. G. : Très légère rudesse au sommet et en avant; inspiration très nette à la base.

Plus de toux, plus d'expectoration.

Poids : 56 k. 700.

Echanges stationnaires le 6 juin.

30 juin. — Ch... a repris son travail le 16 juin; son médecin le trouve bien, et pourtant il n'est pas guéri, bien que l'état général soit très bon.

L'inspiration est toujours un peu plus rude à droite. Vibrations normales.

16 juillet. — P. D. : Percussion normale. L'inspiration offre toujours une certaine rudesse.

P. G. : Respiration normale.

Le chimisme est bon.

Le malade va bien, mais souffre de l'estomac : aigreurs, renvois acides.

Poids : 58 k. 250.

19 septembre. — Rhume du 1er au 15 septembre, expectoration muqueuse très légère. Les échanges sont abaissés.

La santé générale est bonne.

Octobre. — Inspiration toujours plus rude à droite.

Légère augmentation des échanges, due au rhume de septembre.

Bon état général.

Poids : 59 k. 450.

Novembre. — Respiration normale des deux côtés, mais cependant toujours un peu plus rude à droite.

Les échanges s'abaissent.

Décembre. — C... va de mieux en mieux; il se livre à des travaux pénibles, sans éprouver aucune fatigue; l'appétit et le sommeil sont excellents.

Janvier 1905. — Depuis le 4, C... passe les nuits près de sa femme malade; il est très fatigué, n'ayant pas un repos suffisant. L'appétit est bon.

Malgré ce contre-temps et le froid très vif, nous l'envoyons à l'examen.

Poids : 60 k. 800.

Inspiration normale dans les deux poumons, disent deux de nos confrères, qui l'auscultent.

C 10 — U 10

OBSERVATION N° 10

ÉLÉMENTS DU CHIMISME RESPIRATOIRE	Avant le TRAITEMENT	PENDANT LE TRAITEMENT			Deux Mois après le TRAITEMENT	REPRISE DU TRAITEMENT						Deux Mois après le TRAITEMENT
	N° 600 28 Mars 1904	**N° 631** 3 Mai	**N° 631 *bis*** 4 Juin	**N° 652** 15 Juillet	**N° 743** 19 Septembre	**N° 781** 20 Octobre	**N° 805** 28 Novembre	**N° 849** Janvier 1905	**N° 896** Mars	**N° 946** Avril	**N° 986** 15 Mai	**N° 1070** 18 Juillet
Taille	1 m. 69	1 m. 69	1 m. 69	1 m. 69	1 m. 69	1 m. 69	1 m. 69	1 m. 69	1 m. 69	1 m. 69	1 m. 69	1 m. 69
Poids	55 k. 400	56 k. 700	56 k. 800	58 k. 250	50 k. 450	50 k. 450	50 k. 450	60 k. 800	59 k. 600	58 k. 500	59 k. 100	58 k. 500
Capacité respiratoire totale	3.400 cc.	3.100 cc.	2.900 cc.	3.200 cc.	3.500 cc.	3.100 cc.	3.150 cc.	3.600 cc.	3.420 cc.	3.870 cc.	3.830 cc.	3.400 cc.
Capacité respiratoire totale par centimètre de taille	20 cc. 11	18 cc. 34	17 cc. 15	18 cc. 93	20 cc. 71	18 cc. 34	18 cc. 63	21 cc. 30	20 cc. 23	22 cc. 89	22 cc. 66	20 cc. 11
Acide carbonique exhalé pour 100 parties d'air expiré	3 cc. 41	3 cc. 49	3 cc. 62	3 cc. 60	3 cc. 74	3 cc. 50	3 cc. 46	3 cc. 76	3 cc. 86	3 cc. 83	3 cc. 66	3 cc. 69
Oxygène consommé pour 100 parties d'air expiré	4 cc. 32	4 cc. 30	4 cc. 31	4 cc. 28	4 cc. 57	4 cc. 37	4 cc. 32	4 cc. 63	4 cc. 65	4 cc. 65	4 cc. 56	4 cc. 61
Ventilation par minute	9l380 cc.	9l400 cc.	9l450 cc.	8l610 cc.	7l040 cc.	8l400 cc.	8l180 cc.	7l030 cc.	7l220 cc.	7l200 cc.	7l380 cc.	6l830 cc.
Acide carbonique produit par minute	319 cc. 858	328 cc. 060	332 cc. 040	309 cc. 960	266 cc. 156	294 cc.	283 cc. 028	238 cc. 168	277 cc. 970	275 cc. 796	269 cc. 370	252 cc. 045
Oxygène total consommé par minute	405 cc. 216	404 cc. 200	410 cc. 130	368 cc. 508	362 cc. 858	367 cc. 080	353 cc. 376	327 cc. 150	335 cc. 730	333 cc. 360	335 cc. 616	314 cc. 823
Oxygène absorbé par les tissus par minute	85 cc. 358	76 cc. 140	77 cc. 400	58 cc. 548	65 cc. 902	73 cc. 080	70 cc. 348	68 cc. 991	57 cc. 760	57 cc. 601	66 cc. 240	62 cc. 880
Ventilation par kilogramme-minute	169 cc. 314	165 cc. 784	166 cc. 373	147 cc. 811	139 cc. 557	141 cc. 295	137 cc. 504	130 cc. 427	121 cc. 344	121 cc. 008	124 cc. 534	116 cc. 752
Acide carbonique produit par kilogramme-minute	5 cc. 773	5 cc. 785	5 cc. 850	5 cc. 321	4 cc. 935	4 cc. 945	4 cc. 760	4 cc. 904	4 cc. 671	4 cc. 631	4 cc. 557	4 cc. 308
Oxygène total consommé par kilogramme-minute	7 cc. 314	7 cc. 128	7 cc. 220	6 cc. 326	6 cc. 103	6 cc. 174	5 cc. 944	6 cc. 098	5 cc. 642	5 cc. 602	5 cc. 678	5 cc. 382
Oxygène absorbé par les tissus par kilogramme-minute	1 cc. 541	1 cc. 343	1 cc. 364	1 cc. 005	1 cc. 168	1 cc. 229	1 cc. 184	1 cc. 134	0 cc. 971	0 cc. 968	1 cc. 141	1 cc. 074
Totalité des échanges par kilogramme-minute	13 cc. 087	12 cc. 913	13 cc. 070	11 cc. 647	11 cc. 098	11 cc. 119	10 cc. 704	10 cc. 942	10 cc. 313	10 cc. 236	10 cc. 235	9 cc. 688
Quotient respiratoire	0,789	0,811	0,811	0,841	0,818	0,800	0,800	0,812	0,827	0,827	0,802	0,800
Coefficient d'oxydation	78,94 %	81,15 %	81,11 %	84,12 %	81,85 %	80,00 %	80,69 %	81,22 %	82,79 %	82,73 %	80,25 %	80,04 %
Coefficient d'absorption	21,06 %	18,85 %	18,89 %	15,88 %	18,15 %	19,91 %	19,31 %	18,78 %	17,21 %	17,27 %	19,75 %	19,96 %
RECHERCHE DU BACILLE DE KOCK	**N° 602** Présence	**N° 633** Absence	Pas d'expectoration	Pas d'expectoration	Pas d'expectoration	Pas d'expectoration	Pas d'expectoration	Pas d'expectoration	Pas d'expectoration	Pas d'expectoration	Pas d'expectoration	**N° 1069** Absence
ANALYSE DU SANG	**N° 601**	**N° 632**	**N° 632 *bis***	**N° 653**	**N° 744**	**N° 782**	**N° 806**	**N° 850**	**N° 897**	**N° 947**	**N° 987**	**N° 1068**
Hémoglobine (en oxyhémoglobine %)	16,10 %	15,30 %	15,00 %	16,40 %	15,90 %	15,30 %	15,20 %	15 %	15,30 %	11,20 %	11,60 %	13,30 %
Globules rouges par millimètre cube	6.050.000	6.200.000	7.050.000	6.880.000	6.350.000	6.500.000	6.600.000	6.300.000	5.800.000	4.900.000	6.000.000	5.200.000
Globules blancs par millimètre cube	8.700	7.030	8.100	7.400	8.050	7.400	6.900	7.000	6.300	6.300	6.900	6.000
Formule leucocytaire												
Leucocytes polynucléaires neutrophiles	84 %	82 %	80 %	70 %	81 %	78 %	81 %	77 %	75 %	74 %	76 %	80 %
— polynucléaires éosinophiles	3	2,5	1	2	1,5	3	2	1,5	0	1	2,5	3
— grands mononucléaires	2	1,5	0	1	2	5	3	0,5	2	3	4,5	2
— lymphocytes	11	14	19	16	15,5	13	14	21	22	22	17	15
— formes de transition	0	0	0	2	0	1	0	0	1	0	0	0
— myélocytes	0	0	0	0	0	0	0	0	0	0	0	0
— grands macrophages	0	0	0	0	0	0	0	0	0	0	0	0

Traitement cessé le 15 Juillet

Échanges respiratoires 2 mois après le traitement — Reprise le 12 sept.

Dyspepsie légère

Dyspepsie hyperchlorhydrique

Dyspepsie hyperchlorhydrique

OBSERVATION N° 10

ANALYSE DES URINES	Avant le TRAITEMENT		PENDANT LE TRAITEMENT EN 1904 ET 1905						
	N° 889 — 28 Mars 1904		N° 926 — 4 Mai 1904	N° 963 — 6 Juin 1904		N° 1031 — 16 Juillet 1904		N° 1087 — Septembre 1904	
Poids	55 k. 400		56 k. 700	56 k. 800		58 k. 800		59 k. 450	
Volume émis en 24 heures	1.300		1.000	1.350		1.270		1.150	
Aspect	Normal		Trouble	Trouble		Trouble		Normal	
Dépôt	Nul		Nul	Floconneux		Nul		Nul	
Réaction	Hyperacide		Isoacide	Isoacide		Isoacide		Hyperacide	
Densité à + 15°	1021,5		1023	1019,5		1022		1024	
Éléments normaux	Par litre	Par 24 heures	Par litre et par 24 h.	Par litre	Par 24 h.	Par litre	Par 24 h.	Par litre	Par 24 h.
Matières organiques	24 gr.	31 gr. 20	33 gr.	25 gr.	33 gr. 75	27 gr.	34 gr. 29	33 gr.	37 gr. 95
Matières inorganiques	18 gr.	23 gr. 40	19 gr.	17 gr.	22 gr. 95	19 gr.	24 gr. 13	27 gr.	31 gr. 05
Total des matières dissoutes *(extrait sec)*	42 gr.	54 gr. 60	52 gr.	42 gr.	56 gr. 70	46 gr.	58 gr. 42	60 gr.	69 gr.
Eau	958 gr.	1245 gr. 40	948 gr.	958 gr.	1293 gr. 30	954 gr.	1211 gr. 58	960 gr.	1102 gr. 50
Urée	27 gr. 20	35 gr. 40	38 gr. 60	24 gr. 60	33 gr. 21	25 gr. 70	32 gr. 60	29 gr. 50	34 gr. 925
Azote total *(en urée)*	30 gr. 60	39 gr. 90	37 gr. 40	28 gr.	37 gr. 80	29 gr. 50	37 gr. 36	33 gr. 10	38 gr. 065
Azote de l'urée	12 gr. 78	16 gr. 03	15 gr. 92	11 gr. 50	15 gr. 60	12 gr. 07	15 gr. 32	13 gr. 80	15 gr. 94
Azote total	14 gr. 28	18 gr. 75	17 gr. 51	13 gr. 10	17 gr. 70	13 gr. 80	17 gr. 62	15 gr. 55	17 gr. 80
Azote de l'acide urique	0 gr. 217	0 gr. 280	0 gr. 200	0 gr. 140	0 gr. 189	0 gr. 213	0 gr. 270	0 gr. 220	0 gr. 257
Acide urique	0 gr. 65	0 gr. 84	0 gr. 60	0 gr. 42	0 gr. 567	0 gr. 64	0 gr. 81	0 gr. 67	0 gr. 770
Phosphates en P^2O^5	3 gr. 10	4 gr. 03	3 gr. 10	1 gr. 80	2 gr. 43	2 gr. 70	3 gr. 59	4 gr. 20	4 gr. 83
Chlorures en NaCl	8 gr. 80	11 gr. 45	10 gr. 20	6 gr. 30	8 gr. 50	7 gr. 80	9 gr. 90	8 gr. 25	9 gr. 4875
Chlore des chlorures	5 gr. 28	6 gr. 87	6 gr. 12	3 gr. 78	5 gr. 10	4 gr. 68	5 gr. 94	4 gr. 95	5 gr. 69
Sulfates en SO^4H^2	0 gr. 97	1 gr. 26	1 gr. 02	0 gr. 60	0 gr. 801	1 gr. 06	1 gr. 34	0 gr. 97	1 gr. 1155
Acidité en HCl	1 gr. 65	2 gr. 15	1 gr. 43	0 gr. 90	1 gr. 20	1 gr. 23	1 gr. 56	1 gr. 74	2 gr. 001
Acidité en P^2O^5	1 gr. 60	2 gr. 08	1 gr. 39	0 gr. 90	1 gr. 25	1 gr. 19	1 gr. 51	1 gr. 69	1 gr. 94
Éléments anormaux	Néant		Néant	Néant		Néant		Néant	
RAPPORTS URINAIRES									
Rapport de l'urée au résidu total	0,645		0,636	0,585		0,558		0,53	
— du résidu organique à l'azote total	1,86		1,87	1,89		1,94		2,12	
— de l'azote de l'acide urique à l'azote total	0,0150		0,0113	0,0105		0,0154		0,0143	
— de l'urée à l'azote total	0,89		0,87	0,87		0,87		0,89	
— de l'acide urique à l'urée	1/42		1/54	1/58		1/40		1/44	
— des matières minérales au résidu total	0,428		0,365	0,401		0,413		0,54	
— de l'acide phosphorique à l'azote total	0,2502		0,1798	0,1367		0,1981		0,27	
— des chlorures au résidu total	0,2095		0,1961	0,15		0,1695		0,1650	
Examen microscopique	Rien d'anormal		Rien d'anormal	Rien d'anormal		Rien d'anormal		Rien d'anormal	

ANALYSE DES URINES	PENDANT LE TRAITEMENT EN 1904 ET 1905									Deux Mois après le TRAITEMENT	
	N° 1143 — 25 Octobre 1904	N° 1219 — 25 Novembre 1904	N° 1276 — Janvier 1905	N° 1377 — Mars 1905		N° 1434 — Avril 1905		N° 1483 — Mai 1905		N° 1577 — Juillet 1905	
Poids	59 k. 450	59 k. 450	60 k. 800	59 k. 500		59 k. 500		59 k. 100		58 k. 500	
Volume émis en 24 heures	1.060	1.000	1.000	1.200		1.300		1.170		1.500	
Aspect	Trouble	Trouble	Limpide	Limpide		Normal		Limpide		Normal	
Dépôt	Nul	Floconneux	Nul	Nul		Nul		Nul		Nul	
Réaction	Hyperacide	Hyperacide	Hypoacide	Hyperacide		Hyperacide		Hyperacide		Hyperacide	
Densité à + 15°	1024	1025	1023	1028,5		1029		1022		[illegible]	
Éléments normaux	Par litre et par 24 h.	Par litre et par 24 h.	Par litre et par 24 h.	Par litre	Par 24 h.	Par litre	Par 24 h.	Par litre	Par 24 h.	Par litre	Par 24 h.
Matières organiques	31 gr.	35 gr.	31 gr.	30 gr.	36 gr. 00	28 gr.	36 gr. 40	31 gr.	36 gr. 27	26 gr.	[illegible]
Matières inorganiques	21 gr.	17 gr.	17 gr.	15 gr.	18 gr. 00	16 gr.	21 gr.	16 gr.	18 gr. 72	19 gr.	[illegible]
Total des matières dissoutes *(extrait sec)*	50 gr.	51 gr.	48 gr.	45 gr.	54 gr.	41 gr.	53 gr. 30	45 gr.	52 gr. 65	45 gr.	[illegible]
Eau	1008 gr.	949 gr.	952 gr.	955 gr.	1146 gr.	959 gr.	1222 gr. [illegible]	955 gr.	1105 gr. [illegible]	[illegible]	[illegible]
Urée	32 gr. 00	32 gr. 20	30 gr. 00	28 gr. 10	33 gr. 60	[illegible]	31 gr. 50	[illegible]	[illegible]	21 gr. [illegible]	[illegible]
Azote total *(en urée)*	35 gr. 80	36 gr. 10	37 gr. 20	32 gr. [illegible]	38 gr. [illegible]	27 gr. [illegible]	35 gr. [illegible]	[illegible]	[illegible]	[illegible]	[illegible]
Azote de l'urée	15 gr. 02	15 gr. 18	14 gr. 84	13 gr. [illegible]	15 gr. [illegible]	[illegible]	14 gr. [illegible]	12 gr. [illegible]	14 gr. [illegible]	[illegible]	[illegible]
Azote total	16 gr. 82	17 gr. 44	17 gr. 48	15 gr. [illegible]	18 gr. [illegible]	12 gr. 73	16 gr. [illegible]	15 gr. [illegible]	[illegible]	[illegible]	[illegible]
Azote de l'acide urique	0 gr. 287	0 gr. 193	0 gr. 300	0 gr. [illegible]	0 gr. [illegible]	0 gr. [illegible]	0 gr. [illegible]	0 gr. [illegible]	0 gr. [illegible]	0 gr. [illegible]	0 gr. [illegible]
Acide urique	0 gr. 86	0 gr. 58	0 gr. 90	0 gr. [illegible]	0 gr. [illegible]	0 gr. [illegible]	0 gr. [illegible]	0 gr. [illegible]	0 gr. [illegible]	0 gr. [illegible]	0 gr. [illegible]
Phosphates en P^2O^5	5 gr. 00	4 gr. 10	2 gr. 40	[illegible]	[illegible]	[illegible]	[illegible]	[illegible]	[illegible]	[illegible]	[illegible]
Chlorures en NaCl	7 gr. 70	7 gr. 95	8 gr. 20	[illegible]	[illegible]	[illegible]	[illegible]	[illegible]	[illegible]	[illegible]	[illegible]
Chlore des chlorures	4 gr. 62	4 gr. 77	4 gr. 92	[illegible]	[illegible]	[illegible]	[illegible]	[illegible]	[illegible]	[illegible]	[illegible]
Sulfates en SO^4H^2	1 gr. 35	1 gr. 80	1 gr. 35	[illegible]	[illegible]	[illegible]	[illegible]	[illegible]	[illegible]	[illegible]	[illegible]
Acidité en HCl	2 gr. 33	1 gr. 46	0 gr. 78	[illegible]	[illegible]	[illegible]	[illegible]	[illegible]	[illegible]	[illegible]	[illegible]
Acidité en P^2O^5	2 gr. 55	1 gr. 90	0 gr. 52	[illegible]	[illegible]	[illegible]	[illegible]	[illegible]	[illegible]	[illegible]	[illegible]
Éléments anormaux	Néant	Néant	Néant	Néant		Néant		Néant		Néant	
RAPPORTS URINAIRES											
Rapport de l'urée au résidu total	0,605	0,631	0,637	0,636		0,545		[illegible]		[illegible]	
— du résidu organique à l'azote total	1,96	1,96	1,77	2,01		[illegible]		[illegible]		[illegible]	
— de l'azote de l'acide urique à l'azote total	0,0158	0,0111	0,0171	0,0171		[illegible]		[illegible]		[illegible]	
— de l'urée à l'azote total	0,91	0,87	0,82	0,87		[illegible]		[illegible]		[illegible]	
— de l'acide urique à l'urée	1/47	1/55	1/34	1/36		1/38		[illegible]		[illegible]	
— des matières minérales au résidu total	0,401	0,333	0,354	[illegible]		[illegible]		[illegible]		[illegible]	
— de l'acide phosphorique à l'azote total	0,2938	0,2365	0,1372	[illegible]		[illegible]		[illegible]		[illegible]	
— des chlorures au résidu total	0,1491	0,1058	0,1708	0,18		0,1731		[illegible]		[illegible]	
Examen microscopique	Rien d'anormal	Rien d'anormal	Rien d'anormal	Rien d'anormal		Rien d'anormal		Rien d'anormal		Rien d'anormal	

Les échanges ont légèrement augmenté; cette augmentation est-elle due à la fatigue ou au froid? (1) La première cause nous semble suffisante.

1er février. — C... a un peu plus de repos la nuit; en revanche, il travaille ferme le jour; il souffre de l'estomac (dyspepsie hypersthénique).

Mars. — Le malade se surmène beaucoup trop; il souffre toujours de l'estomac.

Malgré le surmenage qui amène l'amaigrissement, comme chez tous les travailleurs, l'état général est bon.

Inspiration un peu plus rude à droite qu'à gauche.

Avril. — Toujours une légère différence entre les deux poumons. — Aigreurs et acidités à l'estomac (2).

Mai. — Même état pulmonaire. — Chimisme fait, le malade étant sous l'influence d'un coryza très intense.

Résultats éloignés : Juillet. — Les échanges sont normaux. La dyspepsie s'est atténuée. L'état général est bon.

(1) A. Robin et M. Binet : *Variations des Echanges respiratoires sous l'influence de l'altitude, de la lumière, de la chaleur et du froid. — Applications à la Physiologie et à la Thérapeutique* (1902).

(2) Ici, comme chez le malade de l'Observation VII, nous remarquons dans la formule hémoleucocytaire un abaissement du taux de l'hémoglobine et une diminution du nombre des hématies, déterminés probablement par la dyspepsie.

OBSERVATION XI

M. X..., 24 ans.

Antécédents héréditaires : Père *arthritique*, actuellement diabétique et tuberculeux; mère bien portante; frères et sœurs en bonne santé; une tante paternelle et une tante maternelle mortes à 32 et 33 ans de tuberculose.

Antécédents personnels : De mai à septembre, M. X... partage le lit d'une personne phtisique qui meurt en septembre et il est très fréquemment en contact avec un tuberculeux à la troisième période, mort depuis. Il commence à tousser en octobre 1900 et tousse toujours depuis, mais sans expectoration.

A partir de juin 1902, expectoration muqueuse le matin; puis, en décembre, expectoration muco-purulente et plus abondante.

Etat actuel, mai 1903. — P. G. : Inspiration humée et affaiblie offrant une certaine rudesse, avec expiration prolongée au sommet; inspiration un peu rude, humée et affaiblie, avec expiration prolongée à la base; inspiration rude et humée en avant; quelques râles sous-crépitants fins disséminés dans tout le poumon.

P. D. : Un peu de rudesse à l'inspiration dans tout le poumon; expiration prolongée. Expectoration muco-purulente.

Oppression à la marche ou à l'ascension des escaliers; le malade ne peut plus courir depuis six mois, il est fatigué et affaibli sans en trouver la cause. Anorexie et dégoût pour des mets autrefois préférés.

Les nuits seraient bonnes, si la toux était moins fréquente.

Poids : 66 k. 700.

Chimisme mauvais.

Traitement, 2 juin 1903. — Après chaque application, le malade respire plus facilement

10 juin. — P. G. : Inspiration moins humée, moins affaiblie, avec expiration moins prolongée au sommet; un peu de rudesse à l'inspiration, avec expiration moins prolongée à la base; inspiration moins rude, moins humée en avant. — Toujours quelques râles.

P. D. : Légère rudesse à l'inspiration au sommet; inspiration presque normale à la base; un peu rude avec expiration beucoup moins prolongée en avant.

M. X... a pu courir pendant un certain temps sans éprouver d'essoufflement et n'a presque pas toussé. Expectoration muqueuse légèrement teintée de jaune.

30 juin. — P. G. : Inspiration non humée, mais toujours affaiblie au sommet; inspiration offrant une très légère rudesse à la base; moins rude et moins humée en avant; expiration encore un peu prolongée.

P. G. : Respiration à peu près normale.

Toux peu fréquente. Expectoration muqueuse.

15 juillet. — Le chimisme fait le 2 juillet est bon.

P. G. : Inspiration toujours affaiblie au sommet; à peine affaiblie à la base; très légèrement rude en avant. Expectoration hyaline et muqueuse.

Le malade marche beaucoup plus facilement; il a couru, sauté des fossés, hier, à la campagne, sans fatigue et sans essoufflement; il n'éprouve plus la sensation de lassitude qu'il ressentait avant le traitement.

OBSERVATION N° 11

ÉLÉMENTS DU CHIMISME RESPIRATOIRE	Avant le TRAITEMENT	PENDANT LE TRAITEMENT		Un Mois 1/2 après le TRAITEMENT	Deux Mois 1/2 après le TRAITEMENT	Quatre Mois 1/2 après le TRAITEMENT	Dix Mois 1/2 après le TRAITEMENT	Dix-neuf Mois après le TRAITEMENT	Deux Ans après le TRAITEMENT
	N° 313 29 Mai 1904	N° 342 2 Juillet	N° 375 8 Août	N° 432 23 Septembre	N° 483 24 Novembre	N° 522 28 Décemb. 1903	N° 625 24 Juin 1904	N° 909 Mars 1905	N° 1107 Août 1905
Taille	1 m. 64	1 m. 64	1 m. 64	1 m. 64	1 m. 64	1 m. 64	1 m. 64	1 m. 64	1 m. 64
Poids	66 k. 700	67 k. 200	68 k. 850	67 k. 600	65 k. 500	66 k. 850	68 k. 700	67 k. 850	68 k. 700
Capacité respiratoire totale	3.800 cc.	3.870 cc.	3.680 cc.	3.500 cc.	3.500 cc.	3.320 cc.	3.370 cc.	3.400 cc.	4.000 cc
Capacité respiratoire totale par centimètre de taille	23 cc. 17	23 cc. 59	22 cc. 43	21 cc. 34	21 cc. 34	20 cc. 24	20 cc. 54	20 cc. 73	24 cc. 39
Acide carbonique exhalé pour 100 parties d'air expiré	4 cc. 2	4 cc. 4	4 cc.	4 cc. 05	3 cc. 92	3 cc. 96	4 cc. 06	3 cc. 85	3 cc. 86
Oxygène consommé pour 100 parties d'air expiré	5 cc. 4	5 cc. 5	5 cc. 05	4 cc. 95	4 cc. 9	4 cc. 94	4 cc. 89	4 cc. 75	4 cc. 62
Ventilation par minute	9¹170 cc.	8¹200 cc.	7¹000 cc.	6¹700 cc.	6¹900 cc.	7¹200 cc.	7¹400 cc.	7¹980 cc.	7¹040 cc.
Acide carbonique produit par minute	385 cc. 140	360 cc. 800	280 cc.	271 cc. 350	270 cc. 480	285 cc. 120	300 cc. 440	307 cc. 230	271 cc. 744
Oxygène total consommé par minute	495 cc. 180	451 cc.	353 cc. 500	331 cc. 650	338 cc. 100	355 cc. 680	361 cc. 860	379 cc. 050	325 cc. 248
Oxygène absorbé par les tissus par minute	110 cc. 040	90 cc. 200	73 cc. 500	60 cc. 300	67 cc. 620	70 cc. 560	61 cc. 420	71 cc. 820	53 cc. 504
Ventilation par kilogramme-minute	137 cc. 481	122 cc. 023	101 cc. 670	99 cc. 112	105 cc. 182	108 cc. 515	107 cc. 714	117 cc. 671	102 cc. 474
Acide carbonique produit par kilogramme-minute	5 cc. 774	5 cc. 369	4 cc. 068	4 cc. 014	4 cc. 129	4 cc. 297	4 cc. 373	4 cc. 528	3 cc. 955
Oxygène total consommé par kilogramme-minute	7 cc. 423	6 cc. 711	5 cc. 134	4 cc. 906	5 cc. 161	5 cc. 300	5 cc. 267	5 cc. 587	4 cc. 734
Oxygène absorbé par les tissus par kilogramme-minute	1 cc. 649	1 cc. 342	1 cc. 068	0 cc. 892	1 cc. 032	1 cc. 063	0 cc. 894	1 cc. 059	0 cc. 779
Totalité des échanges par kilogramme-minute	13 cc. 197	12 cc. 080	9 cc. 200	8 cc. 920	9 cc. 290	9 cc. 657	9 cc. 640	10 cc. 115	8 cc. 689
Quotient respiratoire	0,777	0,800	0,792	0,818	0,800	0,801	0,830	0,810	0,835
Coefficient d'oxydation	77,78 %	80 %	79,21 %	81,81 %	80 %	80,16 %	83,03 %	81,05 %	83,54 %
Coefficient d'absorption	22,22 %	19,99 %	20,79 %	18,19 %	19,99 %	19,84 %	16,97 %	18,95 %	16,46 %
RECHERCHE DU BACILLE DE KOCH	N° 313 Absence	N° 349 Absence	N° 376 Absence	N° 433 Absence	Pas d'expectoration	N° 524 Absence	Pas d'expectoration	Pas d'expectoration	Pas d'expectoration
ANALYSE DU SANG	N° 315	N° 350	N° 377	N° 434	N° 484	N° 523	N° 626	N° 910	N° 1108
Hémoglobine (en oxyhémoglobine %)	13,6 %	14,2 %	16,8 %	16 %	17,0 %	18,4 %	18 %	14,30 %	14,10 %
Globules rouges par millimètre cube	5.600.000	5.800.000	6.200.000	6.200.000	7.150.000	7.250.000	7.300.000	4.700.000	5.200.000
Globules blancs par millimètre cube	8.200	7.900	6.700	6.300	7.900	6.800	8.050	9.500	7.900 (Furonculose)
Formule leucocytaire									
Leucocytes polynucléaires neutrophiles	79 %	78 %	78 %	76 %	78 %	79 %	78 %	87 %	78 %
— polynucléaires éosinophiles	3	2	2,5	3	1,5	2	3	1	4
— grands mononucléaires	1	0	3,5	1	3	4	0	2	2
— lymphocytes	15	18	15	18	15	12	18	20	16
— formes de transition	2	2	1	2	2,5	3	1	0	0
— myélocytes	0	0	0	0	0	0	0	0	0
— grands macrophages	0	0	0	0	0	0	0	0	0

16 et 17. — Pas d'expectoration.

18. — Ce matin, au réveil, expectoration d'abord légèrement teintée de jaune, puis muqueuse.

A l'inspiration, légère différence entre les deux poumons.

25 juillet. — La respiration est presque identique entre les deux poumons. Expectoration tantôt hyaline, tantôt muqueuse; la toux et l'expectoration diminuent de plus en plus.

1er août. — Respiration à peu près normale dans les deux poumons, peut-être un peu plus faible à gauche. Blennorrhagie.

12 août. — Les échanges sont au-dessous de la normale.

Poids : 68 k. 850.

Résultats éloignés : le 23 septembre. — Nous retrouvons M. X... en bon état, avec des échanges encore abaissés.

La respiration est normale dans les deux poumons, sauf un peu de faiblesse en avant dans le poumon gauche.

M. X... prend un rhume le 25 et expectore, le 28, des mucosités à peine teintées de jaune; il mange moins bien que d'habitude, mais encore suffisamment.

3 octobre. — La toux persiste; expectoration muco-purulente. Pas de râles dans la poitrine. Diminution du murmure vésiculaire des deux côtés.

10 octobre. — Le malade tousse toujours, mais l'expectoration est muqueuse.

Respiration voilée dans les deux poumons.

23 octobre. — M. X... se trouve mieux.

La respiration est toujours plus faible depuis le rhume.

Le malade est obligé de s'absenter pour ses affaires et ne rentre à Rouen que le 23 novembre.

23 novembre. — P. G. : Inspiration un peu humée à la base et en avant; sibillances au sommet. Plus d'expectoration. Le malade a maigri et tousse toujours; depuis quatre jours, il souffre des dents et a des furoncles de tous côtés, deux surtout, à la jambe droite, qui le font beaucoup souffrir.

Poids : 65 k. 500.

Le chimisme est bon; mais M. X.. est atteint d'un nouvel écoulement et a, cette fois, de l'albumine. — Régime lacté.

28 décembre. — L'état général est bon, l'embonpoint est revenu, et la toux est presque nulle.

Les échanges sont un peu plus élevés (surmenage physique et génital, veilles).

Juin 1904. — M. X... est toujours en très bon état.

Mars 1905. — Légère augmentation des échanges due à une marche prolongée avant l'examen.

L'état général est toujours bon.

Poids : 67 k. 850.

Août 1905. — Echanges au-dessous de la normale ou normaux, si on le considère comme arthritique.

OBSERVATION N° 11

ANALYSE DES URINES	Avant le TRAITEMENT		PENDANT LE TRAITEMENT				Un Mois et demi après le TRAITEMENT		Trois Mois et demi après le TRAITEMENT		Quatre Mois et demi après le TRAITEMENT		Onze Mois après le TRAITEMENT		Dix-neuf Mois après le TRAITEMENT		Deux Ans après le TRAITEMENT	
	N° 432 20 Mai 1903		N° 499 3 Juillet 1903		N° 543 8 Août 1903		N° 602 24 Septembre 1903		N° 682 28 Novembre 1903		N° 719 28 Décembre 1903		N° 1005 2 Juillet 1904		N° 1369 Mars 1905		N° 1611 Août 1905	
Poids	66 k. 700		67 k. 200		68 k. 850		67 k. 600		65 k. 500		66 k. 350		68 k. 700		67 k. 850		68 k. 700	
Volume émis en 24 heures	925		1.020		1.800		1.700		1.250		1.450		1.500		1.450		1.300	
Aspect	Normal		Trouble		Normal		Normal		Trouble		Normal		Normal		Normal		Normal	
Dépôt	Floconneux		Phosphaté		Faible		Floconneux		Abondant phosphatique		Floconneux		Floconneux		Nul		Nul	
Réaction	Hypoacide		Hypoacide		Hyperacide		Hyperacide		Isoacide		Hypoacide		Isoacide		Hyperacide		Hyperacide	
Densité à + 15°	1024		1019		1013		1020		1026,5		1016		1021		1017		1019	
Eléments normaux	Par litre	Par 24 heures	Par litre	Par 24 h.	Par litre	Par 24 h.	Par litre	Par 24 h.	Par litre	Par 24 h.	Par litre	Par 24 h.	Par litre	Par 24 h.	Par litre	Par 24 h.	Par litre	Par 24 h.
Matières organiques	26 gr. 70	24 gr. 70	21 gr. 40	21 gr. 83	11 gr. 50	20 gr. 70	23 gr. 60	40 gr.	27 gr.	33 gr. 80	22 gr.	32 gr.	21 gr.	31 gr. 50	22 gr.	31 gr. 90	21 gr.	27 gr. 35
Matières minérales	25 gr. 30	23 gr. 40	23 gr. 60	24 gr. 07	15 gr. 50	27 gr. 90	18 gr. 50	31 gr. 50	29 gr.	36 gr. 25	16 gr.	23 gr. 15	20 gr.	30 gr.	15 gr.	21 gr. 80	17 gr.	22 gr. 15
Total des matières dissoutes *(extrait sec)*	52 gr.	48 gr. 10	45 gr.	45 gr. 90	27 gr.	48 gr. 60	42 gr.	71 gr. 50	56 gr.	70 gr. 05	38 gr.	55 gr. 15	41 gr.	61 gr. 50	37 gr.	53 gr. 70	38 gr.	49 gr. 50
Eau	948 gr.	876 gr. 90	955 gr.	974 gr. 10	973 gr.	1751 gr. 40	958 gr.	1628 gr. 50	944 gr.	1179 gr. 95	962 gr.	1394 gr. 85	959 gr.	1438 gr. 50	963 gr.	1396 gr. 30	962 gr.	1250 gr. 50
Urée	21 gr. 70	20 gr. 07	21 gr. 50	21 gr. 93	10 gr. 40	18 gr. 72	19 gr. 70	33 gr. 50	23 gr. 40	29 gr. 15	23 gr. 30	32 gr. 25	22 gr. 15	33 gr. 20	19 gr. 80	28 gr. 30	18 gr. 40	23 gr. 85
Azote total *(en urée)*	23 gr. 80	22 gr. 01	24 gr. 10	24 gr. 58	11 gr. 94	21 gr. 40	22 gr. 20	37 gr. 70	26 gr. 80	33 gr. 30	24 gr. 90	36 gr.	24 gr. 80	37 gr. 20	22 gr.	31 gr. 90	22 gr. 40	29 gr.
Azote de l'urée	10 gr. 20	9 gr. 43	10 gr. 10	10 gr. 31	4 gr. 88	8 gr. 75	9 gr. 25	15 gr. 75	10 gr. 908	13 gr. 70	10 gr. 95	15 gr. 15	10 gr. 41	15 gr.	9 gr. 07	13 gr. 81	8 gr. 64	11 gr. 20
Azote total	11 gr. 18	10 gr. 34	11 gr. 32	11 gr. 55	5 gr. 61	10 gr. 10	10 gr. 43	17 gr. 72	12 gr. 60	15 gr. 75	11 gr. 70	16 gr. 92	11 gr. 65	17 gr. 48	10 gr. 34	15 gr.	10 gr. 52	13 gr. 63
Azote de l'acide urique	0 gr. 200	0 gr. 183	0 gr. 167	0 gr. 170	0 gr. 066	0 gr. 120	0 gr. 156	0 gr. 263	0 gr. 217	0 gr. 270	0 gr. 224	0 gr. 224	0 gr. 134	0 gr. 200	0 gr. 157	0 gr. 227	0 gr. 187	0 gr. 243
Acide urique	0 gr. 60	0 gr. 55	0 gr. 50	0 gr. 51	0 gr. 20	0 gr. 36	0 gr. 47	0 gr. 79	0 gr. 65	0 gr. 81	0 gr. 67	0 gr. 97	0 gr. 40	0 gr. 60	0 gr. 47	0 gr. 68	0 gr. 56	0 gr. 73
Phosphates en P^2O^5	4 gr. 60	4 gr. 25	3 gr. 30	3 gr. 37	1 gr. 40	2 gr. 52	2 gr. 66	4 gr. 50	2 gr. 52	3 gr. 11	2 gr. 80	4 gr. 06	2 gr. 96	4 gr. 44	2 gr. 80	4 gr. 06	1 gr. 60	2 gr. 08
Chlorures en NaCl	10 gr. 20	9 gr. 43	9 gr. 05	9 gr. 23	5 gr. 60	10 gr. 08	6 gr. 75	11 gr. 40	9 gr. 60	12 gr.	8 gr. 10	11 gr. 75	6 gr. 50	9 gr. 75	8 gr. 50	12 gr. 30	9 gr. 90	12 gr. 85
Chlore des chlorures	6 gr. 12	6 gr. 65	5 gr. 43	5 gr. 53	3 gr. 36	6 gr. 04	4 gr. 05	6 gr. 64	5 gr. 76	7 gr. 20	4 gr. 86	7 gr. 05	3 gr. 90	5 gr. 85	5 gr. 10	7 gr. 38	5 gr. 94	7 gr. 71
Sulfates en SO^4H^2	2 gr. 80	2 gr. 59	2 gr. 20	2 gr. 24	0 gr. 86	1 gr. 55	1 gr. 20	2 gr. 04	1 gr. 70	2 gr. 10	1 gr. 80	2 gr. 60	1 gr. 06	1 gr. 59	1 gr. 95	2 gr. 82	1 gr. 30	1 gr. 69
Acidité en HCl	1 gr. 02	0 gr. 94	1 gr. 15	1 gr. 17	1 gr. 05	1 gr. 89	1 gr. 12	1 gr. 90	1 gr. 12	1 gr. 50	0 gr. 56	0 gr. 81	0 gr. 92	1 gr. 38	2 gr. 10	3 gr. 05	2 gr. 80	3 gr. 75
Acidité en P^2O^5	0 gr. 98	0 gr. 91	1 gr. 11	1 gr. 13	1 gr. 02	1 gr. 83	1 gr. 07	1 gr. 84	1 gr. 07	1 gr. 45	0 gr. 54	0 gr. 78	0 gr. 80	1 gr. 34	2 gr. 04	2 gr. 95	2 gr. 72	3 gr. 53
Eléments anormaux :																		
Albumine totale (sérine et globuline)	Néant		Néant		Néant		Néant		0 gr. 14	0 gr. 175	Moins de 10 centigr. par litre		0 gr. 07	0 gr. 11	Moins de 10 centigr. par litre		Moins de 10 centigr. par litre	
Indican	0 gr. 014	0 gr. 013	Traces		»		»		Néant		Néant		Néant		Néant		Néant	
Skatol	Présence		»		»		»		»		»		»		»		»	
RAPPORTS URINAIRES																		
Rapport de l'urée au résidu total	0.4173		0,4777		0,3851		0,4090		0,4178		0,6131		0,5890		0,5270		0,484	
— du résidu organique à l'azote total	2.38		1,89		2,05		2,25		2,14		1.88		1,80		2,12		1,98	
— de l'azote de l'acide urique à l'azote total	0,0178		0,0147		0,0119		0,0148		0,0172		0,0190		0,0115		0,0151		0,0177	
— de l'urée à l'azote total	0,91		0,89		0,87		0,89		0,87		0,89		0,89		0,877		0,821	
— de l'acide urique à l'urée	1/40		1/44		1/50		1/42		1/36		1/33		1/50		1/41		1/33	
— des matières minérales au résidu total	0,486		0,524		0,574		0,4404		0,517		0,421		0,487		0,4054		0,447	
— de l'acide phosphorique à l'azote total	0,4114		0,2738		0,2518		0,2550		0,20		0,2393		0,2540		0,2707		0,1520	
— des chlorures au résidu total	0,1957		0,2011		0,2074		0,1607		0,1714		0,2131		0,1585		0,2297		0,2605	
Examen microscopique	Rien d'anormal comme éléments figurés ou minéraux.		Rien d'anormal		Quelques globules de pus. Pas de gonocoques. Quelques microbes ordinaires du pus.		Quelques rares globules de pus.		Présence du pus. Pas de globules rouges. Pas d'éléments du rein. Pas de gonocoques. Saprophytes nombreux des infections secondaires. Nombreux polynucléaires.		Présence du pus		Pas de pus. Pas d'éléments du rein. Pas d'éléments minéraux anormaux		Cylindres hyalins du rein.		Pas de cylindres hyalins du rein. Quelques leucocytes.	

OBSERVATION XII

M. X..., 17 ans 1/2.

Antécédents héréditaires : Père mort de congestion pulmonaire à 58 ans ; mère bien portante, quoique *rhumatisante;* cinq frères bien portants, *arthritiques;* quatre sœurs bien portantes, dont une *arthritique* et une atteinte autrefois de paralysie infantile ; un frère mort à 16 ans de consomption ; deux oncles paternels morts de paralysie.

Antécédents personnels : Arthritisme. Anémie à 12 ans, guérie après une cure à Arcachon. Bien portant jusqu'en 1902. Depuis quelques années, surmenage intellectuel. Au début d'avril 1903, grippe fébrile ? Amaigrissement. De mai à juillet 1903, cure d'air à Arcachon ; suralimentation, repos ; mouches de Milan, pointes de feu.

Tuberculose diagnostiquée par le médecin du malade et le médecin de la station. Le médecin recommande au malade de prendre beaucoup de précautions, de ne pas s'exposer au froid, à la pluie et d'éviter toute fatigue.

Poids : 60 kilos à l'arrivée et 67 au départ d'Arcachon.

Etat actuel, septembre 1903. — Sub-matité légère au sommet gauche, plus accentuée à la base.

Inspiration humée et affaiblie, avec expiration prolongée au sommet ; inspiration humée et affaiblie à la base, l'expiration s'entend difficilement ; inspiration rude humée et un peu affaiblie sous la clavicule.

P. D. : Inspiration un peu rude au sommet, un peu humée à la base ; un peu rude et légèrement humée en avant.

Echanges un peu plus élevés que la normale.

A l'examen radioscopique, le poumon gauche tout entier est beaucoup moins transparent que le droit. — Diminution de l'ampliation thoracique.

M. X... est grand, fort, vigoureux ; il mange et dort bien, ne tousse pas. Respiration courte.

Poids : 64 k. 800.

Traitement, 21 septembre 1903. — Le malade respire mieux dès la première application.

24 septembre. — P. G. : Inspiration moins affaiblie au sommet ; moins rude en avant ; humée, mais beaucoup plus nette à la base ; expiration prolongée mais plus distincte.

30 septembre. — Le malade respire mieux ; la respiration est moins courte.

3 octobre. — P. G. — L'inspiration est encore un peu humée, mais moins affaiblie au sommet ; elle s'entend mieux à la base ; l'expiration est beaucoup moins prolongée.

18 octobre. — Chimisme le 13 : Les échanges s'abaissent.

Le malade se trouve très bien, il marche et monte les côtes des environs de Rouen sans éprouver le moindre essoufflement, tandis qu'à Arcachon il était à bout de souffle une fois arrivé aux Dunes.

31 octobre. — La respiration est normale des deux côtés, mais toujours plus affaiblie à gauche.

Tous les échanges sont abaissés.

OBSERVATION N° 12

ÉLÉMENTS DU CHIMISME RESPIRATOIRE	Avant le TRAITEMENT	PENDANT LE TRAITEMENT		Un Mois après le TRAITEMENT	Onze Mois après le TRAITEMENT	Vingt-deux Mois après le TRAITEMENT
	N° 412 18 Septemb. 1903	N° 445 13 Octobre 1903	N° 466 31 Octobre 1903	N° 497 20 Novemb. 1903	N° 761 27 Septemb. 1904	N° 1102 Août 1905
Taille	1 m. 71	1 m. 71	1 m. 71	1 m. 71	1 m. 71	1 m. 71
Poids	64 k. 800	66 k. 500	66 k. 700	67 k. 300	61 k. 800	64 k.
Capacité respiratoire totale	3.150 cc.	3.420 cc.	3.600 cc.	3.500 cc.	3.520 cc.	3.780 cc.
Capacité respiratoire totale par centimètre de taille	18 cc. 30	20 cc.	21 cc. 05	20 cc. 46	20 cc. 58	22 cc. 1
Acide carbonique exhalé pour 100 parties d'air expiré	3 cc. 6	3 cc. 45	3 cc. 47	3 cc. 49	3 cc. 84	3 cc. 83
Oxygène consommé pour 100 parties d'air expiré	4 cc. 4	4 cc. 30	4 cc. 24	4 cc. 26	4 cc. 57	4 cc. 51
Ventilation par minute	8'340 cc.	8'010 cc.	7'600 cc.	7'450 cc.	6'220 cc.	6'120 cc.
Acide carbonique produit par minute	307 cc. 440	276 cc. 345	263 cc. 720	260 cc. 005	238 cc. 848	234 cc. 396
Oxygène total consommé par minute	375 cc. 760	349 cc. 236	322 cc. 240	317 cc. 370	284 cc. 254	276 cc. 012
Oxygène absorbé par les tissus par minute	68 cc. 320	73 cc. 991	58 cc. 520	57 cc. 365	45 cc. 406	41 cc. 616
Ventilation par kilogramme-minute	131 cc. 780	120 cc. 450	113 cc. 940	110 cc. 700	100 cc. 647	95 cc. 625
Acide carbonique produit par kilogramme-minute	4 cc. 744	4 cc. 155	3 cc. 953	3 cc. 863	3 cc. 864	3 cc. 661
Oxygène total consommé par kilogramme-minute	5 cc. 798	5 cc. 251	4 cc. 831	4 cc. 715	4 cc. 599	4 cc. 312
Oxygène absorbé par les tissus par kilogramme-minute	1 cc. 054	1 cc. 096	0 cc. 878	0 cc. 852	0 cc. 735	0 cc. 651
Totalité des échanges par kilogramme-minute	10 cc. 542	9 cc. 406	8 cc. 784	8 cc. 578	8 cc. 463	7 cc. 973
Quotient respiratoire	0.818	0.791	0,818	0,819	0,840	0.849
Coefficient d'oxydation	81.82 °/₀	79,10 °/₀	81,84 °/₀	81,92 °/₀	84,02 °/₀	84,90 °/₀
Coefficient d'absorption	18.18 °/₀	20,90 °/₀	18,16 °/₀	18,08 °/₀	15,98 °/₀	15.10 °/₀
Recherche du Bacille de Koch	N° 414 Absence	Pas d'expectoration	Pas d'expectoration	Pas d'expectoration	Pas d'expectoration	Pas d'expectoration
ANALYSE DU SANG	N° 413	N° 446	N° 467	N° 498	N° 762	N° 1103
Hémoglobine (en oxyhémoglobine °/₀)	15.5 °/₀	16,6 °/₀	15,8 °/₀	16,7 °/₀	16,90 °/₀	16,6 °/₀
Globules rouges en millimètre cube	6.300.000	6.900.000	6.250.000	7.100.000	6.650.000	6,100,000
Globules blancs en millimètre cube	7.800	7.500	6.900	6.500	7.100	6.400
Formule leucocytaire						
Leucocytes polynucléaires neutrophiles	78 °/₀	73 °/₀	78 °/₀	79,5 °/₀	78 °/₀	76 °/₀
— polynucléaires éosinophiles	0	1	3	2,5	0,5	2
— grands mononucléaires	2	8	2	3	2	3
— lymphocytes	20	19	16	11	15,5	19
— formes de transition	0	2	1	4	4	0
— myélocytes	0	0	0	0	0	0
— grands macrophages	0	0	0	0	0	0

OBSERVATION N° 12

ANALYSE DES URINES	Avant le TRAITEMENT N° 587, 13 Septembre 1903	PENDANT LE TRAITEMENT N° 627, 18 Octobre 1903		PENDANT LE TRAITEMENT N° 642, 31 Octobre 1903		Un Mois après le TRAITEMENT N° 683, 20 Novembre 1903		Onze Mois après le TRAITEMENT N° 1102, 27 Septembre 1904		Vingt-deux Mois après le TRAITEMENT N° 1607, Août 1905
Poids	64 k. 800	68 k. 500		68 k. 700		67 k. 300		61 k. 800		64 k.
Volume émis en 24 heures	1.000	1.400		1.400		800		880		1.000
Aspect	Normal	Normal		Normal		Normal		Limpide		Normal
Couleur	Normale	Normale		Normale		Jaune foncé		Normale		Normale
Odeur	»	»		»		Normale		»		»
Dépôt	Floconneux	Nul		Nul		Phosphatique		Nul		Nul
Réaction	Hyperacide	Hyperacide		Hyperacide		Hyperacide		Isoacide		Hyperacide
Densité à + 15°	1027	1022		1023		1033		1020		1026
Eléments normaux	Par litre et par 24 h.	Par litre	Par 24 h.	Par litre	Par 24 h.	Par litre	Par 24 h.	Par litre	Par 24 h.	Par litre et par 24 h.
Matières organiques	43 gr. 50	23 gr. 50	32 gr. 90	29 gr. 50	41 gr. 30	31 gr.	24 gr. 80	29 gr.	26 gr.	29 gr.
Matières minérales	22 gr. 50	28 gr. 50	39 gr. 90	28 gr. 50	39 gr. 90	36 gr.	28 gr. 80	30 gr.	27 gr. 45	22 gr.
Total des matières dissoutes *(extrait sec)*	66 gr.	53 gr.	72 gr. 80	58 gr.	81 gr. 20	67 gr.	53 gr. 60	59 gr.	53 gr. 55	51 gr.
Eau	934 gr.	948 gr.	1327 gr. 20	940 gr.	1318 gr. 80	933 gr.	746 gr. 40	941 gr.	826 gr. 55	949 gr.
Urée	41 gr. 16	27 gr. 40	38 gr. 36	29 gr. 20	40 gr. 88	28 gr. 40	22 gr. 72	24 gr. 30	21 gr. 40	24 gr. 80
Azote total *(en urée)*	45 gr. 50	31 gr. 10	43 gr. 54	33 gr. 80	47 gr. 32	32 gr. 60	26 gr. 08	30 gr. 40	26 gr. 75	31 gr. 50
Azote de l'urée	19 gr. 34	12 gr. 87	18 gr. 03	13 gr. 72	19 gr. 21	13 gr. 34	10 gr. 67	11 gr. 42	10 gr. 05	11 gr. 65
Azote total	21 gr. 38	14 gr. 61	20 gr. 46	15 gr. 86	22 gr. 20	15 gr. 32	12 gr. 25	14 gr. 28	12 gr. 57	14 gr. 80
Azote de l'acide urique	0 gr. 286	0 gr. 227	0 gr. 317	0 gr. 277	0 gr. 387	0 gr. 230	0 gr. 183	0 gr. 154	0 gr. 134	0 gr. 286
Acide urique	0 gr. 86	0 gr. 68	0 gr. 95	0 gr. 83	1 gr. 16	0 gr. 69	0 gr. 55	0 gr. 46	0 gr. 40	0 gr. 68
Phosphates en P^2O^5	4 gr. 20	2 gr. 75	3 gr. 85	3 gr. 12	4 gr. 37	2 gr. 78	2 gr. 22	2 gr. 37	2 gr. 19	1 gr. 90
Chlorures en NaCl	9 gr. 85	7 gr. 25	10 gr. 15	8 gr. 16	11 gr. 42	14 gr. 50	11 gr. 60	10 gr. 80	9 gr. 50	9 gr. 60
Chlore des chlorures	5 gr. 91	4 gr. 35	6 gr. 09	4 gr. 90	6 gr. 85	8 gr. 70	6 gr. 96	6 gr. 48	5 gr. 70	5 gr. 76
Sulfates en SO^4H^2	2 gr. 16	1 gr. 30	1 gr. 82	0 gr. 98	1 gr. 37	1 gr. 80	1 gr. 49	1 gr. 20	1 gr. 03	1 gr. 05
Acidité en HCl	2 gr. 23	1 gr. 83	2 gr. 56	2 gr. 05	2 gr. 87	2 gr. 25	1 gr. 80	1 gr. 38	1 gr. 48	2 gr. 70
Acidité en P^2O^5	2 gr. 15	1 gr. 77	2 gr. 48	1 gr. 98	2 gr. 78	2 gr. 18	1 gr. 74	1 gr. 63	1 gr. 44	2 gr. 61
Eléments anormaux :										
Albumine totale (sérine et globuline)	Néant	Néant		Néant		Néant		Néant		Néant
RAPPORTS URINAIRES										
Rapport de l'urée au résidu total	0,623	0,525		0,503		0,423		0,412		0,486
— du résidu organique à l'azote total	2,03	1,03		1,22		2,03		2,08		1,95
— de l'azote de l'acide urique à l'azote total	0,0134	0,0155		0,0174		0,0151		0,0107		0,0193
— de l'azote de l'urée à l'azote total	0,904	0,88		0,865		0,87		0,799		0,787
— des matières minérales au résidu total	0,3409	0,548		0,491		0,537		0,508		0,431
— de l'acide urique à l'urée	1/48	1/40		1/35		1/41		1/53		1/36
— de l'acide phosphorique à l'azote total	0,1964	0,1882		0,1964		0,1814		0,1658		0,1283
— des chlorures au résidu total	0,1402	0,1394		0,1406		0,2164		0,1830		0,1882
Examen microscopique	Rien d'anormal comme éléments minéraux ou figurés.	Rien d'anormal		Néant		Néant		Néant		Rien d'anormal comme éléments minéraux ou figurés.

Etat général et appétit excellents. Le malade sort par tous les temps et fait de longues marches sans fatigue et sans essoufflement.

Résultats éloignés : 14 novembre. — Respiration normale dans les deux poumons, sauf un léger affaiblissement à gauche.

29 novembre. — Le malade va très bien. A l'auscultation, il existe toujours une légère différence entre les deux sommets. — Les échanges s'abaissent encore.

Décembre 1904. — M. X... reprend ses études de décembre 1903 à juillet 1904; il se surmène encore pendant cette période (préparation à Centrale). Nous le revoyons en septembre 1904 : il a maigri de 5 k. 500, ce qui ne lui a pas fait de mal : l'état général et l'état local sont très bons; il n'existe plus aucune différence entre les deux poumons. Les échanges sont au-dessous de la normale.

Août 1905. — M. X... va toujours très bien, malgré le surmenage intellectuel et un embarras gastrique fébrile survenu en juillet. Son médecin, professeur dans une Faculté de province, qui l'ausculte, trouve les poumons en très bon état.

OBSERVATION XIII

E..., M..., 20 ans, femme d'un de nos ouvriers tuberculeux guéri, 1 enfant.

Antécédents héréditaires : Père alcoolique, asthmatique, expectore depuis dix ans; mère bien portante; trois frères et trois sœurs délicats; un frère mort de méningite tuberculeuse.

Antécédents personnels : Grande, brune, réglée irrégulièrement; jamais malade avant son mariage avec un tuberculeux. Un enfant, qu'elle nourrit. Couche normale en février 1903. En avril, pneumonie grippale ; expectoration muco-purulente avec crachats rouillés Depuis cette époque, elle a toujours toussé et expectoré, le matin, des mucosités blanches d'abord, muco-purulentes depuis deux mois. Dans la journée, l'expectoration est plus rare.

Elle a bon appétit, s'alimente bien, et cependant elle maigrit.

Poids : 70 kilos avant son mariage.

— 65 k. 500, le 16 juin 1903.

Surmenage génital depuis son mariage et encore actuellement.

17 juin 1903. — Induration du tiers supérieur du poumon gauche. Sub-matité au sommet.

Inspiration affaiblie, humée, avec expiration diminuée au sommet; inspiration affaiblie et humée à la base; expiration prolongée; inspiration rude et humée en avant.

P. D. : Inspiration rude et humée dans tout le poumon. Expectoration muco-purulente.

Echanges au-dessus de la normale.

Depuis deux mois, la malade est sans forces; elle se fatigue très vite et ne peut plus monter les escaliers sans éprouver une oppression qui l'oblige à s'arrêter.

Cette malade, qui devait commencer son traitement en juin, change d'avis et va faire une cure d'air à Elbeuf-sur-Andelle. Elle nous revient en octobre.

17 octobre 1903. — Elle a maigri en quatre mois de 3 k. 500; elle n'a presque plus de lait pour allaiter son enfant; nous lui conseillons de le sevrer; elle n'en fait rien; elle est pâle, sans forces et plus oppressée qu'en juin; elle se plaint d'une douleur au côté droit (névralgie intercostale); elle tousse et expectore des crachats muco-purulents; de plus, elle se démoralise.

Les échanges sont plus élevés qu'en juin.

P. G. : Induration du tiers supérieur du poumon.

Sub-matité au sommet.

Inspiration affaiblie, humée, avec expiration diminuée et craquements secs au sommet; inspiration affaiblie et humée en deux temps, expiration prolongée à la base avec quelques râles sous-crépitants secs; inspiration rude, humée, avec expiration prolongée et râles sous crépitants fins en avant.

P. D. : Inspiration rude et humée au sommet et à la base ; inspiration rude en avant.

Expectoration muco-purulente. — Pas de bacilles.

Traitement, 26 octobre 1903. — Après l'application, la malade respire mieux; ce bien-être dure deux heures.

Le lendemain, elle nous dit que son lait est plus abondant.

OBSERVATION N° 13

ÉLÉMENTS DU CHIMISME RESPIRATOIRE	Avant la CURE D'AIR	Après la Cure d'air et avant le TRAITEMENT	PENDANT LE TRAITEMENT								Neuf Mois après le TRAITEMENT
	N° 333 17 Juin 1903	N° 447 17 Octobre 1903	N° 486 26 Nov. 1903	N° 517 28 Décembre 1903	N° 552 30 Janvier 1904	N° 582 26 Février 1904	N° 603 28 Mars 1904	N° 639 3 Mai 1904	N° 628 *bis* 4 Juin 1904	N° 700 14 Juillet 1904	N° 956 17 Avril 1905
Taille	1 m. 70	1 m. 70	1 m. 70	1 m. 70	1 m. 70	1 m. 70	1 m. 70	1 m. 70	1 m. 70	1 m. 70	1 m. 70
Poids	65 k. 500	62 k.	62 k. 450	61 k. 500	61 k. 200	59 k. 900	59 k. 900	60 k. 500	59 k. 150	60 k. 200	71 k.
Capacité respiratoire totale	1.800 cc.	1.820 cc.	2.230 cc.	2.180 cc.	2.430 cc.	1.920 cc.	2.100 cc.	2.050 cc.	2.150 cc.	2.250 cc.	2.100 cc.
Capacité respiratoire totale par centimètre de taille	10 cc. 58	10 cc. 70	13 cc. 11	12 cc. 82	14 cc. 29	11 cc. 20	12 cc. 35	12 cc. 05	12 cc. 64	13 cc. 23	12 cc. 3
Acide carbonique exhalé pour 100 parties d'air expiré	4 cc. 2	4 cc. 53	4 cc. 47	4 cc. 52	4 cc. 48	4 cc. 62	4 cc. 64	4 cc. 63	4 cc. 56	4 cc. 61	4 cc. 34
Oxygène consommé pour 100 parties d'air expiré	5 cc. 25	5 cc. 84	5 cc. 76	5 cc. 71	5 cc. 33	5 cc. 41	5 cc. 35	5 cc. 38	5 cc. 42	5 cc. 37	5 cc. 10
Ventilation par minute	8l 330 cc.	8l 030 cc.	8l 110 cc.	9l 200 cc.	8l 220 cc.	9l 030 cc.	8l 950 cc.	8l 700 cc.	9l 100 cc.	8l 930 cc.	8l 050 cc.
Acide carbonique produit par minute	349 cc. 440	364 cc. 005	384 cc. 414	415 cc. 840	368 cc. 256	417 cc. 186	415 cc. 280	402 cc. 810	414 cc. 960	411 cc. 673	349 cc. 37
Oxygène total consommé par minute	436 cc. 800	470 cc. 120	467 cc. 136	525 cc. 320	438 cc. 120	488 cc. 523	478 cc. 825	468 cc. 060	493 cc. 220	479 cc. 541	410 cc. 55
Oxygène absorbé par les tissus par minute	87 cc. 360	105 cc. 455	83 cc. 722	109 cc. 480	69 cc. 870	71 cc. 337	63 cc. 545	65 cc. 250	78 cc. 260	67 cc. 868	61 cc. 18
Ventilation par kilogramme-minute	127 cc. 022	129 cc. 848	129 cc. 863	149 cc. 593	134 cc. 313	150 cc. 751	149 cc. 415	143 cc. 801	153 cc. 846	148 cc. 338	113 cc. 38
Acide carbonique produit par kilogramme-minute	5 cc. 334	5 cc. 881	6 cc. 135	6 cc. 761	6 cc. 017	6 cc. 964	6 cc. 932	6 cc. 658	7 cc. 015	6 cc. 836	4 cc. 92
Oxygène total consommé par kilogramme-minute	6 cc. 668	7 cc. 582	7 cc. 480	8 cc. 541	7 cc. 158	8 cc. 155	7 cc. 993	7 cc. 736	8 cc. 338	7 cc. 965	5 cc. 78
Oxygène absorbé par les tissus par kilogramme-minute	1 cc. 334	1 cc. 701	1 cc. 345	1 cc. 780	1 cc. 141	1 cc. 191	1 cc. 061	1 cc. 078	1 cc. 323	1 cc. 127	0 cc. 86
Totalité des échanges par kilogramme-minute	12 cc. 002	13 cc. 483	13 cc. 615	15 cc. 302	13 cc. 175	15 cc. 119	14 cc. 925	14 cc. 394	15 cc. 353	14 cc. 803	10 cc. 70
Quotient respiratoire	0,799	0,775	0,822	0,791	0,840	0,853	0,867	0,860	0,841	0,858	0,850
Coefficient d'oxydation	79,90 %	77,56 %	82,29 %	79,15 %	84,05 %	85,39 %	86,73 %	86,06 %	84,14 %	85,85 %	85,00 %
Coefficient d'absorption	20,.. %	22,44 %	17,71 %	20,85 %	15,95 %	14,61 %	13,27 %	13,94 %	15,86 %	14,15 %	14,91 %
RECHERCHE DU BACILLE DE KOCH	N° 334 Absence	N° 449 Absence	N° 487 *bis* Absence	N° 519 Absence	Pas d'expectoration	N° 584 Absence	Pas d'expectoration	Pas d'expectoration	Pas d'expectoration	Pas d'expectoration	Pas d'expectoration
ANALYSE DU SANG	N° 335	N° 448	N° 487	N° 518	N° 553	N° 583	N° 604	N° 640	N° 629 *bis*	N° 701	N° 957
Hémoglobine (en oxyhémoglobine %)	16 %	14,7 %	13,6 %	15,2 %	16 %	15,20 %	14.80 %	14,7 %	15,8 %	16,6 %	12,30 %
Globules rouges par millimètre cube	6.700.000	5.200.000	6.100.000	6.200.000	7.100.000	7.150.000	5.900.000	6.700.000	6.300.000	6.100.000	5.100.000
Globules blancs par millimètre cube	8.500	9.000	8.700	8.800	7.200	7.600	7.500	6.500	7.600	5.200	7.300
Formule leucocytaire											
Leucocytes polynucléaires neutrophiles	80 %	77 %	79 %	78 %	76 %	79 %	78 %	77 %	79 %	72 %	80 %
— polynucléaires éosinophiles	0	1	2	3	1,5	2	1,5	2	1,5	0	2
— grands mononucléaires	3	4	1,5	4	3,5	2	2,5	3	2,5	0	0
— lymphocytes	10	16	14,5	14	17	16	18	18	17	26	18
— formes de transition	2	3	3	1	2	1	0	0	0	2	0
— myélocytes	0	0	0	0	0	0	0	0	0	0	0
— grands macrophages	0	0	0	0	0	0	0	0	0	0	0

Chimisme après surmenage, insomnies, etc. — Fin du Traitement du 12 au 28 Décemb.

31 octobre. — Le lait revient en quantité plus que suffisante pour l'enfant; la respiration se fait mieux; la malade se sent plus forte; elle est plus gaie.

23 novembre. — P. G. : Inspiration affaiblie et humée au sommet et à la base; craquements secs au sommet lors de la toux ou de l'inspiration forcée; inspiration rude en avant, pas de râles sous-crépitants.

P. D. : Inspiration moins rude, moins humée.

La toux et l'expectoration diminuent sensiblement, la respiration est facile; la malade travaille, marche, court et monte les escaliers sans fatigue et sans essoufflement.

L'appétit est de plus en plus impérieux.

Poids : 62 k. 450.

Echanges à peu près stationnaires.

12 décembre. — P. G. : Inspiration toujours affaiblie au sommet; affaiblie et humée avec expiration prolongée à la base; rudesse en avant.

P. D. : Inspiration moins rude, moins humée qu'en novembre.

Légère expectoration le matin.

Bon état général; beaucoup de lait.

Du 12 au 28 décembre, pas de traitement. La malade a passé cinq nuits blanches près de son enfant assez gravement malade et s'est levée plus de vingt fois les autres nuits; elle s'alimente suffisamment, elle a du lait en abondance, mais elle est fatiguée; elle se trouve plus oppressée, soit à la respiration, soit à la marche, soit à la moindre ascension. Elle a maigri de 950 grammes.

28 décembre. — P. G. : Sub-matité au sommet.

Inspiration affaiblie, humée au sommet, à la base et en avant; expiration prolongée.

P. D. : Rudesse dans tout le poumon.

Pas de toux, un crachat le matin.

Le chimisme fait le 28 décembre est mauvais.

30 janvier 1904. — P. G. : Inspiration toujours affaiblie.

P. D. : Inspiration offrant une certaine rudesse.

Le chimisme est bon : tous les échanges s'abaissent.

Pas de traitement du 30 janvier au 13 février.

Règles le 1er février. — La malade se décide enfin à sevrer son enfant et se soumet à une diète qui lui semble très pénible et l'affaiblit.

27 février. — Le chimisme fait le 26 février est mauvais.

P. G. : Inspiration affaiblie et humée dans tout le poumon.

P. D. : Toujours de la rudesse.

Expectoration légère.

La malade a très bon appétit et reprend des forces.

3 mars. — Du 3 mars au 7 avril, pas de traitement : l'enfant est repris de bronchite capillaire; la malade le soigne et ne prend pour elle aucune précaution. Grippe, frissons, fièvre, toux, anorexie.

7 avril. — Nouvelle grippe. La malade tousse, a de l'oppression, de l'essoufflement en montant les escaliers. Sueurs nocturnes depuis le 3 mars. Expectoration muco-purulente. L'appétit se maintient, malgré tout.

P. G. : Inspiration très affaiblie, avec quelques râles sous-crépitants secs au sommet; affaiblie et humée à la base; rude et humée en avant.

P. D. : Même état.

Le chimisme de mars laisse à désirer.

OBSERVATION N° 13

ANALYSE DES URINES	Avant la CURE D'AIR N° 467 17 Juin 1903		Après la Cure d'Air et avant le TRAITEMENT N° 636 17 Octobre 1903		PENDANT LE TRAITEMENT EN 1903 ET 1904 N° 680 26 Novembre 1903		N° 717 28 Décembre 1903
Poids	65 k. 500		63 k.		63 k. 450		61 k. 500
Volume en 24 heures	1.200		1.200		850		1.000
Aspect	Normal		Normal		Normal		Normal
Dépôt	Floconneux		Nul		Nul		Nul
Réaction	Isoacide		Isoacide		Hypoacide		Isoacide
Densité à + 15°	1017		1020		1030		1024
Éléments normaux	Par litre	Par 24 heures	Par litre	Par 24 h.	Par litre	Par 24 h.	Par 24 heures
Matières organiques	32 gr. 90	39 gr. 48	27 gr.	32 gr. 40	36 gr. 50	31 gr.	27 gr. 50
Matières minérales	19 gr. 10	22 gr. 92	23 gr.	27 gr. 50	26 gr. 50	22 gr. 50	23 gr. 50
Total des matières dissoutes *(extrait sec)*	52 gr.	62 gr. 40	50 gr.	59 gr. 90	63 gr.	58 gr. 50	51 gr.
Eau	948 gr.	1137 gr. 60	950 gr.	1041 gr. 10	937 gr.	796 gr. 50	949 gr.
Urée	31 gr. 16	37 gr. 39	26 gr. 30	31 gr. 50	35 gr. 60	30 gr. 40	32 gr. 40
Azote total *(en urée)*	35 gr. 05	42 gr. 06	29 gr. 20	35 gr.	40 gr. 20	34 gr. 20	36 gr. 70
Azote de l'urée	14 gr. 64	17 gr. 57	12 gr. 36	14 gr. 80	16 gr. 73	14 gr. 28	15 gr. 22
Azote total	16 gr. 47	19 gr. 76	13 gr. 72	16 gr. 46	18 gr. 89	16 gr. 07	17 gr. 24
Azote de l'acide urique	0 gr. 260	0 gr. 310	0 gr. 237	0 gr. 288	0 gr. 288	0 gr. 240	0 gr. 290
Acide urique	0 gr. 78	0 gr. 93	0 gr. 71	0 gr. 85	0 gr. 85	0 gr. 72	0 gr. 87
Phosphates en P^2O^5	3 gr.	3 gr. 60	3 gr. 71	4 gr. 85	4 gr. 60	3 gr. 90	2 gr. 50
Chlore des chlorures	4 gr. 95	5 gr. 94	5 gr. 70	6 gr. 84	6 gr. 32	6 gr. 24	5 gr. 43
Chlorures en NaCl	8 gr. 25	9 gr. 90	9 gr. 50	11 gr. 40	12 gr. 20	10 gr. 40	9 gr. 05
Sulfates en SO^4H^2	1 gr. 67	2 gr.	1 gr. 67	2 gr.	1 gr. 80	1 gr. 53	1 gr. 80
Acidité en HCl	1 gr. 05	1 gr. 26	1 gr. 25	1 gr. 30	1 gr. 16	0 gr. 99	1 gr. 55
Acidité en P^2O^5	1 gr. 02	1 gr. 22	1 gr. 21	1 gr. 45	1 gr. 12	0 gr. 92	1 gr. 50
Éléments anormaux :							
Indican	0 gr. 0161	0 gr. 019	Néant		Néant		Néant
Skatol	Présence		»		»		»
RAPPORTS URINAIRES							
Rapport de l'urée au résidu total	0,599		0,526		0,566		0,635
— du résidu organique à l'azote total	1,99		1,96		1,93		1,60
— de l'azote de l'acide urique à l'azote total	0,0151		0,0172		0,0149		0,0168
— de l'urée à l'azote total	0,80		0,90		0,89		0,88
— de l'acide urique à l'urée	1/40		1/37		1/42		1/37
— des matières minérales au résidu total	0,367		0,46		0,4206		0,4607
— de l'acide phosphorique à l'azote total	0,1821		0,2704		0,2485		0,1450
— des chlorures au résidu total	0,1586		0,19		0,1936		0,1774
Examen microscopique	Rien d'anormal		Rien d'anormal		Cristaux d'oxalate de chaux		Rien d'anormal

ANALYSE DES URINES	PENDANT LE TRAITEMENT EN 1903 ET 1904 (suite) N° 774 30 Janvier 1904		N° 825 26 Février 1904		N° 891 28 Mars 1904		N° 928 5 Mai 1904	N° 973 8 Juin 1904	N° 1030 17 Juillet 1904	Neuf m[ois] après l[e] TRAITEM[ENT] N° 14[…] 18 Avril
Poids	61 k. 200		59 k. 900		59 k. 900		60 k. 500	58 k. 150	60 k. 100	71 k.
Volume en 24 heures	900		1.300		975		1.000	1.000	1.000	1.90[…]
Aspect	Normal		Normal		Normal		Trouble	Limpide	Trouble	Troub[…]
Dépôt	Normal		Nul		Floconneux		Nul	Nul	Floconneux	Norm[…]
Réaction	Hypoacide		Isoacide		Hypoacide		Hypoacide	Hypoacide	Hypoacide	Hypera[…]
Densité à + 15°	1022		1019		1022.5		1014.5	1018	1028	102[…]
Éléments normaux	Par litre	Par 24 h.	Par litre	Par 24 h.	Par litre	Par 24 h.	Par 24 heures	Par 24 heures	Par litre et par 24 h.	Par litre
Matières organiques	35 gr.	31 gr. 50	26 gr.	33 gr. 75	29 gr.	28 gr. 27	19 gr.	23 gr.	24 gr.	15 gr.
Matières minérales	17 gr.	15 gr. 30	16 gr.	20 gr. 80	15 gr.	14 gr. 62	13 gr.	16 gr.	23 gr.	13 gr.
Total des matières dissoutes *(extrait sec)*	52 gr.	46 gr. 80	42 gr.	54 gr. 55	44 gr.	42 gr. 89	32 gr.	39 gr.	47 gr.	29 gr.
Eau	948 gr.	853 gr. 20	958 gr.	1245 gr. 45	956 gr.	932 gr. 10	968 gr.	961 gr.	953 gr.	971 gr.
Urée	34 gr. 30	31 gr.	25 gr. 10	32 gr. 15	26 gr. 20	25 gr. 545	18 gr. 40	24 gr.	19 gr. 06	13 gr. 20
Azote total *(en urée)*	39 gr. 20	35 gr. 15	29 gr. 60	38 gr. 50	30 gr. 70	29 gr. 932	21 gr. 90	27 gr. 15	21 gr. 50	15 gr. 50
Azote de l'urée	16 gr. 12	14 gr. 57	11 gr. 79	15 gr. 11	12 gr. 31	12 gr.	8 gr. 64	11 gr. 28	8 gr. 93	6 gr. 20
Azote total	18 gr. 24	16 gr. 52	13 gr. 91	18 gr. 09	14 gr. 42	14 gr. 06	10 gr. 22	12 gr. 76	10 gr. 10	7 gr. 22
Azote de l'acide urique	0 gr. 270	0 gr. 243	0 gr. 210	0 gr. 273	0 gr. 248	0 gr. 237	0 gr. 143	0 gr. 167	0 gr. 200	0 gr. 073
Acide urique	0 gr. 81	0 gr. 73	0 gr. 63	0 gr. 82	0 gr. 73	0 gr. 711	0 gr. 43	0 gr. 50	0 gr. 60	0 gr. 22
Phosphates en P^2O^5	2 gr. 80	2 gr. 52	2 gr. 12	2 gr. 75	1 gr. 16	1 gr. 13	1 gr. 28	2 gr. 26	3 gr. 80	2 gr.
Chlore des chlorures	4 gr. 89	4 gr. 41	4 gr. 56	5 gr. 94	2 gr. 43	2 gr. 37	2 gr. 30	3 gr. 06	4 gr. 88	4 gr. 44
Chlorures en NaCl	8 gr. 16	7 gr. 35	7 gr. 60	9 gr. 90	4 gr. 06	3 gr. 95	4 gr. 26	5 gr. 10	8 gr. 10	7 gr. 40
Sulfates en SO^4H^2	1 gr. 05	0 gr. 95	0 gr. 92	1 gr. 20	0 gr. 85	0 gr. 82	0 gr. 53	1 gr. 06	1 gr.	1 gr. 05
Acidité en HCl	0 gr. 86	0 gr. 77	1 gr. 06	1 gr. 38	0 gr. 89	0 gr. 86	0 gr. 32	0 gr. 60	0 gr. 57	0 gr. 94
Acidité en P^2O^5	0 gr. 83	0 gr. 74	1 gr. 03	1 gr. 34	0 gr. 86	0 gr. 83	0 gr. 31	0 gr. 77	0 gr. 56	0 gr. 81
Éléments anormaux :										
Indican	Néant		Néant		Néant		Néant	Néant	Néant	Néan[t]
Skatol	»		»		»		»	»	»	»
RAPPORTS URINAIRES										
Rapport de l'urée au résidu total	0,659		0,597		0,595		0,575	0,615	0,405	0,44[…]
— du résidu organique à l'azote total	1,01		1,86		2,01		1,84	1,80	2,37	2,21
— de l'azote de l'acide urique à l'azote total	0,0148		0,0150		0,0168		0,0138	0,0130	0,0198	0,010[…]
— de l'urée à l'azote total	0,87		0,85		0,85		0,84	0,85	0,89	0,868
— de l'acide urique à l'urée	1/42		1/40		1/36		1/43	1/48	1/82	1/60
— des matières minérales au résidu total	0,336		0,3809		0,3409		0,406	0,4102	0,489	0,448
— de l'acide phosphorique à l'azote total	0,1584		0,1524		0,0804		0,1240	0,1771	0,3762	0,277
— des chlorures au résidu total	0,1569		0,1809		0,0922		0,1331	0,13	0,1725	0,25[…]
Examen microscopique	Rien d'anormal		Rien d'anormal		Rien d'anormal		Rien d'anormal	Rien d'anormal	Rien d'anormal	Néa[nt]

30 avril. — La malade mange et dort bien, elle n'expectore plus depuis huit jours, elle est plus gaie.

P. G. : Inspiration nette, bien qu'affaiblie au sommet; humée et affaiblie à la base; légèrement rude en avant.

P. D. : Même état.

Pas de règles ce mois-ci. La malade commence une nouvelle grossesse.

30 mai. — Même état pulmonaire; pas de changement dans les échanges.

La malade se trouve mieux, mais elle maigrit, bien que s'alimentant suffisamment.

30 juin. — Rhume le 12.

P. G. : Inspiration toujours affaiblie au sommet; affaiblie et humée à la base, légèrement rude en avant.

Chimisme le 4 juin, fait après plusieurs journées et plusieurs nuits de surmenage de tous genres. L'appétit reste bon, mais la malade est triste, se décourage. Avec un traitement si peu régulier et une vie semblable, nous n'osons compter sur une guérison, et nous cessons le traitement en juillet. Les échanges sont légèrement abaissés.

Résultats éloignés. — La malade est accouchée en décembre et n'a pas voulu faire faire son chimisme, ni reprendre son traitement.

En avril 1905, elle a augmenté de 10 kilos.

Chimisme : Les échanges, bien qu'abaissés, sont encore au-dessus de la normale. Si on les considère par kilog.-minute, ils s'en rapprochent; mais en les considérant seulement par minute, ils sont trop élevés, et la capacité respiratoire, qui s'était relevée pendant le traitement, s'est abaissée de nouveau, ce que nous n'avons jamais observé chez nos malades guéris.

A l'auscultation, la respiration est affaiblie et humée à gauche, et nous n'osons compter sur une guérison complète; du reste le traitement, cessé définitivement en juillet, avait été trop irrégulièrement suivi pour donner un bon résultat; de plus, nous avions affaire à une malade très imprudente, ne prenant aucune précaution et se surmenant de toutes les façons.

OBSERVATION XIV

M..., chef monteur aux ateliers de Sotteville, 48 ans, marié, un enfant.

Antécédents héréditaires : Père mort à 48 ans, maladie de poitrine (hémoptysie); mère morte à 73 ans : bronchite chronique, expectoration sanguinolente; deux frères délicats des bronches; une sœur *rhumatisante;* une autre bien portante; deux oncles délicats : hémoptysies.

Antécédents personnels : Jamais malade, jamais d'excès. Levé à 5 heures, couché à 9 heures.

Douleurs de temps à autre dans le gros orteil gauche.

Enrouement depuis 1902.

En 1903, rhume, grippe et, depuis cette époque, légère expectoration.

En décembre 1903, toux sèche, hémoptysie.

Depuis, toux continuelle et expectoration grisâtre.

En novembre 1904, toux sèche, puis hémoptysie.

Coryza chronique depuis 1902.

En mai et décembre 1903, lors de sa grippe et de sa première hémoptysie, deux de nos confrères lui conseillent de se soigner sérieusement et de veiller au côté gauche. Nous lui faisons la même recommandation.

En juillet 1904, pendant un séjour chez son frère, à Dornach, se trouvant un peu enrhumé et ressentant un malaise général, il consulte un médecin qui constate des lésions graves au poumon gauche et prescrit le créosotal. Le malade suit bien son traitement et revient amélioré.

En novembre, lors de sa seconde hémoptysie, son médecin lui dit qu'il est atteint de bronchite bacillaire et lui conseille une nourriture abondante, des fortifiants, etc.

M... se décide enfin à se soigner.

Etat actuel, décembre 1904. — P. G. : Sub-matité au sommet.

Inspiration très affaiblie s'entendant à peine au sommet; très affaiblie et humée avec expiration très faible à la base; inspiration rude en avant; quelques râles sous-crépitants secs au sommet et à la base.

P. D. : Inspiration rude, avec expiration prolongée au sommet et à la base; inspiration rude en avant.

Expectoration grisâtre, le matin et après le repas.

Essoufflement à la marche et à l'ascension des escaliers.

Anorexie, sueurs nocturnes.

Echanges un peu au-dessus de la normale.

Traitement, 12 décembre 1904. — Le malade respire mieux après la première application et jusqu'à cinq heures du soir.

19 décembre. — Le malade respire toujours mieux; il est plus gai, se sent plus fort, marche plus facilement; l'appétit revient; les nuits sont meilleures, la toux et l'expectoration diminuent; quelques crachats au réveil.

22 décembre. — P. G. : Inspiration bien plus nette, mais toujours affaiblie et lointaine au sommet; expiration faible, mais nette; inspiration humée, affaiblie et lointaine, avec expiration prolongée à la base; inspiration rude et expiration légèrement prolongée en avant.

OBSERVATION N° 14

ÉLÉMENTS DU CHIMISME RESPIRATOIRE	Avant le TRAITEMENT	PENDANT LE TRAITEMENT					Deux Mois après le TRAITEMENT	Trois Mois après le TRAITEMENT
	N° 828 12 Décemb. 1904	N° 853 16 Janvier 1905	N° 891 20 Février 1905	N° 921 20 Mars 1905	N° 944 8 Avril 1905	N° 984 14 Mai 1905	N° 1054 Juillet 1905	N° 1092 Août 1905
Taille	1 m. 68	1 m. 68	1 m. 68	1 m. 68	1 m. 68	1 m. 68	1 m. 68	1 m. 68
Poids	69 k. 450	70 k. 900	70 k.	70 k. 500	69 k. 500	71 k. 100	72 k.	72 k. 350
Capacité respiratoire totale	3.200 cc.	3.100 cc.	4.050 cc.	3.220 cc.	3.400 cc.	3.780 cc.	3.620 cc.	3.720 cc.
Capacité respiratoire totale par centimètre de taille	19 cc. 04	18 cc. 45	24 cc. 10	19 cc. 16	20 cc. 2	22 cc. 5	21 cc. 54	22 cc. 1
Acide carbonique exhalé pour 100 parties d'air expiré	3 cc. 76	3 cc. 70	3 cc. 77	3 cc. 81	3 cc. 92	4 cc.	3 cc. 90	3 cc. 87
Oxygène consommé pour 100 parties d'air expiré	4 cc. 72	4 cc. 71	4 cc. 76	4 cc. 74	4 cc. 76	4 cc. 81	4 cc. 79	4 cc. 74
Ventilation par minute	8l850 cc.	8l620 cc.	8l240 cc.	9l510 cc.	8l020 cc.	7l650 cc.	7l730 cc.	7l690 cc.
Acide carbonique produit par minute	332 cc. 700	318 cc. 940	310 cc. 648	362 cc. 381	314 cc. 984	306 cc.	301 cc. 470	297 cc. 603
Oxygène total consommé par minute	417 cc. 720	406 cc. 022	392 cc. 224	450 cc. 774	381 cc. 752	367 cc. 965	370 cc. 267	364 cc. 506
Oxygène absorbé par les tissus par minute	84 cc. 960	87 cc. 082	81 cc. 576	88 cc. 443	67 cc. 368	61 cc. 965	68 cc. 797	66 cc. 903
Ventilation par kilogramme-minute	127 cc. 420	121 cc. 379	117 cc. 714	134 cc. 863	115 cc. 305	107 cc. 594	107 cc. 361	106 cc. 288
Acide carbonique produit par kilogramme-minute	4 cc. 791	4 cc. 498	4 cc. 437	5 cc. 139	4 cc. 523	4 cc. 303	4 cc. 187	4 cc. 113
Oxygène total consommé par kilogramme-minute	6 cc. 014	5 cc. 728	5 cc. 603	6 cc. 393	5 cc. 492	5 cc. 175	5 cc. 142	5 cc. 038
Oxygène absorbé par les tissus par kilogramme-minute	1 cc. 223	1 cc. 228	1 cc. 163	1 cc. 254	0 cc. 969	0 cc. 872	0 cc. 952	0 cc. 925
Totalité des échanges	10 cc. 805	10 cc. 224	10 cc. 040	11 cc. 582	10 cc. 015	9 cc. 478	9 cc. 329	9 cc. 151
Quotient respiratoire	0,796	0,785	0,792	0.803	0,823	0,831	0,814	0,810
Coefficient d'oxydation	79,66 %	78,55 %	79,20 %	80,37 %	82,35 %	83,17 %	81,44 %	81,65 %
Coefficient d'absorption	20,34 %	21,45 %	20,8 %	19,63 %	17,65 %	16,83 %	18,56 %	18,35 %
	N° 830							
RECHERCHE DU BACILLE DE KOCH	Pas de Bacille de Koch	Pas d'expectoration	Pas d'expectoration	Pas d'expectoration	Pas d'expectoration	Pas d'expectoration	Pas d'expectoration	Pas d'expectoration
ANALYSE DU SANG	N° 829	N° 854	N° 892	N° 922	N° 945	N° 985	N° 1055	N° 1093
Hémoglobine (en oxyhémoglobine %)	13,60 %	14,70 %	14,30 %	14,20 %	14 %	14,80 %	14,00 %	14.70 %
Globules rouges par millimètre cube	5.800.000	5.700.000	5.500.000	5.900.000	5.400.000	5.700.000	5.400.000	5.700.000
Globules blancs par millimètre cube	7.200	7.800	6.900	6.800	6.300	6.600	5.050	5.200
Formule leucocytaire								
Leucocytes polynucléaires neutrophiles	86 %	81 %	78 %	76 %	75 %	74 %	76 %	78 %
— polynucléaires éosinophiles	4	2	1	1.5	2	2	3	2
— grands mononucléaires	0	3	2	2	1	3	1	2
— lymphocytes	10	14	19	20,5	22	21	20	18
— formes de transition	0	0	0	0	0	0	0	0
— myélocytes	0	0	0	0	0	0	0	0
— grands macrophages	0	0	0	0	0	0	0	0

OBSERVATION N° 14

ANALYSE DES URINES	Avant le TRAITEMENT		PENDANT LE TRAITEMENT			
	N° 1232 12 Décembre 1904		N° 1294 Janvier 1905		N° 1346 Février 1905	
Poids	69 k. 500		70 k. 900		70 k.	
Volume émis en 24 heures	1.800		2.180		1.750	
Aspect	Normal		Normal		Normal	
Couleur	Normale		Normale		»	
Odeur	»		»		»	
Dépôt	Floconneux		Floconneux		Nul	
Réaction	Hypoacide		Hyperacide		Hyperacide	
Densité à + 15°	1021		1017.5		1023	
Eléments normaux	Par litre	Par 24 heures	Par litre	Par 24 h.	Par litre	Par 24 h.
Matières organiques	23 gr.	41 gr. 50	21 gr.	46 gr.	30 gr.	52 gr. 80
Matières inorganiques	17 gr.	30 gr. 50	15 gr.	32 gr. 75	13 gr.	22 gr. 70
Total des matières dissoutes *(extrait sec)*	40 gr.	72 gr.	36 gr.	78 gr. 75	43 gr.	75 gr. 50
Eau	960 gr.	1728 gr.	964 gr.	2101 gr. 25	957 gr.	1674 gr. 50
Urée	18 gr. 80	33 gr. 80	19 gr. 03	41 gr. 80	23 gr.	40 gr. 20
Azote de l'urée	8 gr. 73	15 gr. 78	8 gr. 95	19 gr. 54	10 gr. 91	18 gr. 80
Azote total en azote	11 gr. 56	20 gr. 91	11 gr. 42	24 gr. 91	13 gr. 44	23 gr. 30
Azote total *(en urée)*	24 gr. 60	44 gr. 50	24 gr. 30	53 gr.	28 gr. 00	50 gr.
Acide urique	0 gr. 95	1 gr. 71	0 gr. 58	1 gr. 13	0 gr. 86	1 gr. 50
Azote de l'acide urique	0 gr. 317	0 gr. 571	0 gr. 177	0 gr. 377	0 gr. 287	0 gr. 501
Chlorures en NaCl	5 gr. 50	9 gr. 90	4 gr. 80	10 gr. 50	5 gr. 30	9 gr. 30
Chlore des chlorures	3 gr. 30	5 gr. 94	2 gr. 88	6 gr. 30	3 gr. 18	5 gr. 58
Phosphates en P^2O^5	3 gr. 20	5 gr. 78	2 gr. 00	5 gr. 70	1 gr. 80	3 gr. 15
Sulfates en SO^4H^2	1 gr. 60	2 gr. 88	1 gr. 20	2 gr. 62	1 gr. 95	3 gr. 41
Acidité en HCl	0 gr. 59	1 gr. 06	1 gr. 04	2 gr. 25	2 gr. 30	4 gr. 02
Acidité en P^2O^5	0 gr. 57	1 gr. 03	1 gr.	2 gr. 18	2 gr. 24	3 gr. 90
Eléments anormaux :						
Albumine totale (sérine et globuline)	Traces inférieures à 10 centig. par litre		Traces (moins de 10 centig. par litre)		Néant	
Sérine	»	»	»	»	»	
Globuline	»	»	»	»	»	
RAPPORTS URINAIRES						
Rapport de l'azote de l'urée à l'azote total	0,76		0,80		0,80	
— de l'urée au résidu total	0,47		0,529		0,531	
— des matières minérales au résidu total	0,425		0,4166		0,3023	
— de l'acide phosphorique à l'azote total	0,2768		0,2270		0,1330	
— de l'acide urique à l'urée	1/26		1/37		1/26	
— des chlorures au résidu total	0,1375		0,1333		12,37	
— de l'azote de l'acide urique à l'azote total	0,0274		0,0154		0,1233	
— du résidu organique à l'azote total	1,98		1,81		2,23	
Examen microscopique	Rien d'anormal		Rien d'anormal		Rien d'anormal	

ANALYSE DES URINES	PENDANT LE TRAITEMENT						Deux Mois après le TRAITEMENT		Trois Mois après le TRAITEMENT	
	N° 1396 20 Mars 1905		N° 1433 7 Avril 1905		N° 1484 14 Mai 1905		N° 1558 Juillet 1905		N° 1599 Août 1905	
Poids	70 k. 500		69 k. 500		71 k. 100		72 k.		73 k. 350	
Volume émis en 24 heures	1.780		1.700		1.800		1.500		1.800	
Aspect	Normal		Normal		Normal		Normal		Normal	
Couleur	»		»		»		»		»	
Odeur	»		»		»		»		»	
Dépôt	Nul		Nul		Nul		Nul		Nul	
Réaction	Hyperacide		Hyperacide		Hyperacide		Hyperacide		Hyperacide	
Densité à + 15°	1019		1021		1019		1024		1017	
Eléments normaux	Par litre	Par 24 h.	Par litre	Par 24 h.	Par litre	Par 24 h.	Par litre	Par 24 h.	Par litre	Par 24 h.
Matières organiques	31 gr.	55 gr.	23 gr.	39 gr.	22 gr.	39 gr. 60	33 gr.	49 gr. 50	21 gr.	37 gr. 80
Matières inorganiques	10 gr.	17 gr. 80	15 gr.	25 gr. 50	14 gr.	25 gr. 20	18 gr.	27 gr.	18 gr.	32 gr. 40
Total des matières dissoutes *(extrait sec)*	41 gr.	72 gr. 80	38 gr.	64 gr. 30	36 gr.	64 gr. 80	51 gr.	76 gr. 50	39 gr.	70 gr. 20
Eau	959 gr.	1707 gr. 20	962 gr.	1635 gr. 50	964 gr.	1735 gr. 20	949 gr.	1423 gr. 50	961 gr.	1729 gr. 80
Urée	23 gr. 90	42 gr. 50	17 gr.	29 gr.	17 gr. 60	31 gr. 68	22 gr. 20	33 gr. 30	18 gr. 40	33 gr. 12
Azote de l'urée	11 gr. 23	19 gr. 07	7 gr. 09	13 gr. 03	8 gr. 27	14 gr. 88	10 gr. 43	15 gr. 65	8 gr. 64	15 gr. 36
Azote total en azote	13 gr. 06	23 gr. 20	9 gr. 54	16 gr. 21	10 gr. 90	19 gr. 62	13 gr. 44	20 gr. 16	11 gr. 00	19 gr. 96
Azote total *(en urée)*	27 gr. 80	49 gr. 50	20 gr. 30	34 gr. 50	23 gr. 20	41 gr. 76	28 gr. 00	42 gr. 90	23 gr. 60	42 gr. 48
Acide urique	0 gr. 75	1 gr. 34	0 gr. 51	0 gr. 82	0 gr. 45	0 gr. 81	0 gr. 57	0 gr. 85	0 gr. 63	1 gr. 13
Azote de l'acide urique	0 gr. 250	0 gr. 447	0 gr. 170	0 gr. 273	0 gr. 150	0 gr. 270	0 gr. 189	0 gr. 284	0 gr. 209	0 gr. 377
Chlorures en NaCl	5 gr.	8 gr. 90	7 gr. 10	12 gr. 10	6 gr. 20	11 gr. 16	8 gr. 30	12 gr. 45	7 gr. 80	14 gr. 04
Chlore des chlorures	3 gr.	5 gr. 34	4 gr. 26	7 gr. 26	3 gr. 72	6 gr. 69	4 gr. 98	7 gr. 47	4 gr. 68	8 gr. 42
Phosphates en P^2O^5	1 gr. 20	2 gr. 14	1 gr. 60	2 gr. 72	1 gr. 10	1 gr. 98	1 gr. 40	2 gr. 10	1 gr. 10	1 gr. 98
Sulfates en SO^4H^2	1 gr. 60	2 gr. 85	1 gr. 15	1 gr. 96	1 gr. 40	2 gr. 52	0 gr. 80	1 gr. 20	0 gr. 90	1 gr. 62
Acidité en HCl	1 gr. 90	3 gr. 48	2 gr. 20	3 gr. 75	1 gr. 15	2 gr. 07	1 gr. 60	2 gr. 40	1 gr. 20	2 gr. 14
Acidité en P^2O^5	1 gr. 84	3 gr. 28	2 gr. 13	3 gr. 64	1 gr. 11	2 gr.	1 gr. 55	2 gr. 32	1 gr. 10	2 gr. 00
Eléments anormaux :										
Albumine totale (sérine et globuline)	Néant		Néant		Néant		Néant		Néant	
Sérine	»		»		»		»		»	
Globuline	»		»		»		»		»	
RAPPORTS URINAIRES										
Rapport de l'azote de l'urée à l'azote total	0,830		0,837		0,758		0,77		0,77	
— de l'urée au résidu total	0,558		0,447		0,488		0,435		0,461	
— des matières minérales au résidu total	0,3487		0,3950		0,3888		0,358		0,461	
— de l'acide phosphorique à l'azote total	0,0918		0,1676		0,1080		0,104		0,099	
— de l'acide urique à l'urée	1/31		1/33		1/36,8		1/38		1/29	
— des chlorures au résidu total	0,1219		0,1121		0,1722		0,132		0,20	
— de l'azote de l'acide urique à l'azote total	0,0191		0,0178		0,0137		0,0140		0,0186	
— du résidu organique à l'azote total	2,37		2,41		2,01		2,45		1,89	
Examen microscopique	Rien d'anormal		Rien d'anormal		Rien d'anormal		Rien d'anormal		Rien d'anormal	

Etat général très bon; appétit excellent; le malade marche vite, court et monte les escaliers sans essoufflement.

15 janvier. — P. G. : Inspiration nette, mais affaiblie au sommet; un peu humée, avec expiration prolongée à la base; affaiblie, mais moins rude, avec expiration prolongée en avant. Quelques râles sous-crépitants secs au sommet et à la base.

P. D. : Un peu de rudesse dans tout le poumon.

Chimisme meilleur.

Le rhume de cerveau a complètement disparu.

Le malade mange et dort bien, et respire très facilement.

20 février. — Grippe très légère le 1er février.

P. G. : Inspiration presque normale, mais plus affaiblie qu'à droite.

P. D: : Respiration normale.

Les échanges s'abaissent.

Son médecin, qui l'a vu le 18 et le suit avec nous, le trouve en très bon état.

20 mars. — Du 27 février au 10 mars, toux et légère expectoration après les repas; rhume de cerveau pendant trois jours.

P. G. : Inspiration très nette, mais toujours plus affaiblie qu'à droite.

Echanges légèrement élevés : résultat des rhumes contractés en février et mars.

Etat général très bon. Nous considérons M... comme guéri.

10 avril. — Même état pulmonaire. Les échanges continuent à s'abaisser. Santé générale excellente; M... reprend son travail aujourd'hui.

Mai. — Même état pulmonaire. Echanges normaux.

Etat général très bon.

Poids : 71 k. 100.

Résultats éloignés : Juillet et août 1905. — Les échanges sont encore abaissés. M... est toujours en très bon état, ainsi que le constate notre confrère, qui a suivi le traitement.

OBSERVATION XV

Tuberculose locale

L..., Gaston, 8 ans, chétif.

Antécédents héréditaires : Père alcoolique et mère morts tous deux, en 1901, de tuberculose.

Antécédents personnels : Entérite, rougeole en mai 1902. Partageait le lit de ses parents malades.

Etat actuel, juin 1902. — Ostéo-périostite tuberculeuse de l'os malaire et de l'arcade zygomatique gauche; œdème de la face. Ulcération de 0 m. 025 de long sur 0 m. 018 de large, située à la partie inférieure de l'os malaire.

N'ayant pu obtenir le chimisme respiratoire, nous nous contentons de l'analyse du sang et des urines.

Nous avons employé pour le traitement de cette tuberculose locale les mêmes courants que pour la tuberculose pulmonaire. C'est pourquoi nous croyons intéressant d'en donner ici l'observation très abrégée. sur laquelle nous reviendrons un peu plus tard. L'ulcération guérit complètement après 23 applications, et le petit malade, que nous avons revu en juillet 1904 et en août 1905, est en parfait état. comme le prouvent les analyses ci-jointes.

OBSERVATION N° 15

	AVANT LE TRAITEMENT	PENDANT LE TRAITEMENT		Dix Mois après le TRAITEMENT	Vingt Mois après le TRAITEMENT	2 Ans et 9 Mois après le TRAITEMENT
	25 Juin 1902	15 Septemb. 1902	7 Novemb. 1902	22 Septemb. 1903	16 Juillet 1904	Août 1905
Age	8 ans			9 ans	10 ans	11 ans
Taille	1 m. 280	1 m. 280	1 m. 280	1 m. 310	1 m. 355	1 m. 390
Poids	22 k.	23 k. 750	23 k. 750	25 k. 300	27 k. 250	29 k. 150
EXAMEN du pus existant sous la croûte de la joue gauche	**N° 55 *bis*** 25 Juin 1902 Aucun bacille tuberculeux. Pus ayant les caractères ***aseptiques*** des pus d'origine tuberculeuse dans beaucoup de cas	**GUÉRISON de l'Ulcération** le 2 Août 1902				
ANALYSE DU SANG	**N° 55**	**N° 104**	**N° 158**	**N° 430**	**N° 699**	**N° 1101**
Hémoglobine (en oxyhémoglobine %)	9,6 %	11,4 %	12 %	12,5 %	15 %	12,00 %
Globules rouges par millimètre cube	3.105.000	3.400.000	4.200.000	5.200.000	5.800.000	4.200.000
Globules blancs par millimètre cube	6.400	5.600	4.800	8.700	5.100	7.800
Formule leucocytaire						
Leucocytes polynucléaires neutrophiles	74,5 %	81 %	80 %	82 %	76 %	81 %
— polynucléaires éosinophiles	7	9	6	3	2	3
— grands mononucléaires	1	0	1	1	1	2
— lymphocytes	12,5	7	13	12	21	14
— formes de transition	5	8	0	2	0	0
— myélocytes	0	0	0	0	0	0
— grands macrophages	0	0	0	0	0	0

OBSERVATION N° 15

ANALYSE DES URINES	Avant le TRAITEMENT		PENDANT LE TRAITEMENT				Dix Mois après le TRAITEMENT		Vingt Mois après le TRAITEMENT		2 Ans et 9 Mois après le TRAITEMENT	
	N° 25 Juin 1902		N° 145 15 Septembre 1902		N° 204 7 Novembre 1902		N° 596 22 Septembre 1903		N° 10 Juillet 1904		N° 1602 Août 1905	
Poids	22 k.		23 k. 750		23 k. 750		25 k. 300		27 k. 250		29 k. 150	
Volume émis en 24 heures	470		885		800		1.380		400		1.100	
Aspect	Normal		Normal		Normal		»		Trouble		Normal	
Dépôt	Normal		Nul		Nul		»		Nul		Nul	
Réaction	Hypoacide		Hypoacide		Isoacide		Hypoacide		Hypoacide		Hyperacide	
Densité à + 15°	1025,3		1017,4		1018		1016		1033		1016	
Eléments normaux	Par litre	Par 24 h.	Par litre	Par 24 h.	Par litre	Par 24 h.	Par litre	Par 24 h.	Par litre	Par 24 h.	Par litre	Par 24 h.
Matières organiques	32 gr. 30	15 gr. 58	18 gr. 70	16 gr. 55	19 gr.	16 gr. 34	16 gr.	22 gr. 10	36 gr.	14 gr. 40	19 gr.	20 gr. 90
Matières minérales	12 gr.	5 gr. 64	7 gr. 80	6 gr. 90	8 gr. 30	7 gr. 14	17 gr.	23 gr. 50	28 gr.	11 gr. 20	17 gr.	18 gr. 70
Total des matières dissoutes (*extrait sec*)	44 gr. 30	20 gr. 72	26 gr. 50	23 gr. 45	27 gr. 30	23 gr. 48	33 gr.	45 gr. 60	64 gr.	25 gr. 60	36 gr.	39 gr. 60
Eau	425 gr. 70	200 gr. 07	973 gr. 50	861 gr. 55	972 gr. 70	806 gr. 52	967 gr.	1334 gr. 40	936 gr.	374 gr. 40	964 gr.	1060 gr. 40
Urée	23 gr. 80	11 gr. 18	15 gr.	13 gr. 27	14 gr. 00	12 gr. 55	17 gr. 20	23 gr. 75	31 gr.	12 gr. 40	19 gr. 30	21 gr. 23
Azote total (*en urée*)	29 gr. 30	13 gr. 73	17 gr. 20	15 gr. 20	17 gr.	14 gr. 02	19 gr. 80	27 gr. 40	35 gr. 60	14 gr. 25	23 gr. 30	25 gr. 63
Acide urique	0 gr. 32	0 gr. 15	0 gr. 31	0 gr. 27	0 gr. 20	0 gr. 25	0 gr. 26	0 gr. 36	0 gr. 57	0 gr. 23	0 gr. 37	0 gr. 40
Phosphates en P^2O^5	2 gr. 60	1 gr. 22	1 gr. 15	1 gr. 02	0 gr. 96	0 gr. 82	3 gr. 15	4 gr. 35	4 gr. 10	1 gr. 64	2 gr. 80	3 gr. 08
Chlorures en NaCl	12 gr. 20	5 gr. 73	5 gr. 02	4 gr. 44	5 gr. 30	4 gr. 56	5 gr. 60	7 gr. 72	12 gr. 80	5 gr. 10	8 gr. 70	9 gr. 57
Sulfates en SO^4H^2	0 gr. 14	0 gr. 065	0 gr. 51	0 gr. 45	0 gr. 43	0 gr. 37	1 gr. 22	1 gr. 58	1 gr. 95	0 gr. 78	1 gr. 55	1 gr. 70
Acidité en HCl	1 gr. 22	0 gr. 57	0 gr. 82	0 gr. 73	1 gr. 22	1 gr. 05	0 gr. 66	0 gr. 91	1 gr. 16	0 gr. 46	1 gr. 80	1 gr. 98
Acidité en P^2O^5	0 gr. 78	0 gr. 37	0 gr. 53	0 gr. 47	0 gr. 70	0 gr. 08	0 gr. 43	0 gr. 59	»	»	1 gr. 74	1 gr. 92
Eléments anormaux												
RAPPORTS URINAIRES												
Rapport de l'urée à l'azote total	81 %		87 %		86 %		87 %		87 %		86 %	
— de l'acide urique à l'urée	1/74		1/48		1/50		1/66		1/55		1/52	
— des matières minérales à l'extrait sec	27,08 %		29,4 %		30,4 %		51,5 %		43,7 %		47,2 %	
— de l'acide phosphorique à l'azote total	18,8 %		14,2 %		12,01 %		33,8 %		24,5 %		26,7 %	
Examen microscopique											Rien d'anormal	

MALADES EN TRAITEMENT

OBSERVATION XVI

Mme X..., 20 ans, couturière, mariée en juin 1904.

Réglée à 14 ans, irrégulièrement; les règles ne sont régulières que depuis trois mois.

Antécédents héréditaires : Père *arthritique graveleux;* mère *pléthorique;* un frère et une sœur en bonne santé.

Antécédents personnels : Anémie depuis deux ou trois ans. Toux sèche de temps à autre.

Etat actuel, 30 janvier 1905. — Induration du tiers supérieur du poumon droit. Matité au sommet, sub-matité à la base. Vibrations thoraciques exagérées.

Inspiration très affaiblie avec expiration faible et prolongée dans tout le poumon.

P. G. : Inspiration rude au sommet; rude, humée, avec expiration prolongée à la base et en avant.

Pas d'expectoration.

Toux sèche, essoufflement au moindre effort, dépression morale, anorexie. La malade est sans forces et garde le lit une partie de la journée. Pas de fièvre. Traitement commencé le 31 janvier : comme on peut le voir par les analyses, la malade est bien près de la guérison.

OBSERVATION N° 16

ÉLÉMENTS DU CHIMISME RESPIRATOIRE	Avant le TRAITEMENT	PENDANT LE TRAITEMENT				
	N° 867 31 Janvier 1905	N° 914 9 Mars 1905	N° 967 2 Mai 1905	N° 1013 4 Juin 1905	N° 1056 6 Juillet 1905	N° 1090 1er Août 1905
Taille	1 m. 58	1 m. 58	1 m. 58	1 m. 58	1 m. 58	1 m. 58
Poids	48 k. 500	46 k. 750	48 k. 000	49 k. 400	50 k. 050	49 k. 800
Capacité respiratoire totale	1.620 cc.	2.200 cc.	2.250 cc.	2.010 cc.	2.420 cc.	2.440 cc.
Capacité respiratoire par centimètre de taille	10 cc. 25	13 cc. 92	14 cc. 20	16 cc. 5	15 cc. 37	15 cc. 4
Acide carbonique exhalé pour 100 parties d'air expiré	3 cc. 30	3 cc. 40	3 cc. 40	3 cc. 52	3 cc. 50	3 cc. 54
Oxygène consommé pour 100 parties d'air expiré	4 cc. 65	4 cc. 63	4 cc. 65	4 cc. 62	4 cc. 63	4 cc. 59
Ventilation par minute	9l200 cc.	9l600 cc.	8l200 cc.	8l050 cc.	8l410 cc.	7l540 cc.
Acide carbonique produit par minute	309 cc. 120	326 cc. 400	278 cc. 800	283 cc. 300	294 cc. 350	266 cc. 916
Oxygène total consommé par minute	428 cc. 720	444 cc. 480	381 cc. 300	371 cc. 910	389 cc. 383	346 cc. 086
Oxygène absorbé par les tissus par minute	119 cc. 600	118 cc. 080	102 cc. 500	88 cc. 550	95 cc. 033	79 cc. 170
Ventilation par kilogramme-minute	187 cc. 848	205 cc. 345	168 cc. 724	162 cc. 955	168 cc. 031	151 cc. 405
Acide carbonique produit par kilogramme-minute	6 cc. 647	6 cc. 981	5 cc. 736	5 cc. 730	5 cc. 881	5 cc. 359
Oxygène total consommé par kilogramme-minute	9 cc. 230	9 cc. 507	7 cc. 845	7 cc. 528	7 cc. 770	6 cc. 949
Oxygène absorbé par les tissus par kilogramme-minute	2 cc. 583	2 cc. 526	2 cc. 100	1 cc. 792	1 cc. 898	1 cc. 590
Totalité des échanges par kilogramme-minute	15 cc. 877	16 cc. 488	13 cc. 581	13 cc. 264	13 cc. 650	12 cc. 308
Quotient respiratoire	0,721	0,734	0,731	0.761	0,756	0.771
Coefficient d'oxydation	72,11 °/₀	73,45 °/₀	73,12 °/₀	76,19 °/₀	75,60 °/₀	77.12 °/₀
Coefficient d'absorption	27,89 °/₀	26,55 °/₀	26,88 °/₀	23,81 °/₀	24,40 °/₀	22,78 °/₀
Recherche du Bacille de Koch	Pas d'expectoration	Pas d'expectoration	Pas d'expectoration	Pas d'expectoration	Pas d'expectoration	Pas d'expectoration
ANALYSE DU SANG	N° 868	N° 916	N° 968	N° 1014	N° 1057	N° 1091
Hémoglobine (en oxyhémoglobine °/₀)	12.30 °/₀	11.00 °/₀	13 °/₀	13.30 °/₀	14.10 °/₀	13.00 °/₀
Globules rouges par millimètre cube	4.200.000	4.300.000	5.100.000	5.050.000	5.500.000	5.700.000
Globules blancs par millimètre cube	9.700	7.000	7.200	7.250	6.050	6.200
Formule leucocytaire						
Leucocytes polynucléaires neutrophiles	81 °/₀	79 °/₀	81 °/₀	77 °/₀	81 °/₀	77 °/₀
— polynucléaires éosinophiles	3	4	2	3	2	4
— grands mononucléaires	2	1	4	2	4	2
— lymphocytes	14	16	13	18	13	17
— formes de transition	0	0	0	0	0	0
— myélocytes	0	0	0	0	0	0
— grands macrophages	0	0	0	0	0	0

Échanges après Grippe contractée le 19 février

OBSERVATION N° 16

ANALYSE DES URINES	Avant le TRAITEMENT		PENDANT LE TRAITEMENT							
	N° 1305 31 Janvier 1905		N° 1387 9 Mars 1905		N° 1455 2 Mai 1905	N° 1511 Juin 1905	N° 1559 Juillet 1905		N° 1600 1er Août 1905	
Poids	46 k. 500		46 k. 750		48 k. 600	40 k. 400	50 k. 050		49 k. 800	
Volume émis en 24 heures	1.500		1.500		1.000	1.000	1.400		900	
Aspect	Trouble		Normal		Louche	Trouble	Normal		Normal	
Couleur	Pâle		Id.		Pâle	Jaune foncé	Normale		Normale	
Odeur	Normale		Id.		Normale	Normale	Id.		Id.	
Dépôt	Muqueux		Nul		Floconneux	Floconneux	Floconneux		Nul	
Réaction	Hyperacide		Hyperacide		Hyperacide	Hyperacide	Hyperacide		Hyperacide	
Densité à + 15°	1018,20		1018		1016	1023	1018		1022	
Eléments normaux	Par litre	Par 24 heures	Par litre	Par 24 h.	Par litre et par 24 h.	Par litre et par 24 h.	Par litre	Par 24 h.	Par litre	Par 24 h.
Matières organiques	24 gr.	36 gr.	23 gr.	34 gr. 50	21 gr.	28 gr.	15 gr.	21 gr.	25 gr.	22 gr. 50
Matières inorganiques	16 gr.	24 gr.	15 gr.	22 gr. 50	16 gr.	19 gr.	14 gr.	19 gr. 60	21 gr.	18 gr. 90
Total des matières dissoutes *(extrait sec)*	40 gr.	60 gr.	38 gr.	57 gr.	37 gr.	47 gr.	29 gr.	40 gr. 60	46 gr.	41 gr. 40
Urée	14 gr. 20	21 gr. 30	19 gr.	28 gr. 50	16 gr. 90	21 gr. 60	12 gr. 20	17 gr. 10	20 gr. 90	18 gr. 81
Azote de l'urée	6 gr. 61	9 gr. 91	8 gr. 92	13 gr. 38	7 gr. 94	10 gr. 15	5 gr. 73	8 gr. 04	9 gr. 80	8 gr. 82
Azote total en azote	8 gr. 15	12 gr. 22	11 gr. 20	16 gr. 80	9 gr. 68	12 gr. 20	7 gr. 19	10 gr. 75	12 gr. 20	10 gr. 98
Azote total en urée	17 gr. 50	26 gr. 25	23 gr. 80	35 gr. 70	20 gr. 00	26 gr. 15	15 gr. 30	21 gr. 40	26 gr. 70	24 gr. 03
Acide urique	0 gr. 45	0 gr. 67	0 gr. 65	0 gr. 97	0 gr. 58	0 gr. 60	0 gr. 30	0 gr. 42	0 gr. 75	0 gr. 67
Azote de l'acide urique	0 gr. 150	0 gr. 220	0 gr. 217	0 gr. 325	0 gr. 193	0 gr. 200	0 gr. 100	0 gr. 140	0 gr. 222	0 gr. 199
Chlorures en NaCl	9 gr. 70	14 gr. 60	8 gr. 40	12 gr. 60	8 gr. 10	11 gr. 10	5 gr. 90	8 gr. 26	11 gr.	9 gr. 90
Chlore du chlorure de sodium	5 gr. 82	8 gr. 72	5 gr. 04	7 gr. 52	4 gr. 86	6 gr. 60	3 gr. 54	4 gr. 95	6 gr. 60	5 gr. 94
Phosphates en P^2O^5	1 gr. 58	2 gr. 70	1 gr. 23	1 gr. 84	1 gr. 70	2 gr. 10	1 gr. 10	1 gr. 54	1 gr. 80	1 gr. 62
Sulfates en SO^4H^2	1 gr. 87	2 gr. 80	2 gr. 45	3 gr. 68	2 gr. 03	3 gr. 05	2 gr. 20	3 gr. 08	2 gr. 15	1 gr. 93
Acidité en P^2O^5	3 gr. 62	5 gr. 42	2 gr. 15	4 gr. 42	2 gr. 78	3 gr. 57	1 gr. 30	1 gr. 90	2 gr. 73	2 gr. 45
Acidité en HCl	3 gr. 11	5 gr. 58	3 gr. 03	4 gr. 54	2 gr. 87	2 gr. 65	1 gr. 40	1 gr. 96	2 gr. 80	2 gr. 52
Matières ternaires	6 gr. 35	9 gr. 52	8 gr. 40	12 gr. 60	7 gr. 96	9 gr. 20	5 gr. 35	7 gr. 50	11 gr. 20	10 gr. 08
Eléments anormaux :										
Albumine totale (sérine et globuline)	0 gr. 08	0 gr. 12	Traces inférieures à 10 centigr.		Néant	Néant	Néant		Néant	
Sérine	»	»	»	»	Id.	Id.	Id.		Id.	
Globuline	»	»	»	»	Id.	Id.	Id.		Id.	
Nucléo-albumines	0 gr. 70	1 gr. 05	Néant		Id.	Id.	Id.		Id.	
Peptones	Présence		Traces		Id.	Id.	Id.		Id.	
Glucose	Néant		Néant		Id.	Id.	Id.		Id.	
Acétone	Id.		Id.		Id.	Id.	Id.		Id.	
Indican	Id.		Id.		Id.	Id.	Id.		Id.	
Skatol	Id.		Id.		Id.	Id.	Id.		Id.	
Urobiline	Traces normales		Id.		Id.	Id.	Id.		Id.	
Pigments biliaires	Néant		Id.		Id.	Id.	Id.		Id.	

RAPPORTS URINAIRES

	N° 1305	N° 1387	N° 1455	N° 1511	N° 1559	N° 1600
Rapport du carbone urinaire à l'azote total	0,78	0,75	0,805	0,740	0,744	0,918
— de l'azote de l'urée à l'azote total	0,81	0,796	0,82	0,83	0,797	0,782
— de l'urée au résidu total	0,355	0,50	0,456	0,460	0,420	0,454
— de l'acide urique à l'urée	1/32	1/34	1/34	1/36	1/41	1/36
— de l'azote de l'acide urique à l'azote total	0,0184	0,0193	0,0196	0,0161	0,0130	0,0182
— du résidu organique à l'azote total	2,94	2,07	2,17	2,82	2,12	2,05
— des chlorures au résidu total	0,245	0,225	0,210	0,236	0,203	0,240
— de l'acide phosphorique à l'azote total	0,1938	0,109	0,1766	0,170	0,150	0,147
— des matières minérales au résidu total	0,40	0,394	0,4324	0,4042	0,482	0,456
Examen microscopique	Quelques globules de pus. Pas d'hématies.	Rien d'anormal comme éléments figurés ou minéraux.	Rien d'anormal	Rien d'anormal	Rien d'anormal	Rien d'anormal

OBSERVATION XVII

Mme X..., 19 ans, réglée à 16 ans toujours régulièrement, mariée en juin 1904.

Antécédents héréditaires : Père mort cause inconnue; mère morte d'une maladie de foie ; un frère mort de tuberculose; une sœur bien portante ; grand'mère opérée de cancer du sein.

Antécédents personnels : Anémie à 15 ans; grippe en janvier 1905.

Etat actuel, mars 1905. — P. D. : Sub-matité au sommet; sub-matité moins prononcée à la base.

Inspiration affaiblie et humée, avec expiration prolongée au sommet; inspiration rude, humée, avec expiration prolongée à la base et en avant : râles sous-crépitants fins disséminés dans tout le poumon.

P. G. : Inspiration affaiblie au sommet ; rude, affaiblie et humée à la base, expiration diminuée; inspiration rude et humée avec expiration prolongée en avant; râles sous-crépitants fins au sommet, râles sous-crépitants très nombreux à la base.

Pas d'expectoration.

La malade mange, mais sans appétit; elle a maigri de 8 kilos depuis un an; elle est sans forces, fatiguée et essoufflée au moindre effort. Les nuits sont bonnes. Sueurs nocturnes de temps à autre.

Traitement commencé le 1er avril 1905, interrompu du 13 mai au 16 juin par une pneumonie. Malgré ce contre-temps, Mme X... est beaucoup mieux, ainsi que le prouvent les examens et que le constate notre confrère le médecin de la malade, qui s'intéresse vivement à cette cure. La guérison n'est plus qu'une question de temps.

OBSERVATION N° 17

ÉLÉMENTS DU CHIMISME RESPIRATOIRE	Avant le TRAITEMENT	PENDANT LE TRAITEMENT	
	N° 932 Mars 1905	N° 1027 17 Juin 1905	N° 1082 29 Juillet 1905
Taille	1 m. 57	1 m. 57	1 m. 57
Poids	52 k.	50 k. 600	53 k. 400
Capacité respiratoire totale	1.920 cc.	1.710 cc.	2.060 cc.
Capacité respiratoire totale par centimètre de taille	12 cc. 2	10 cc. 89	13 cc. 1
Acide carbonique exhalé pour 100 parties d'air expiré	3 cc. 65	3 cc. 62	3 cc. 67
Oxygène consommé pour 100 parties d'air expiré	4 cc. 74	4 cc. 71	4 cc. 70
Ventilation par minute	8^{l}380 cc.	8^{l}630 cc.	8^{l}610 cc.
Acide carbonique produit par minute	313 cc. 170	312 cc. 406	315 cc. 987
Oxygène total consommé par minute	406 cc. 692	406 cc. 473	404 cc. 670
Oxygène absorbé par les tissus par minute	93 cc. 522	94 cc. 067	88 cc. 683
Ventilation par kilogramme-minute	165 cc.	170 cc. 553	161 cc. 230
Acide carbonique produit par kilogramme-minute	6 cc. 022	6 cc. 174	5 cc. 917
Oxygène total consommé par kilogramme-minute	7 cc. 821	8 cc. 033	7 cc. 578
Oxygène absorbé par les tissus par kilogramme-minute	1 cc. 779	1 cc. 859	1 cc. 661
Totalité des échanges	13 cc. 843	14 cc. 207	13 cc. 495
Quotient respiratoire	0,770	0,768	0,782
Coefficient d'oxydation	77 °/₀	76,85 °/₀	78,2 °/₀
Coefficient d'absorption	22,99 °/₀	23.15 °/₀	21,8 °/₀
RECHERCHE DU BACILLE DE KOCH	Pas d'expectoration	Pas d'expectoration	Pas d'expectoration
ANALYSE DU SANG	N° 931	Pas de Recherches	N° 1083
Hémoglobine (en oxyhémoglobine °/₀)	7,90 °/₀		13,20 °/₀
Globules rouges par millimètre cube	3.500.000		5.050.000
Globules blancs par millimètre cube	10.500		7.200
Formule leucocytaire			
Leucocytes polynucléaires neutrophiles	60 °/₀		79 °/₀
— polynucléaires éosinophiles	0		3
— grands mononucléaires	5		2
— lymphocytes	35		14
— formes de transition	0		2
— myélocytes	0		0
— grands macrophages	0		0

(N° 1027 : Echanges 1 mois après une pneumonie du sommet et du lobe moyen du poumon droit)

OBSERVATION N° 17

ANALYSE DES URINES	Avant le TRAITEMENT		PENDANT LE TRAITEMENT		
	N° 1418 Mars 1905		N° 1554 17 Juin 1905		N° 1592 29 Juillet 1905
Poids	52 k.		50 k. 600		53 k. 400
Volume émis en 24 heures	1.430		1.420		1.000
Aspect	Normal		Normal		Normal
Couleur	Normale		Normale		Normale
Odeur	Id.		Id.		Id.
Dépôt	Nul		Nul		Nul
Réaction	Hyperacide		Isoacide		Hyperacide
Densité à + 15°	1016		1010		1016
Eléments normaux	Par litre	Par 24 h.	Par litre	Par 24 h.	Par litre et par 24 h.
Matières organiques	20 gr.	28 gr. 50	12 gr. 50	17 gr. 70	23 gr.
Matières inorganiques	14 gr.	20 gr.	11 gr. 50	16 gr. 30	16 gr.
Total des matières dissoutes *(extrait sec)*	34 gr.	48 gr. 50	24 gr.	34 gr.	39 gr.
Urée	15 gr. 10	21 gr. 55	9 gr. 10	12 gr. 90	14 gr. 60
Azote de l'urée	7 gr. 10	10 gr. 15	4 gr. 28	5 gr. 75	6 gr. 87
Azote total *(en azote)*	8 gr. 20	11 gr. 72	4 gr. 90	6 gr. 95	8 gr. 12
Azote total *(en urée)*	17 gr. 50	25 gr.	10 gr. 45	14 gr. 80	17 gr. 30
Azote de l'acide urique	0 gr. 150	0 gr. 210	0 gr. 190	0 gr. 270	0 gr. 324
Acide urique	0 gr. 41	0 gr. 64	0 gr. 58	0 gr. 82	0 gr. 97
Chlorures en NaCl	7 gr. 10	10 gr. 15	4 gr. 80	6 gr. 80	8 gr. 50
Chlore des chlorures	4 gr. 26	6 gr. 10	2 gr. 88	4 gr. 08	5 gr. 10
Phosphates en P^2O^5	1 gr. 10	1 gr. 57	0 gr. 95	1 gr. 35	2 gr. 10
Sulfates en SO^4H^2	2 gr. 05	2 gr. 92	1 gr. 15	1 gr. 63	1 gr. 75
Carbone urinaire	6 gr. 33	9 gr. 04	3 gr. 87	5 gr. 49	6 gr. 20
Acidité en HCl	3 gr. 14	4 gr. 49	1 gr. 20	1 gr. 70	2 gr. 80
Acidité en P^2O^5	3 gr. 05	4 gr. 35	1 gr. 16	1 gr. 64	2 gr. 71
Eléments anormaux :					
Albumine totale (sérine et globuline)	Traces inférres à 10 cent. par litre		Moins de 10 centigr. par litre		Néant
Sérine	»	»	»	»	Id.
Globuline	»	»	»	»	Id.
Nucléo-albumine	Néant		Néant		Id.
Peptones	Présence peu notable		Présence		Id.
Glucose	Néant		Néant		Id.
Acétone	Id.		Id.		Id.
Indican	Id.		Id.		Id.
Skatol	Id.		Id.		Id.
Urobiline	Id.		Id.		Id.
Pigments biliaires	Id.		Id.		Id.
RAPPORTS URINAIRES					
Rapport du carbone urinaire à l'azote total	0,772		0,790		0,763
— de l'azote de l'urée à l'azote total	0,863		0,871		0,846
— de l'urée au résidu total	0,441		0,379		0,374
— de l'acide urique à l'urée	1/35,7		1/63,7		1/66,4
— de l'azote de l'acide urique à l'azote total	0,0182		0,0387		0,0394
— du résidu organique à l'azote total	2,438		2,55		2,83
— des chlorures au résidu total	0,208		0,200		0,215
— de l'acide phosphorique à l'azote total	0,134		0,193		0,258
— des matières minérales au résidu total	0,40		0,479		0,410
Examen microscopique	Rien d'anormal comme éléments figurés et minéraux.		Rien d'anormal		Rien d'anormal

OBSERVATION XVIII

M..., Henri, 18 ans, valet de chambre, aîné de six enfants.

Antécédents personnels : Grippe en janvier 1905.

Le 12 février, après une marche précipitée, douleur vive à l'hypocondre droit; cette douleur se calme, devient intermittente et revient le 23 février si violente, qu'elle nécessite le transport du malade à l'Hôpital et que l'on croit à une appendicite. Le chef de service le met en expectative; le 2 mars, ne trouvant pas d'appendicite, il lui signe son bulletin de sortie et conseille à ses maîtres de l'envoyer à la campagne.

Depuis cette douleur, M... éprouve une gêne à la respiration, de l'essoufflement à la marche et surtout à l'ascension des escaliers, et une fatigue générale; l'appétit est excellent; cependant, le malade maigrit; le sommeil est moins bon qu'avant l'accident.

Etat actuel, 25 avril 1905. — Grand, bien musclé, très pâle; a maigri en un an de 5 à 6 kilos. Très sobre.

P. G. : Sub-matité au sommet. Diminution des vibrations thoraciques. Inspiration obscure au sommet; rude, humée, avec expiration prolongée à la base; inspiration très affaiblie avec expiration très diminuée en avant; râles sous-crépitants fins à l'inspiration en avant et au sommet.

P. D. : Inspiration rude, humée, avec expiration prolongée au sommet et en avant.

Ni toux ni expectoration.

Fatigue générale peu en rapport avec le travail que le malade fournit, essoufflement. — Dépression morale. — Digestions régulières; sommeil irrégulier. — Douleurs vagues plus ou moins vives dans la cavité abdominale, siégeant tantôt à la région hépatique, tantôt à la région splénique; ces douleurs ne durent que quelques instants, une demi-heure au plus.

Traitement commencé le 20 mai 1905. Le malade s'est trouvé mieux dès les premières applications et a pu continuer son service; la douleur abdominale a progressivement diminué et a disparu six semaines après le commencement du traitement. Aujourd'hui, l'état général et l'état pulmonaire sont très bons, ainsi que nous l'indiquent les échanges respiratoires, généraux, et la formule hémoleucocytaire, et nous croyons la guérison très prochaine.

OBSERVATION N° 18

ÉLÉMENTS DU CHIMISME RESPIRATOIRE	Avant le TRAITEMENT	PENDANT LE TRAITEMENT	
	N° 969 2 Mai 1905	N° 1016 7 Juin 1905	N° 1088 1er Août 1905
Taille	1 m. 695	1 m. 695	1 m. 695
Poids	59 k.	60 k. 500	60 k. 600
Respiration par minute	18.5	16	13
Capacité respiratoire totale	2.100 cc.	2.800 cc.	2.720 cc.
Capacité respiratoire totale par centimètre de taille	12 cc. 39	16 cc. 51	16 cc. 04
Volume de l'expiration moyenne	480 cc.	540 cc.	620 cc.
Acide carbon. exhalé pour 100 parties d'air expiré	3 cc. 53	3 cc. 62	3 cc. 58
Oxygène consommé pour 100 parties d'air expiré	4 cc. 58	4 cc. 64	4 cc. 61
Ventilation par minute	8l 920 cc.	8l 660 cc.	8l 060 cc.
Acide carbonique produit par minute	314 cc. 876	313 cc. 492	288 cc. 548
Oxygène total consommé par minute	408 cc. 536	401 cc. 824	371 cc. 566
Oxygène absorbé par les tissus par minute	93 cc. 660	88 cc. 332	83 cc. 018
Ventilation par kilogramme-minute	151 cc. 186	143 cc. 140	133 cc. 003
Acide carbonique produit par kilogramme-minute	5 cc. 336	5 cc. 181	4 cc. 761
Oxygène total consommé par kilogramme-minute	6 cc. 924	6 cc. 641	6 cc. 141
Oxygène absorbé par les tissus par kilog.-minute	1 cc. 588	1 cc. 460	1 cc. 380
Totalité des échanges par kilogramme-minute	12 cc. 260	11 cc. 822	10 cc. 902
Quotient respiratoire	0,770	0,780	0,777
Coefficient d'oxydation	77,07 %	78,02 %	77,70 %
Coefficient d'absorption	22,93 %	21,98 %	22,30 %
RECHERCHE DU BACILLE DE KOCH	Pas d'expectoration	Pas d'expectoration	Pas d'expectoration
ANALYSE DU SANG	N° 970	N° 1017	N° 1089
Hémoglobine (en oxyhémoglobine %)	9,80 %	10,60 %	12,80 %
Globules rouges par millimètre cube	3.800.000	3.900.000	4.000.000
Globules blancs par millimètre cube	9.400	9.700	7.700
Formule leucocytaire			
Leucocytes polynucléaires neutrophiles	80 %	81 %	79 %
— polynucléaires éosinophiles	1	3	1
— grands mononucléaires	3	2	3
— lymphocytes	15	12	17
— formes de transition	1	2	0
— myélocytes	0	0	0
— grands macrophages	0	0	0

OBSERVATION N° 18

ANALYSE DES URINES	Avant le TRAITEMENT		PENDANT LE TRAITEMENT		
	N° 1457 2 Mai 1905		N° 1515 7 Juin 1905		N° 1597 1er Août 1905
Poids......	59 k.		60 k. 500		60 k. 600
Volume émis en 24 heures....................	1.300		1.350		1.000
Aspect..	Normal		Trouble		Trouble
Couleur..	Normale		Normale		Jaune foncé
Odeur..	Id.		Id.		Normale
Dépôt..	Nul		Uratique		Uratique
Réaction..	Hypoacide		Hyperacide		Hyperacide
Densité à + 15°..	1028		1031		1034
Eléments normaux..........................	Par litre	Par 24 heures	Par litre	Par 24 h.	Par litre et par 24 h.
Matières organiques..........................	30 gr.	39 gr.	46 gr.	61 gr.	44 gr.
Matières inorganiques..........................	27 gr.	35 gr. 10	28 gr.	37 gr. 80	33 gr.
Total des matières dissoutes *(extrait sec)*.....	57 gr.	74 gr. 10	74 gr.	98 gr. 80	77 gr.
Urée..	31 gr. 10	40 gr. 50	44 gr. 20	59 gr. 85	37 gr. 90
Azote de l'urée..	14 gr. 62	19 gr.	20 gr. 77	28 gr.	17 gr. 80
Azote total en azote..	16 gr. 80	21 gr. 84	24 gr. 96	33 gr. 50	22 gr. 50
Azote total *(en urée)*..	35 gr. 75	46 gr. 50	53 gr. 10	71 gr. 85	47 gr. 70
Acide urique..	0 gr. 84	1 gr. 92	0 gr. 78	1 gr. 03	0 gr. 68
Azote de l'acide urique..	0 gr. 280	0 gr. 360	0 gr. 260	0 gr. 350	0 gr. 227
Chlorures en NaCl..	13 gr. 40	17 gr. 40	14 gr. 10	19 gr.	16 gr. 20
Chlore des chlorures..	8 gr. 04	10 gr. 45	8 gr. 46	11 gr. 40	9 gr. 70
Phosphates en P^2O^5..	2 gr. 40	3 gr. 12	2 gr. 30	3 gr. 10	2 gr. 80
Sulfates en SO^4H^2..	3 gr. 10	4 gr. 02	2 gr. 95	3 gr. 97	3 gr.
Acidité en HCl..	0 gr. 82	1 gr. 06	1 gr. 85	2 gr. 50	3 gr. 10
Acidité en P^2O^5..	0 gr. 79	1 gr. 03	1 gr. 79	2 gr. 40	3 gr. 02
Carbone urinaire..	9 gr. 15	11 gr. 90	18 gr. 20	23 gr. 20	14 gr. 40
Eléments anormaux :					
Albumine totale (sérine et globuline)..........	Traces (moins de 10 cent. par lit.)		Néant		Traces infér^es à 10 cent. par litre
Sérine..	»	»	Id.		» »
Globuline..	»	»	Id.		» »
Nucléo-albumines..	Néant		Id.		Néant
Peptones..	Présence notable		Présence		Présence
Glucose..	Néant		Néant		Néant
Acétone..	Id.		Id.		Id.
Indican..	Id.		Id.		Id.
Skatol..	Id.		Id.		Id.
Urobiline..	Id.		Présence nette au Spectroscope		Traces
Pigments biliaires..	Id.		Néant		Néant

RAPPORTS URINAIRES

	Avant (N° 1457)	N° 1515	N° 1597
Rapport du carbone urinaire à l'azote total...	0,544	0,73	0,64
— de l'azote de l'urée à l'azote total.....	0,870	0,832	0,79
— de l'urée à l'extrait sec..............	0,5436	0,5972	0,492
— de l'acide urique à l'urée..............	1/270	1/176	1/18
— de l'azote de l'acide urique à l'azote total	0,0166	0,0104	0,0100
— du résidu organique à l'azote total...	1,78	1,84	1,95
— des chlorures au résidu total.........	0,234	0,190	0,210
— de l'acide phosphorique à l'azote total	0,142	0,092	0,124
— des matières minérales au résidu total	0,4736	0,3783	0,428
Examen microscopique..................	Rien d'anormal comme éléments minéraux. Quelques rares leucocytes et cylindres hyalins du rein.	Cristaux urates acides	Rien d'anormal

OBSERVATION XIX

Mme X..., 41 ans, mariée, deux enfants; règles régulières.

Antécédents personnels : Anémie à 17 ans.

Grippe et bronchite en 1900; pointes de fèu aux deux sommets.

Dyspepsie très ancienne, qui existe encore aujourd'hui.

Depuis sa bronchite, Mme M... tousse et expectore un peu le matin au réveil et après les repas.

Etat actuel, mai 1905 : P. D. : Matité au sommet; sub-matité à la base, légére sub-matité en avant. Vibrations thoraciques exagérées au sommet droit. Inspiration affaiblie, rude et humée, avec expiration affaiblie au sommet et à la base; inspiration rude, affaiblie, avec expiration prolongée en avant.

P. G. : Inspiration rude, humée, au sommet et à la base; rude en avant. Expiration prolongée dans tout le poumon.

Toux grasse et expectoration légère le matin. — Pas de bacilles.

Faiblesse générale, fatigue et essoufflement à la marche et à la moindre ascension; constipation, anorexie, amaigrissement. La malade souffre depuis de longues années d'une dyspepsie, qui l'empêche de s'alimenter suffisamment. Depuis 1900, le corps offre une teinte bronzée qui rappelle la maladie d'Addison, et qui s'atténue depuis le commencement du traitement. Pas de sueurs nocturnes; pas de fièvre.

Le traitement suivi pendant deux mois et interrompu par les vacances a déjà donné un bon résultat : l'état général est meilleur et les échanges se sont légèrement abaissés ainsi que nous l'indiquent les coefficients d'oxydation et d'absorption.

OBSERVATION N° 19

ÉLÉMENTS DU CHIMISME RESPIRATOIRE	Avant le TRAITEMENT	PENDANT LE TRAITEMENT	
	N° 998 30 Mai 1905	N° 1051 5 Juillet 1905	N° 1084 30 Juillet 1905
Taille	1 m. 555	1 m. 555	1 m. 555
Poids	44 k.	44 k.	44 k. 350
Respiration par minute	21	15	10
Capacité respiratoire totale	2.450 cc.	2.490 cc.	2.730 cc.
Capacité respiratoire totale par centimètre de taille	15 cc. 7	16 cc. 01	17 cc. 60
Volume de l'expiration moyenne	395 cc. 238	550 cc.	496 cc.
Acide carbonique exhalé pour 100 parties d'air expiré	3 cc. 61	3 cc. 63	3 cc. 72
Oxygène consommé pour 100 parties d'air expiré	4 cc. 62	4 cc. 58	4 cc. 61
Ventilation par minute	8¹300 cc.	8¹250 cc.	7¹940 cc.
Acide carbonique produit par minute	299 cc. 630	299 cc. 475	295 cc. 368
Oxygène total consommé par minute	383 cc. 460	377 cc. 850	366 cc. 034
Oxygène absorbé par les tissus par minute	83 cc. 830	78 cc. 375	70 cc. 666
Ventilation par kilogramme-minute	188 cc. 636	187 cc. 500	179 cc. 030
Acide carbonique produit par kilogramme-minute	6 cc. 809	6 cc. 806	6 cc. 659
Oxygène total consommé par kilogramme-minute	8 cc. 715	8 cc. 587	8 cc. 253
Oxygène absorbé par les tissus par kilogramme-minute	1 cc. 906	1 cc. 781	1 cc. 594
Totalité des échanges par kilogramme-minute	15 cc. 524	15 cc. 393	14 cc. 912
Quotient respiratoire	0,781	0,792	0,807
Coefficient d'oxydation	78,13 °/o	79,26 °/o	80,7 °/o
Coefficient d'absorption	21,87 °/o	20,74 °/o	19,3 °/o
RECHERCHE DU BACILLE DE KOCH	Pas de bacilles de Koch. — Pneumocoques. — Nombreux grands macrophages et grandes cellules à granulations éosinophiles.	Pas d'expectoration	Pas d'expectoration
ANALYSE DU SANG	N° 999	N° 1052	N° 1085
Hémoglobine (en oxyhémoglobine °/o)	13,30 °/o	12.90 °/o	12.60 °/o
Globules rouges par millimètre cube	4.600.000	5.000.000	5.400.000
Globules blancs par millimètre cube	7.200	6.700	6.600
Formule leucocytaire			
Leucocytes polynucléaires neutrophiles	77 °/o	77 °/o	79 °/o
— polynucléaires éosinophiles	3	2,5	2
— grands mononucléaires	2	4,5	2
— lymphocytes	18	16	17
— formes de transition	0	0	0
— myélocytes	0	0	0
— grands macrophages	0	0	0

OBSERVATION N° 19

ANALYSE DES URINES	Avant le TRAITEMENT		PENDANT LE TRAITEMENT			
	N° 1499 30 Mai 1905		N° 1557 6 Juillet 1905		N° 1593 29 Juillet 1905	
Poids......	44 k.		44 k.		44 k. 350	
Volume émis en 24 heures....................	900		860		860	
Aspect....................................	Trouble		Normal		Normal	
Couleur....................................	Jaune foncé		Jaune rougeâtre		Jaune rougeâtre	
Odeur......................................	Normale		Normale		Normale	
Dépôt......................................	Uratique		Uratique		Uratique	
Réaction....................................	Hypoacide		Hypoacide		Hyperacide	
Densité à + 15°............................	1022		1021		1023	
Eléments normaux........................	Par litre	Par 24 heures	Par litre	Par 24 h.	Par litre	Par 24 h.
Matières organiques........................	29 gr.	26 gr.	28 gr.	24 gr. 10	31 gr.	27 gr. 70
Matières inorganiques......................	17 gr.	15 gr. 30	15 gr.	12 gr. 90	16 gr.	13 gr. 80
Total des matières dissoutes *(extrait sec)*.....	46 gr.	41 gr. 30	43 gr.	37 gr.	47 gr.	41 gr. 50
Urée.......................................	26 gr. 60	24 gr.	27 gr.	23 gr. 25	29 gr. 80	25 gr. 65
Azote de l'urée............................	12 gr. 50	11 gr. 20	12 gr. 70	10 gr. 90	14 gr. 30	12 gr. 30
Azote total en azote.......................	16 gr.	14 gr. 40	15 gr. 40	13 gr. 05	18 gr. 10	15 gr. 60
Azote total *(en urée)*........................	34 gr. 05	30 gr. 60	32 gr. 80	27 gr. 77	38 gr. 40	33 gr. 02
Acide urique...............................	0 gr. 96	0 gr. 86	0 gr. 77	0 gr. 66	0 gr. 84	0 gr. 72
Azote de l'acide urique....................	0 gr. 320	0 gr. 287	0 gr. 257	0 gr. 2191	0 gr. 280	0 gr. 2397
Chlorures en NaCl..........................	7 gr. 70	6 gr. 80	8 gr. 10	6 gr. 95	9 gr. 15	7 gr. 90
Chlore des chlorures.......................	4 gr. 62	4 gr. 15	4 gr. 86	4 gr. 19	5 gr. 50	4 gr. 75
Phosphates en P^2O^5........................	1 gr. 80	1 gr. 62	1 gr. 05	0 gr. 90	2 gr. 30	1 gr. 98
Sulfates en SO^4H^2.........................	2 gr. 10	1 gr. 90	2 gr. 25	1 gr. 94	1 gr. 80	1 gr. 55
Acidité en HCl.............................	1 gr. 05	0 gr. 94	1 gr. 40	1 gr. 21	3 gr. 70	3 gr. 19
Acidité en P^2O^5...........................	1 gr. 02	0 gr. 92	1 gr. 36	1 gr. 17	3 gr. 58	3 gr. 06
Carbone urinaire...........................	14 gr. 10	12 gr. 70	13 gr. 50	11 gr. 60	11 gr. 80	10 gr. 02
Eléments anormaux :						
Albumine totale (sérine et globuline)..........	Traces (moins de 10 cent. par lit.)		Néant		Néant	
Sérine.....................................	»	»	Id.		Id.	
Globuline..................................	»	»	Id.		Id.	
Nucléo-Albumines...........................	Néant		Id.		Id.	
Peptones...................................	Id.		Id.		Id.	
Glucose....................................	Id.		Id.		Id.	
Acétone....................................	Id.		Id.		Id.	
Indican....................................	0 gr. 030	0 gr. 027	0 gr. 025	0 gr. 021	Traces	
Skatol.....................................	Présence		Présence		Id.	
Urobiline..................................	Id.		Traces		Id.	
Pigments biliaires.........................	Néant		Néant		Néant	
Diazoréaction d'Erlich.....................	Id.		Id.		Id.	
RAPPORTS URINAIRES						
Rapport du carbone urinaire à l'azote total....	0,881		0,872		0,651	
— de l'azote de l'urée à l'azote total.....	0,781		0,823		0,774	
— de l'urée au résidu total............	0,578		0,627		0,634	
— de l'acide urique à l'urée...........	1,36,1		1,28,5		1/28,1	
— de l'azote de l'acide urique à l'azote total..	0,0200		0,0166		0,0154	
— du résidu organique à l'azote total...	1,80		1,81		1,71	
— des chlorures au résidu total........	0,166		0,188		0,194	
— du résidu inorganique sans chlore au résidu total....	0,202		0,160		0.145	
— de l'acide phosphorique à l'azote total.	0,112		0.080		0.194	
— des matières minérales au résidu total.	0,369		0.348		0,361	
Examen microscopique...................	Rien d'anormal comme éléments minéraux ou figurés.		Rien d'anormal		Rien d'anormal	

TUBERCULEUX INCURABLES

OBSERVATION XX

Tuberculose et caverne

P..., Georges, 15 ans 3 mois, apprenti typographe.

Antécédents héréditaires : Père mort de tuberculose en 1898; mère bien portante ; un frère 18 ans, délicat : abcès fréquents à l'anus; trois cousins paternels morts de tuberculose à 20, 23 et 40 ans; une cousine paternelle morte de tuberculose à 25 ans.

Antécédents personnels : Maladies de l'enfance.

Petit, blond, pâle, lymphatique.

En décembre 1901, à la suite d'une course en bicyclette, rhume et expectoration sanguinolente; depuis, toux tantôt sèche, tantôt grasse.

En juin 1902, expectoration muco-purulente mêlée de sang.

Le malade a beaucoup maigri et maigrit encore, quoiqu'il s'alimente assez bien; son médecin le considère comme perdu.

Etat actuel : Juillet 1902. — P. D. : Matité au sommet. Inspiration rude, humée, avec expiration prolongée et râles sous-crépitants secs au sommet et à la base; inspiration rude, humée et soufflante, avec expiration soufflante et prolongée en avant. Caverne. Gargouillements et râles humides.

P. G. : Inspiration rude, humée, avec expiration prolongée dans tout le poumon.

Expectoration muco-purulente; crachats striés de sang, bacilles.

Echanges élevés.

Pas de fièvre.

Poids : 32 kilos.

La mère du malade nous supplie de le soigner; nous cédons à sa demande, bien que prévoyant un mauvais résultat.

Traitement, 21 septembre 1902. — Après l'application, le malade respire plus facilement.

23 octobre. — La matité nous semble moins accentuée.

P. D. : Inspiration moins rude et moins humée au sommet et à la base ; quelques râles sous-crépitants fins; même état en avant.

P. G. : Inspiration moins rude, moins humée, avec expiration prolongée dans tout le poumon.

Le malade respire mieux, a bon appétit, dort bien, ne tousse plus la nuit et n'expectore guère qu'un crachat par jour.

Poids : 33 kilos.

OBSERVATION N° 20

ÉLÉMENTS DU CHIMISME RESPIRATOIRE	Avant le TRAITEMENT	PENDANT LE TRAITEMENT							Quatre Mois après la suppression du TRAITEMENT	Cinq Mois après le TRAITEMENT
	N° 81 31 Juillet 1902	N° 138 28 Octobre 1902	N° 182 22 Novemb. 1902	N° 216 17 Février 1903	N° 240 24 Mars 1903	N° 282 28 Avril 1903	N° 302 24 Mai 1903	N° 348 7 Juillet 1903	N° 472 10 Novemb. 1903	N° 512 15 Décembre 1903
Taille	1 m. 47	1 m. 47	1 m. 47	1 m. 47	1 m. 48	1 m. 48	1 m. 48	1 m. 48	1 m. 48	1 m. 48
Poids	32 k.	33 k.	34 k. 100	35 k. 450	35 k. 850	35 k. 300	35 k. 200	36 k. 850	32 k. 450	31 k.
Capacité respiratoire totale	1.300 cc.	1.500 cc.	1.350 cc.	1.400 cc.	1.420 cc.	1.120 cc.	1.250 cc.	1.110 cc.	1.100 cc.	910 cc.
Capacité respiratoire totale par centimètre de taille	8 cc. 84	10 cc. 20	9 cc. 18	9 cc. 52	9 cc. 59	7 cc. 56	8 cc. 44	7 cc. 50	7 cc. 43	6 cc. 14
Acide carbonique exhalé pour 100 parties d'air expiré	4 cc. 3	4 cc. 25	4 cc. 3	4 cc. 28	4 cc. 1	4 cc. 22	4 cc. 3	4 cc. 26	4 cc. 15	4 cc. 18
Oxygène consommé pour 100 parties d'air expiré	5 cc. 8	5 cc. 82	5 cc. 65	5 cc. 78	5 cc. 30	5 cc. 55	5 cc. 80	5 cc. 83	5 cc. 83	5 cc. 8
Ventilation par minute	5l200 cc.	5l310 cc.	5l230 cc.	5l200 cc.	5l320 cc.	6l070 cc.	5l980 cc.	5l800 cc.	5l850 cc.	6l200 cc.
Acide carbonique produit par minute	221 cc. 6	225 cc. 675	224 cc. 890	222 cc. 560	218 cc. 120	255 cc. 310	257 cc. 140	247 cc. 080	242 cc. 775	250 cc. 160
Oxygène total consommé par minute	301 cc. 6	309 cc. 042	295 cc. 495	300 cc. 560	286 cc. 748	335 cc. 775	352 cc. 222	338 cc. 140	341 cc. 055	350 cc. 900
Oxygène absorbé par les tissus par minute	78 cc.	83 cc. 367	70 cc. 605	78 cc.	68 cc. 628	80 cc. 465	95 cc. 082	91 cc. 060	98 cc. 280	100 cc. 440
Ventilation par kilogramme-minute	162 cc. 500	160 cc. 909	153 cc. 372	146 cc. 685	148 cc. 300	171 cc. 388	169 cc. 886	157 cc. 304	180 cc. 207	200 cc.
Acide carbonique produit par kilogramme-minute	6 cc. 980	6 cc. 838	6 cc. 503	6 cc. 278	6 cc. 084	7 cc. 282	7 cc. 305	6 cc. 705	7 cc. 481	8 cc. 360
Oxygène total consommé par kilogramme-minute	9 cc. 420	9 cc. 364	8 cc. 600	8 cc. 478	7 cc. 998	9 cc. 511	10 cc. 006	9 cc. 176	10 cc. 510	11 cc. 600
Oxygène absorbé par les tissus par kilogramme-minute	2 cc. 440	2 cc. 526	2 cc. 065	2 cc. 200	1 cc. 914	2 cc. 270	2 cc. 701	2 cc. 471	3 cc. 029	3 cc. 240
Totalité des échanges par kilogramme-minute	16 cc. 400	16 cc. 208	15 cc. 253	14 cc. 756	14 cc. 082	16 cc. 743	17 cc. 311	15 cc. 881	17 cc. 991	19 cc. 960
Quotient respiratoire	0,740	0,730	0,761	0.740	0.760	0,760	0.730	0.730	0,711	0.720
Coefficient d'oxydation	74,09 %	73,03 %	76,12 %	74,05 %	76,06 %	76,04 %	73,** %	73,07 %	71,18 %	72,05 %
Coefficient d'absorption	25,91 %	26,97 %	23,88 %	25,95 %	23,94 %	23,96 %	26,99 %	26,93 %	28,82 %	27,94 %
Recherche du Bacille de Koch	N° 82 Présence	N° 140 Présence	N° 181 Présence	N° 218 Présence	N° 241 Présence	N° 283 Présence	N° 303 Présence	N° 349 Présence	N° 474 Absence	N° 514 Présence
ANALYSE DU SANG	N° 83	N° 139	N° 183	N° 217	N° 242	N° 284	N° 304	N° 350	N° 473	N° 513
Hémoglobine (en oxyhémoglobine %)	9,6 %	9,5 %	11 %	12.5 %	14 %	15 %	14,3 %	14.2 %	15.3 %	14.5 %
Globules rouges par millimètre cube	4.344.000	4.230.000	4.400.000	4.400.000	5.100.000	5.300.000	5.200.000	5.800.000	5.600.000	4.200.000
Globules blancs par millimètre cube	14.600	13.200	9.700	8.300	8.800	8.700	8.800	7.920	7.000	9.200
Formule leucocytaire										
Leucocytes polynucléaires neutrophiles	71 %	71 %	72 %	70 %	69 %	71 %	74 %	78 %	72 %	79 %
— polynucléaires éosinophiles	5	4	3	2	2	3	2	2	1	1
— grands mononucléaires	4	6	4	6	3	1	2	0	2	0
— lymphocytes	10	14	10	22	23	24	20	18	21	15
— formes de transition	7	3	2	0	3	1	2	2	4	5
— myélocytes	2	2	0	0	1	0	0	0	0	0
— grands macrophages	1	0	0	0	0	0	0	0	0	0

Traitement commencé le 21 Septembre

Mort en Avril 1904

15 novembre. — Même état pulmonaire.

L'appétit est très bon. Le malade marche, court et monte les escaliers sans essoufflement.

22 novembre. — La respiration n'est plus humée, mais présente une certaine rudesse dans tout le poumon gauche.

Même état à droite.

Poids : 34 k. 100.

6 décembre. — P. D. : Inspiration rude avec quelques râles sous-crépitants fins au sommet; inspiration moins rude, avec expiration prolongée à la base; inspiration rude, soufflante, avec expiration soufflante, râles humides et gargouillement en avant.

Même état à gauche.

Expectoration muco-purulente

12 décembre. — Grippe fébrile. — Nuit mauvaise, agitée; toux fréquente, altération.

13 décembre. — P. D. : Râles sibillants dans tout le poumon; diminution du murmure vésiculaire; gargouillement et râles humides en avant.

P. G. : Inspiration affaiblie offrant une certaine rudesse dans tout le poumon.

Céphalée, fatigue, courbature, anorexie.

16 décembre. — Malgré la fièvre, le malade s'alimente assez bien.

La respiration s'entend mieux dans le poumon droit. Souffle amphorique moins intense. Expectoration muco-purulente.

31 décembre. — Même état. La fièvre est tombée.

8 janvier 1903. — Reprise du traitement.

P. D. : Inspiration rude, humée, avec craquements secs au sommet; rude, humée, à la base; rude, soufflante, amphorique, avec gargouillement en avant; expiration prolongée et soufflante.

P. G. : Inspiration un peu rude au sommet; humée à la base; rude et humée en avant; expiration prolongée.

Expectoration tantôt muqueuse, tantôt muco-purulente.

Etat général bon. Pas de sueurs nocturnes.

31 janvier. — P. D. : Même état pulmonaire.

Le malade mange très bien, se sent plus fort, nous demande à refaire de la gymnastique.

17 février. — P. D. : Respiration toujours rude au sommet; même état en avant.

Expectoration tantôt muqueuse, tantôt purulente.

Etat général bon.

Poids : 35 k. 450.

31 mars. — Même état pulmonaire. Expectoration presque nulle depuis le 1er mars.

Poids : 35 k. 850.

P... a grandi de 1 centimètre.

Il va consulter un troisième médecin, qui diagnostique une tuberculose avec caverne et prévient la mère qu'il n'y a aucun espoir. Il l'examine longuement et est surpris de trouver un état général satisfaisant avec une telle lésion.

Juillet. — Nous continuons le traitement en avril, mai, juin (nous le cessons en juillet), sans obtenir d'amélioration dans l'état local; l'état général, au contraire, est toujours satisfaisant.

Poids : 36 k. 850.

Grippe vers le 15 septembre (pendant notre absence), hémoptysie, expectoration muco-purulente.

OBSERVATION N° 20

ANALYSE DES URINES	Avant le TRAITEMENT N° 120 1er Août 1902		PENDANT LE TRAITEMENT EN 1902 ET 1903 N° 188 24 Octobre 1902		N° 226 27 Novembre 1902		N° 303 17 Février 1903		N° 342 24 Mars 1903		N° 383 *bis* 18 Avril 1903	N° 423 26 Mai 1903	N° 508 7 Juillet 1903	Quatre Mois après la suppression du TRAITEMENT N° 678 10 Novembre 1903		Cinq Mo[is] après le TRAITEM[ENT] N° 69[8] 15 Décembre
Poids	32 k.		33 k.		34 k. 100		35 k. 450		35 k. 850		35 k. 300	35 k. 200	36 k. 860	32 k. 450		31 k.
Volume émis en 24 heures	1.110		1.220		840		990		900		1.000	1.000	1.000	1.100		980
Aspect	Normal		Normal		Normal		Normal		Normal		Normal	Normal	Normal	Légèrement trouble		Légèrement
Dépôt	Floconneux		Floconneux		Nul		Nul		Nul		Faible	Floconneux	Phosphatique	Nul		Floconne[ux]
Réaction	Hypoacide		Hypoacide		Hypoacide		Hypoacide		Hyperacide		Isoacide	Hypoacide	Hypoacide	Hypoacide		Hypoaci[de]
Densité à + 15°	1016,2		1015,3		1016		1015,5		1017		1015,5	1025	1024	1024		1024
Eléments normaux	Par litre	Par 24 heures	Par litre	Par 24 h.	Par litre	Par 24 h.	Par litre	Par 24 h.	Par litre	Par 24 h.	Par litre et par 24 h.	Par litre et par 24 h.	Par litre et par 24 h.	Par litre	Par 24 h.	Par litre
Matières organiques	22 gr. 10	25 gr. 08	22 gr. 60	27 gr. 57	29 gr.	24 gr. 30	25 gr. 70	25 gr. 19	26 gr	23 gr. 40	21 gr. 10	31 gr. 80	30 gr. 10	24 gr.	26 gr. 40	32 gr. 60
Matières minérales	9 gr. 70	10 gr. 77	10 gr. 40	12 gr. 20	14 gr. 60	12 gr. 20	18 gr. 30	18 gr. 03	16 gr	14 gr. 40	17 gr. 10	19 gr. 20	16 gr. 90	27 gr.	29 gr. 70	21 gr. 50
Total des matières dissoutes (*extrait sec*)	32 gr. 80	35 gr. 85	33 gr. 50	40 gr. 85	43 gr. 60	37 gr. 02	39 gr.	38 gr. 22	42 gr.	37 gr. 80	39 gr.	51 gr.	47 gr.	51 gr.	56 gr. 10	64 gr.
Eau	967 gr. 70	1074 gr. 15	964 gr. 50	1170 gr. 13	956 gr. 40	803 gr. 38	963 gr.	951 gr. 78	958 gr.	862 gr. 20	961 gr.	949 gr.	953 gr.	949 gr.	1043 gr. 90	966 gr.
Urée	22 gr. 40	24 gr. 86	21 gr. 00	26 gr. 35	26 gr. 70	22 gr. 43	25 gr. 30	24 gr. 80	27 gr. 30	24 gr. 57	23 gr. 80	31 gr. 40	28 gr. 40	27 gr.	29 gr. 70	31 gr. 03
Azote total (*en urée*)	23 gr. 82	26 gr. 44	22 gr. 70	27 gr. 69	29 gr. 60	24 gr. 87	29 gr. 80	29 gr. 21	32 gr. 10	28 gr. 80	26 gr. 10	34 gr. 90	32 gr. 65	30 gr. 50	33 gr. 50	34 gr. 81
Azote de l'urée	10 gr. 74	11 gr. 08	10 gr. 72	12 gr. 38	12 gr. 55	10 gr. 54	11 gr. 80	11 gr. 65	12 gr. 83	11 gr. 55	11 gr. 18	14 gr. 55	13 gr. 24	12 gr. 60	13 gr. 16	14 gr. 87
Azote total	11 gr. 19	12 gr. 42	10 gr. 06	13 gr. 01	13 gr. 91	11 gr. 68	14 gr. 06	13 gr. 72	15 gr. 08	13 gr. 58	12 gr. 27	16 gr. 40	15 gr. 35	14 gr. 34	15 gr. 75	16 gr. 35
Azote de l'acide urique	0 gr. 084	0 gr. 093	0 gr. 085	0 gr. 106	0 gr. 127	0 gr. 106	0 gr. 133	0 gr. 130	0 gr. 101	0 gr. 123	0 gr. 140	0 gr. 254	0 gr. 240	0 gr. 133	0 gr. 147	0 gr. 200
Acide urique	0 gr. 25	0 gr. 28	0 gr. 26	0 gr. 32	0 gr. 38	0 gr. 32	0 gr. 40	0 gr. 39	0 gr. 48	0 gr. 37	0 gr. 42	0 gr. 76	0 gr. 72	0 gr. 40	0 gr. 44	0 gr. 60
Phosphates en P^2O^5	1 gr. 90	2 gr. 10	2 gr. 10	2 gr. 56	2 gr. 30	2 gr. 13	2 gr. 33	2 gr. 28	3 gr.	2 gr. 70	3 gr. 40	4 gr. 30	3 gr. 26	2 gr. 62	2 gr. 88	3 gr. 61
Chlorures en NaCl	5 gr. 12	5 gr. 68	6 gr. 20	7 gr. 56	8 gr.	6 gr. 72	7 gr. 10	6 gr. 96	8 gr. 30	7 gr. 47	6 gr. 50	8 gr. 10	6 gr. 80	7 gr. 50	8 gr. 25	9 gr. 23
Chlore des chlorures	3 gr. 07	3 gr. 40	3 gr. 72	4 gr. 53	4 gr. 80	4 gr. 03	4 gr. 26	4 gr. 17	4 gr. 98	4 gr. 48	3 gr. 85	4 gr. 86	4 gr. 08	4 gr. 50	4 gr. 95	4 gr. 65
Sulfates en SO^4H^2	1 gr. 52	1 gr. 69	1 gr. 40	1 gr. 71	1 gr. 22	1 gr. 02	2 gr. 02	1 gr. 98	1 gr. 80	1 gr. 62	1 gr. 80	2 gr. 20	1 gr. 92	1 gr. 30	1 gr. 30	1 gr. 89
Acidité en HCl	0 gr. 92	1 gr. 02	1 gr.	1 gr. 22	0 gr. 90	0 gr. 75	1 gr. 10	1 gr. 05	1 gr. 92	1 gr. 72	1 gr. 30	0 gr. 65	1 gr. 10	0 gr. 75	0 gr. 82	0 gr. 85
Acidité en P^2O^5	0 gr. 80	0 gr. 98	0 gr. 97	1 gr. 18	0 gr. 85	0 gr. 73	1 gr. 08	1 gr. 01	1 gr. 85	1 gr. 67	1 gr. 20	0 gr. 92	1 gr. 06	0 gr. 72	0 gr. 80	0 gr. 82
Eléments anormaux	Néant		Néant		Néant		Néant		Néant		Néant	Néant	Néant	Néant		Néant
RAPPORTS URINAIRES																
Rapport de l'urée au résidu total	0,683		0,633		0,612		0,648		0,65		0,61	0,615	0,604	0,521		0,565
— du résidu organique à l'azote total	2,01		2,12		2,08		1,82		1,72		1,78	1,93	1,96	1,67		1,98
— de l'azote de l'acide urique à l'azote total	0,0075		0,0081		0,0091		0,0094		0,010		0,011	0,015	0,015	0,0092		0,012
— de l'urée à l'azote total	0,91		0,95		0,90		0,87		0,85		0,91	0,90	0,87	0,80		0,91
— de l'acide urique à l'urée	1/91		1/82		1/70		1/63		1/57		1/56	1/41	1/40	1/55		1/53
— des matières minérales à l'extrait sec	0,3003		0,314		0,334		0,341		0,3800		0,438	0,376	0,359	0,529		0,336
— de l'acide phosphorique à l'azote total	0,1697		0,1999		0,1652		0,1657		0,1989		0,2577	0,2621	0,2129	0,1827		0,224
— des chlorures au résidu total	0,1565		0,1851		0,1834		0,1820		0,1956		0,1656	0,1588	0,1446	0,1470		0,151
Examen microscopique	Néant		Néant		Néant		Néant		Rien d'anormal		Rien d'anormal	Rien d'anormal	Rien d'anormal	Rien d'anormal		Rien d'a[normal]

Observation 20

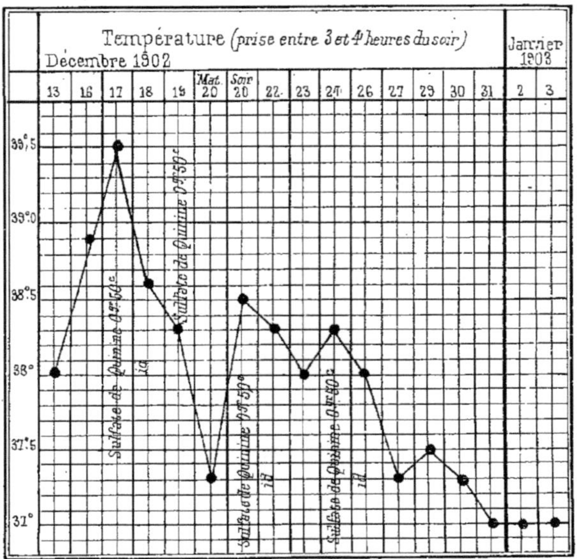

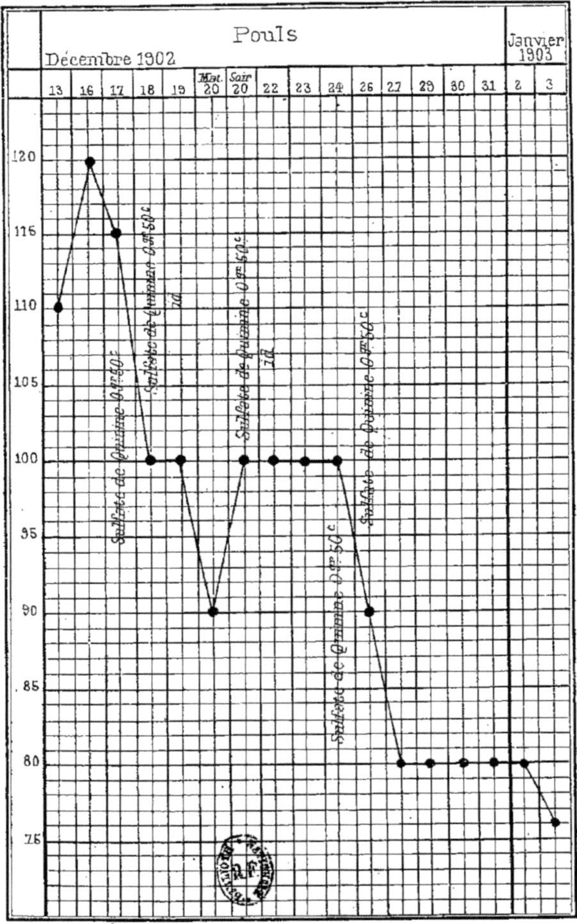

Amaigrissement, état général mauvais.

Le 10 novembre, le malade se trouvant un peu mieux, vient nous voir. Même état local ; toux quinteuse, fatigante ; anorexie, affaiblissement. Nuits mauvaises, transpirations. Pas d'altération.

Poids : 32 k. 450.

Le pauvre enfant se fait encore illusion et nous demande de reprendre le traitement.

Nous lui faisons quelques applications jusqu'au 12 décembre.

12 décembre. — Il respire mieux, tousse moins, a des nuits meilleures, mange mieux, mais maigrit et perd ses forces.

Le froid, l'humidité le gênent, lui donnent de l'oppression ; nous lui conseillons de ne pas s'y exposer, de garder la chambre, lui promettant de le reprendre au printemps !... Fièvre, température élevée, 38°5.

Poids : 31 kilos.

Mort en avril 1904.

Observation 21.

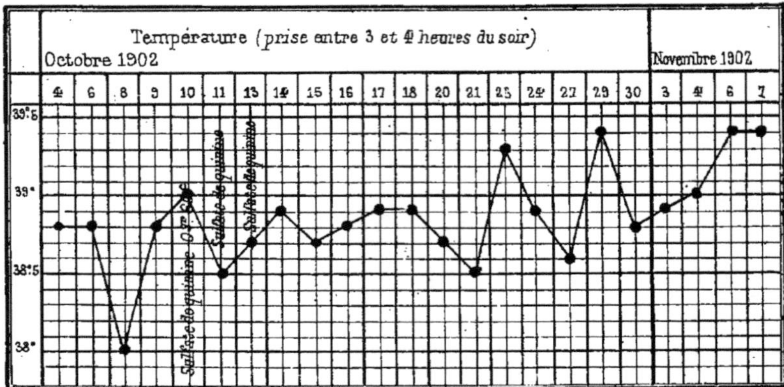

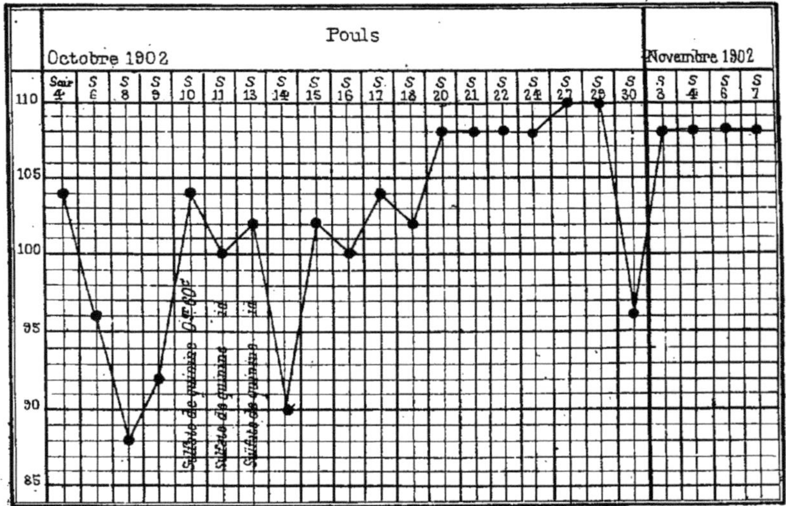

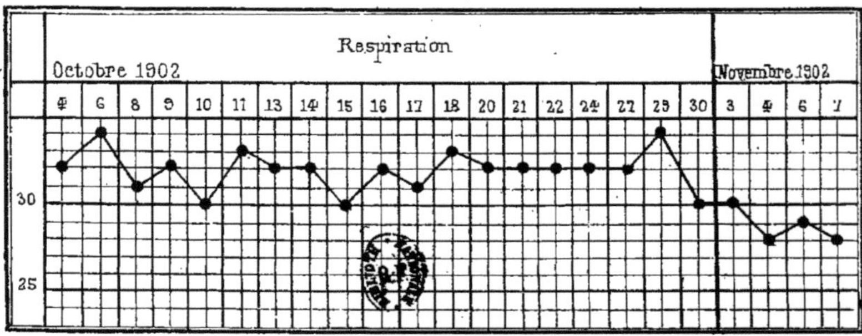

OBSERVATION XXI

Phtisie fébrile

B..., Léon, 44 ans, ajusteur à la Compagnie de l'Ouest, marié, un enfant.

Antécédents personnels : Alcoolisme. B... consomme chaque jour, depuis longtemps, une quantité énorme d'alcool.

Jamais malade avant 1900. En avril 1900, pleurésie gauche qui l'arrête deux mois ; il ne reprend son travail qu'en juillet.

Poids : 55 kilos.

Pendant le mois de juillet 1902, le matin, au réveil, toux sèche que le malade soigne avec du café additionné d'une forte dose d'eau-de-vie qui vient en supplément à sa ration habituelle. L'appétit, à cette époque, était encore bon.

Cet appétit diminuant, le malade se soutient par du café, en augmentant toujours la dose d'alcool.

Vers le milieu d'août, il cesse tout travail.

Dans la première quinzaine d'août, l'expectoration commence, blanche d'abord, puis jaunâtre.

En septembre, sueurs nocturnes ; toux plus pénible, quinteuse, expectoration muco-purulente.

Dyspnée, essoufflement à la marche, anorexie, amaigrissement, pâleur de la face.

Son médecin porte le diagnostic de pneumophymie.

Etat actuel, 4 octobre 1902. — Petit, maigre, chétif, les yeux brillants, la parole brève, saccadée ; langue offrant un léger tremblement fibrillaire.

B... est faible, oppressé, incapable de faire seulement un kilomètre à pied. Les nuits sont mauvaises, par suite de la toux.

Poids : 46 kilos.

P. G. : Induration de tout le poumon gauche.

Matité au sommet et sous la clavicule ; sub-matité dans les deux tiers inférieurs.

Inspiration rude, avec craquements secs au sommet ; rude, humée à la base ; rude, humée, soufflante, avec râles sous-crépitants humides en avant sous la clavicule.

P. D. : Inspiration rude, humée, avec expiration prolongée dans tout le poumon.

Expectoration muco-purulente abondante. Bacilles. Sueurs nocturnes. Pas d'altération.

Traitement, 4 octobre 1902. — Le malade respire plus librement ; il a pu, aussitôt après l'application, faire environ un kilomètre à pied ; il a mangé avec appétit et a bien dormi.

10 octobre. — Le malade respire de mieux en mieux, il éprouve moins d'oppression à la marche ; il expectore beaucoup et facilement, et s'alimente bien. Les nuits sont bonnes. Pas de sueurs. Pas d'altération.

Mêmes signes stéthoscopiques.

22 octobre. — B... se trouve mieux, expectore facilement, marche et monte les escaliers sans essoufflement, mange avec appétit.

Il a maigri de 2 k. 500 depuis le 3 octobre.

6 novembre. — Même état pulmonaire, expectoration jaune-verdâtre. Le malade maigrit toujours, bien que s'alimentant un peu; il se sent faible, fatigué; il est réveillé la nuit par des quintes de toux assez fréquentes; pas de sueurs. Fièvre, température élevée.

Le froid est très vif, nous lui conseillons de garder la chambre; du reste, il va bientôt s'aliter.

Décembre. — B... a encore maigri; il mange moins. La température est toujours élevée; l'oppression est revenue, mais moins forte qu'avant le traitement.

Janvier 1903. — Oppression la nuit, expectoration facile, muco-purulente. Sueurs, amaigrissement progressif.

Mort le 21 janvier 1903.

OBSERVATION N° 21

ÉLÉMENTS DU CHIMISME RESPIRATOIRE	Avant le TRAITEMENT N° 119 3 Octobre 1902	Après Seize APPLICATIONS N° 135 24 Octobre 1902
Taille	1 m. 60	1 m. 60
Poids	46 k.	43 k. 500
Capacité respiratoire totale	1.600 cc.	2.220 cc.
Capacité respiratoire totale par centimètre de taille	10 cc.	13 cc. 75
Acide carbonique exhalé pour 100 parties d'air expiré	3 cc. 67	3 cc. 7
Oxygène consommé pour 100 parties d'air expiré	4 cc. 75	4 cc. 8
Ventilation par minute	8¹460 cc.	8¹600 cc.
Acide carbonique produit par minute	310 cc. 482	318 cc. 200
Oxygène total consommé par minute	401 cc. 850	412 cc. 800
Oxygène absorbé par les tissus par minute	91 cc. 368	94 cc. 600
Ventilation par kilogramme-minute	183 cc. 913	197 cc. 701
Acide carbonique produit par kilogramme-minute	6 cc. 749	7 cc. 314
Oxygène total consommé par kilogramme-minute	8 cc. 735	9 cc. 489
Oxygène absorbé par les tissus par kilogramme-minute	1 cc. 986	2 cc. 175
Totalité des échanges	15 cc. 484	16 cc. 803
Quotient respiratoire	0,772	0,770
Coefficient d'oxydation	77,26 °/₀	77,07 °/₀
Coefficient d'absorption	22,74 °/₀	22,93 °/₀
	N° 121	N° 136
Recherche du Bacille de Koch	Présence	Présence
ANALYSE DU SANG	N° 121	N° 137
Hémoglobine (en oxyhémoglobine °/₀)	13,1 °/₀	13,3 °/₀
Globules rouges par millimètre cube	4.900.000	5.100.000
Globules blancs par millimètre cube	8.750	9.050
Formule leucocytaire		
Leucocytes polynucléaires neutrophiles	74 °/₀	73 °/₀
— polynucléaires éosinophiles	3	4
— grands mononucléaires	7	9
— lymphocytes	14	10
— formes de transition	2	3
— myélocytes	0	0
— grands macrophages	0	1

Mort le 21 Janvier 1903

OBSERVATION N° 21

ANALYSE DES URINES	Avant le TRAITEMENT N° 167 4 Octobre 1902		Après Seize APPLICATIONS N° 187 24 Octobre 1902	
Poids	46 k.		43 k. 500	
Volume émis en 24 heures	600		930	
Aspect	Normal		Normal	
Dépôt	Nul		Floconneux	
Réaction	Hypoacide		Hypoacide	
Densité à + 15°	1010.5		1019,6	
Eléments normaux	Par litre	Par 24 h.	Par litre	Par 24 h.
Matières organiques	21 gr. 60	12 gr. 96	36 gr. 20	33 gr. 67
Matières minérales	16 gr. 80	10 gr. 08	21 gr. 60	20 gr. 09
Total des matières dissoutes *(extrait sec)*	38 gr. 40	23 gr. 04	57 gr. 80	53 gr. 75
Eau	961 gr. 60	576 gr. 96	942 gr. 20	876 gr. 25
Urée	31 gr. 30	18 gr. 78	27 gr. 10	25 gr. 20
Azote total *(en urée)*	33 gr. 60	20 gr. 16	27 gr. 60	25 gr. 67
Azote de l'urée	14 gr. 71	8 gr. 82	12 gr. 73	11 gr. 84
Azote total	15 gr. 79	9 gr. 47	12 gr. 97	12 gr. 06
Azote de l'acide urique	0 gr. 144	0 gr. 086	0 gr. 113	0 gr. 107
Acide urique	0 gr. 434	0 gr. 26	0 gr. 34	0 gr. 32
Phosphates en P^2O^5	2 gr. 06	1 gr. 23	4 gr. 20	3 gr. 92
Chlorures en NaCl	7 gr. 60	4 gr. 56	10 gr. 50	9 gr. 76
Chlore des chlorures	4 gr. 26	2 gr. 73	6 gr. 30	5 gr. 85
Sulfates en SO^4H^2	2 gr. 40	1 gr. 44	1 gr. 60	1 gr. 49
Acidité en HCl	1 gr. 20	0 gr. 72	0 gr. 72	0 gr. 67
Acidité en P^2O^5	1 gr. 16	0 gr. 69	0 gr. 69	0 gr. 65
Eléments anormaux	Néant		Néant	
RAPPORTS URINAIRES				
Rapport de l'urée au résidu total	0.815		0.468	
— du résidu organique à l'azote total	1.36		2.78	
— de l'azote de l'acide urique à l'azote total	0,0091		0,0087	
— de l'urée à l'azote total	0.93		0.98	
— de l'acide urique à l'urée	1 77		1 80	
— des matières minérales au résidu total	0,437		0,373	
— de l'acide phosphorique à l'azote total	0,1304		0.3233	
— des chlorures au résidu total	0.1979		0,1816	
Examen microscopique	Rien d'anormal		Néant	

Observation 22

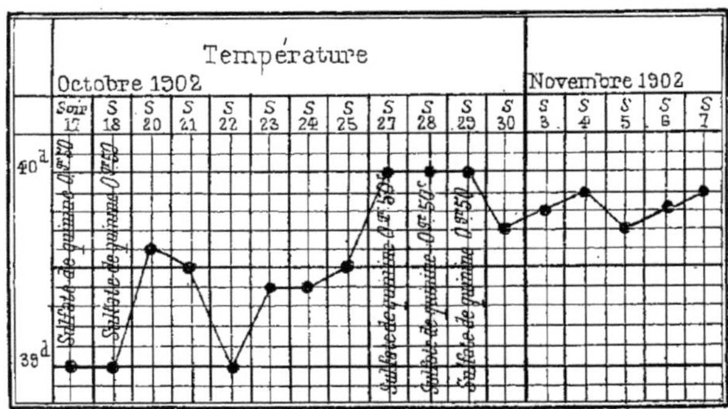

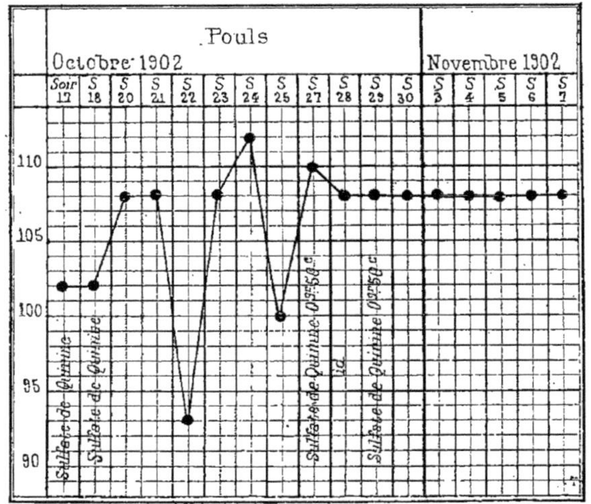

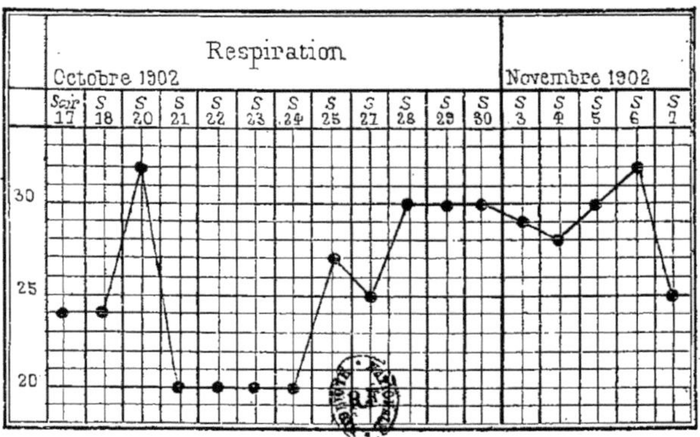

OBSERVATION XXII

Phtisie galopante

G..., Célestin, 18 ans, apprenti ajusteur aux ateliers de Sotteville.

Antécédents héréditaires : Père 45 ans, mère 45 ans : alcooliques ; quatre frères.

Antécédents personnels : Maladies de l'enfance.

Boit de l'absinthe depuis deux ans et prend, matin et soir, dans son café, une forte dose d'eau-de-vie.

Très vigoureux, brun ; se surmène dans les bals, les fêtes, etc.

Depuis avril 1902, il tousse, expectore de temps à autre, mais continue à travailler ; l'appétit est bon.

En juillet 1902, il a eu une légère hémoptysie à laquelle il n'a pas attaché d'importance. Depuis cette époque, il a maigri de 8 à 10 livres, bien que s'alimentant suffisamment.

Depuis le mois de septembre, il n'a plus d'appétit, tousse davantage et expectore des crachats muco-purulents.

Il ne cesse son travail que le 16 octobre ; laryngite depuis 15 jours. G... ne prend plus d'alcool. Fièvre.

Etat actuel, 17 octobre 1902. — P. G. : Induration du tiers supérieur du poumon.

Matité au sommet.

Inspiration rude, humée, soufflante au sommet ; rude, humée, avec expiration prolongée à la base et en avant sous la clavicule ; nombreux râles sous-crépitants.

P. D. : Induration du tiers supérieur.

Sub-matité au sommet.

Inspiration rude au sommet ; rude et humée, avec expiration prolongée à la base ; rude, avec expiration prolongée en avant. — Toux continuelle, surtout la nuit.

Expectoration muco-purulente : bacilles de Koch.

Sueurs nocturnes très abondantes, surtout depuis quinze jours ; essoufflement à la marche et à l'ascension des escaliers ; anorexie.

Poids : 55 k. 250.

Traitement, 17 octobre 1902. — Le malade s'est trouvé mieux après l'application, il a moins toussé.

23 octobre. — G... est moins oppressé, il se sent plus fort et espère guérir ; les nuits sont meilleures, il tousse moins, mange mieux et marche assez vite, ce qu'il ne pouvait faire antérieurement. Sueurs nocturnes toujours aussi profuses.

Toux rauque, expectoration muco-purulente.

7 novembre. — Les transpirations persistent. Température toujours élevée.

Pas de changement dans les poumons.

L'appétit se maintient. Le froid est vif, nous conseillons au malade de ne pas s'y exposer et de garder la chambre.

Poids : 55 k. 850.

Nous cessons le traitement.

Mort le 19 février 1903.

OBSERVATION N° 22

ÉLÉMENTS DU CHIMISME RESPIRATOIRE	Avant le TRAITEMENT	Après Dix-sept APPLICATIONS
	N° 127 18 Octobre 1902	**N° 164** 7 Novembre 1902
Taille	1 m. 69	1 m. 69
Poids	55 k. 250	55 k. 850
Capacité respiratoire totale	3.100 cc.	2.720 cc.
Capacité respiratoire totale par centimètre de taille	18 cc. 34	16 cc. 09
Acide carbonique exhalé pour 100 parties d'air expiré	4 cc. 1	4 cc. 16
Oxygène consommé pour 100 parties d'air expiré	5 cc. 2	5 cc. 54
Ventilation par minute	11 l 050 cc.	11 l 000 cc.
Acide carbonique produit par minute	453 cc. 050	455 cc. 600
Oxygène total consommé par minute	574 cc. 600	609 cc. 400
Oxygène absorbé par les tissus par minute	121 cc. 550	151 cc. 800
Ventilation par kilogramme-minute	200 cc.	196 cc. 965
Acide carbonique produit par kilogramme-minute	8 cc. 200	8 cc. 193
Oxygène total consommé par kilogramme-minute	10 cc. 400	10 cc. 911
Oxygène absorbé par les tissus par kilogramme-minute	2 cc. 200	2 cc. 718
Totalité des échanges	18 cc. 600	19 cc. 104
Quotient respiratoire	0,788	0,750
Coefficient d'oxydation	78.85 %	75.09 %
Coefficient d'absorption	21.15 %	24.91 %
	N° 128	**N° 165**
Recherche du Bacille de Koch	Présence	Présence
ANALYSE DU SANG	**N° 129**	**N° 166**
Hémoglobine (en oxyhémoglobine %)	14.2 %	14.6 %
Globules rouges par millimètre cube	4.610.000	4.500.000
Globules blancs par millimètre cube	8.320	7.800
Formule leucocytaire		
Leucocytes polynucléaires neutrophiles	73 %	76 %
— polynucléaires éosinophiles	4	2
— grands mononucléaires	8	6
— lymphocytes	12	12
— formes de transition	3	4
— myélocytes	0	0
— grands macrophages	0	0

Mort le 19 Février 1903

OBSERVATION N° 22

ANALYSE DES URINES	Avant le TRAITEMENT — N° 180 — 18 Octobre 1902		Après Dix-sept APPLICATIONS — N° 218 — 8 Novembre 1902	
Poids	55 k. 250		53 k. 850	
Volume émis en 24 heures	1.400		1.420	
Aspect	Normal		Normal	
Dépôt	Floconneux		Nul	
Réaction	Hypoacide		Hypoacide	
Densité à + 15°	1018,40		1017,20	
Eléments normaux	Par litre	Par 24 heures	Par litre	Par 24 h.
Matières organiques	32 gr. 40	45 gr. 36	30 gr. 20	42 gr. 88
Matières minérales	17 gr. 60	24 gr. 64	16 gr. 80	23 gr. 86
Total des matières dissoutes *(extrait sec)*	50 gr.	70 gr.	47 gr.	66 gr. 74
Eau	950 gr.	1330 gr.	958 gr.	1353 gr. 26
Urée	24 gr. 60	34 gr. 44	25 gr. 60	36 gr. 35
Azote total *(en urée)*	25 gr. 10	35 gr. 14	26 gr. 80	37 gr. 20
Azote de l'urée	11 gr. 56	16 gr. 18	12 gr. 03	17 gr. 08
Azote total	11 gr. 79	16 gr. 42	12 gr. 36	17 gr. 48
Azote de l'acide urique	0 gr. 133	0 gr. 187	0 gr. 140	0 gr. 200
Acide urique	0 gr. 40	0 gr. 56	0 gr. 42	0 gr. 60
Phosphates en P^2O^5	2 gr. 63	3 gr. 68	1 gr. 80	2 gr. 56
Chlorures en NaCl	8 gr. 40	11 gr. 76	9 gr. 10	12 gr. 92
Chlore des chlorures	5 gr. 04	7 gr. 05	5 gr. 46	7 gr. 75
Sulfates en SO^4H^2	1 gr. 86	2 gr. 60	1 gr. 62	2 gr. 30
Acidité en HCl	0 gr. 62	0 gr. 86	0 gr. 71	1 gr.
Acidité en P^2O^5	0 gr. 61	0 gr. 83	0 gr. 68	0 gr. 97
Eléments anormaux	Néant		Néant	
RAPPORTS URINAIRES				
Rapport de l'urée au résidu total	0,492		0,544	
— du résidu organique à l'azote total	2,74		2,44	
— de l'azote de l'acide urique à l'azote total	0,0112		0,0113	
— de l'urée à l'azote total	0,98		0,97	
— de l'acide urique à l'urée	1/61		1/60	
— des matières minérales au résidu total	0,352		0,357	
— de l'acide phosphorique à l'azote total	0,2330		0,1456	
— des chlorures au résidu total	0,1680		0,1936	
Examen microscopique	Rien d'anormal		Néant	

OBSERVATION XXIII

Tuberculose au 2e degré. — Ramollissement

D..., Albert, 28 ans, veilleur de nuit à la Compagnie de l'Ouest, marié, un enfant.

Antécédents héréditaires : Père mort à 60 ans, toux (?); mère morte à 30 ans, chaud et froid (?); une sœur, 29 ans, bien portante.

Antécédents personnels : En 1898, bronchite qui dure trois mois. De 1898 à 1902, quelques rhumes insignifiants qu'il n'a pas soignés.

En mars 1902, à la suite de froid contracté la nuit, toux et expectoration qui persistent jusqu'en juin 1902, époque où il est atteint d'une bronchite fébrile qui nécessite un repos de deux mois et demi. Depuis, toux constante et expectoration jaune. Sueurs nocturnes plus ou moins profuses. D..., étant veilleur de nuit, prend son repos pendant le jour; il ne peut marcher vite ni courir, il est oppressé à la marche et à l'ascension des escaliers; il ne peut se coucher sur le côté gauche.

Poids : 67 kilos en 1898, 63 avant juin 1902, 58 k. 500 en décembre 1902

Abus d'alcool depuis 1898.

Etat actuel, 12 décembre 1902. — Induration du tiers supérieur du poumon gauche.

Matité au sommet et en avant.

Inspiration rude, humée, avec craquements secs au sommet; inspiration rude, saccadée, avec râles muqueux à la base, expiration prolongée; inspiration affaiblie, avec craquements humides en avant.

P. D. : Inspiration rude, humée, avec expiration prolongée dans tout le poumon.

Expectoration muco-purulente. Bacilles de Koch.

Nous hésitons à soigner ce malade, prévoyant d'avance l'inutilité de nos soins; nous cédons aux instances de sa femme et de personnes qui s'intéressent à lui, et nous nous décidons à le prendre en janvier comme sujet d'étude. Nous regrettons de n'avoir pas fait faire un nouveau chimisme à cette époque, car, en mars, après un mois de traitement, les échanges sont extrêmement élevés, et l'état du malade a dû s'aggraver depuis le 12 décembre jusqu'au 27 janvier, début des applications.

Le malade a été obligé de cesser tout travail; il est sans forces et privé de sommeil par une toux continuelle; transpirations abondantes. Anorexie complète depuit huit jours. Rhume.

Poids : 56 kilos.

Traitement, 27 janvier 1903. — Le malade respire mieux après l'application, pendant deux heures environ.

3 février. — Le malade respire toujours mieux, n'est plus oppressé, marche et monte les escaliers facilement; l'appétit revient, les nuits sont meilleures, les transpirations moins abondantes; depuis le 30 janvier, D... peut dormir sur le côté gauche. Diarrhée.

Même état pulmonaire.

6 mars. — Plus de diarrhée. L'appétit est meilleur.

Poids : 57 k. 300.

P. G. : Inspiration rude avec craquements secs au sommet; rude, avec quelques sibilances à la base; inspiration moins affaiblie, avec craquements humides en avant.

P. D. : Inspiration moins rude dans tout le poumon. Expectoration moins purulente et moins abondante.

25 avril. — Même état à gauche; la respiration est presque normale à droite.

Le malade se trouvant mieux demande à travailler; il marche vite, court sans difficulté et sans fatigue; l'appétit et le sommeil sont meilleurs.

Poids : 58 k. 550.

27 avril. — D... reprend son travail; comme on craint pour lui les nuits fraîches, de veilleur de nuit il passe chauffeur de machine fixe, triste métier pour un tuberculeux, qui se trouve ainsi exposé à une très forte chaleur, aux courants d'air, et respire des poussières de toutes sortes.

9 mai. — Le malade est fatigué par la chaleur et le travail; il se lève à 4 h. 1/2 et n'est libre qu'à 5 h. 1/2 le soir; de plus, il a pris la grippe. L'appétit est moins bon.

22 mai. — P. G. : Craquements secs plus nombreux au sommet; râles humides à la base; râles sous-crépitants humides sous la clavicule.

Expectoration purulente.

Le malade est fatigué et regrette sa place de veilleur; il ne mange presque plus, ne dort pas et a, dit-il, de la fièvre la nuit.

Pas de traitement jusqu'au 2 juin (accident aux appareils).

2 juin. — Même état pulmonaire.

Le malade est de plus en plus fatigué, mais est obligé de travailler pour nourrir sa famille; les nuits sont mauvaises, la toux plus fréquente, l'expectoration plus abondante. Sueurs nocturnes. Anorexie complète.

16 juin. — Sueurs nocturnes, céphalée, anorexie. Le malade cesse son travail. Expectoration muco-purulente.

Frissons dans la nuit du 17 au 18. Fièvre, courbature.

20 juin. — La fièvre continue, malgré le sulfate de quinine. Transpirations, anorexie.

27 juin. — P. G. : Inspiration lointaine au sommet; plus nette à la base; affaiblie avec râles sous-crépitants humides sous la clavicule.

Expectoration moins purulente.

L'appétit est revenu depuis le 25; le malade se sent plus fort; il fait à pied, sans fatigue, le trajet aller et retour de Sotteville à Rouen.

4 juillet. — Même état pulmonaire; l'état général est meilleur.

Poids : 57 k. 500.

1er août. — Même état pulmonaire. Etat général assez bon.

Poids : 57 k. 350.

Cessation du traitement jusqu'au 29 septembre.

29 septembre. — Pas de changement dans l'état local.

Le malade travaille depuis le 18 août; il a une place moins fatigante que celle de chauffeur, mais il respire toute la journée des poussières de cuivre. L'appétit et le sommeil sont bons. Sueurs depuis le 15 septembre.

Poids : 57 k. 600.

Octobre et novembre. — Même état local. Même état général : le malade travaille toujours, mange et dort, et augmente de poids; il a de l'oppression le soir, à la sortie de l'atelier, oppression due sans doute aux poussières de cuivre qu'il absorbe. Expectoration moins abondante, verte le matin, grisâtre dans la journée.

Poids : 58 k. 800.

C 23 — U 23

OBSERVATION N° 23

ÉLÉMENTS DU CHIMISME RESPIRATOIRE	Avant le TRAITEMENT N° 190 12 Décembre 1902	PENDANT LE TRAITEMENT N° 225 3 Mars 1903	N° 253 30 Mars 1903	N° 278 28 Avril 1903	N° 317 8 Juin 1903	N° 352 8 Juillet 1903	N° 378 8 Août 1903
Taille	1 m. 69	1 m. 69	1 m. 69	1 m. 69	1 m. 69	1 m. 69	1 m. 69
Poids	58 k. 600	57 k. 300	57 k. 800	58 k. 500	57 k. 500	57 k. 500	57 k. 350
Capacité respiratoire totale	2.900 cc.	2.250 cc.	2.000 cc.	2.640 cc.	2.420 cc.	2.400 cc.	2.640 cc.
Capacité respiratoire totale par centimètre de taille	17 cc. 16	13 cc. 31	15 cc. 98	15 cc. 62	14 cc. 31	14 cc. 20	14 cc. 91
Acide carbonique exhalé pour 100 parties d'air expiré	3 cc. 8	4 cc. 3	4 cc. 25	4 cc.	4 cc. 28	4 cc. 2	4 cc. 15
Oxygène consommé pour 100 parties d'air expiré	4 cc. 8	5 cc. 05	5 cc. 18	4 cc. 93	5 cc. 48	5 cc. 25	5 cc.
Ventilation par minute	[illegible]200 cc.	9'180 cc.	8'730 cc.	8'300 cc.	8'400 cc.	8'210 cc.	8'400 cc.
Acide carbonique produit par minute	349 cc. 600	392 cc. 100	371 cc. 025	332 cc. 400	336 cc. 580	344 cc. 820	354 cc. 350
Oxygène total consommé par minute	441 cc. 600	515 cc. 290	452 cc. 214	409 cc. 683	460 cc. 320	431 cc. 085	415 cc.
Oxygène absorbé par les tissus par minute	92 cc.	123 cc. 120	81 cc. 189	77 cc. 284	100 cc. 800	86 cc. 205	70 cc. 650
Ventilation par kilogramme-minute	156 cc. 165	159 cc. 162	151 cc. 038	141 cc. 925	146 cc. 086	142 cc. 782	144 cc. 125
Acide carbonique produit par kilogramme-minute	5 cc. 965	6 cc. 843	6 cc. 410	5 cc. 677	6 cc. 222	5 cc. 990	6 cc. 094
Oxygène total consommé par kilogramme-minute	7 cc. 535	8 cc. 922	7 cc. 824	6 cc. 990	8 cc. 005	7 cc. 490	7 cc. 236
Oxygène absorbé par les tissus par kilogramme-minute	1 cc. 570	2 cc. 140	1 cc. 404	1 cc. 320	1 cc. 783	1 cc. 500	1 cc. 232
Totalité des échanges par kilogramme-minute	13 cc. 500	15 cc. 835	14 cc. 242	12 cc. 674	14 cc. 297	13 cc. 482	13 cc. 240
Quotient respiratoire	0,791	0,761	0,830	0,811	0,731	0,800	0,829
Coefficient d'oxydation	79,16 %	76,10 %	82,05 %	81,13 %	78,11 %	80 %	82,97 %
Coefficient d'absorption	20,84 %	23,90 %	17,95 %	18,87 %	21,89 %	20 %	17,03 %
Recherche du Bacille de Koch	N° 189 Présence	N° 226 Présence	N° 254 Absence	N° 279 Présence	N° 318 Présence	N° 353 Présence	N° 379 Présence
ANALYSE DU SANG	N° 191	N° 227	N° 255	N° 280	N° 319	N° 354	N° 380
Hémoglobine (en oxyhémoglobine %)	16,3 %	15,0 %	16 %	16,5 %	15,8 %	14,7 %	13,5 %
Globules rouges par millimètre cube	6.900.000	6.400.000	6.600.000	7.300.000	7.400.000	7.200.000	7.320.000
Globules blancs par millimètre cube	7.300	6.500	6.800	6.800	6.800	7.800	7.600
Formule leucocytaire							
Leucocytes polynucléaires neutrophiles	73 %	78 %	76 %	79 %	77 %	81 %	83 %
— polynucléaires éosinophiles	1	2	3	2	2	1	2
— grands mononucléaires	6	4	2	1	2	1	0
— lymphocytes	20	16	18	18	19	16	14
— formes de transition	0	0	1	0	0	0	1
— myélocytes	0	0	0	0	0	0	0
— grands macrophages	0	0	0	0	0	1	0

(Between the "Avant" and "Pendant" columns:) Traitement commencé le 27 Janvier 1903

(After N° 378:) Traitement cessé le 15 Août

ÉLÉMENTS DU CHIMISME RESPIRATOIRE	N° 424 19 Septembre 1903	N° 462 27 Octobre 1903	N° 490 25 Novemb. 1903	N° 523 28 Décemb. 1903	N° 558 30 Janvier 1904	Un Mois après le TRAITEMENT N° 584 24 Février 1904	Un An après le TRAITEMENT N° 848 Janvier 1905	Quinze Mois après le TRAITEMENT N° 953 Avril 1905	Dix-[illegible] après le TRAITEMENT N° [illegible] Ju[illegible]
Taille	1 m. 69	1 m. 69	1 m. 69	1 m. 69	1 m. 69	1 m. 69	1 m. 69	1 m. 69	1 m[illegible]
Poids	57 k. 600	58 k.	58 k. 800	58 k. 600	57 k. 850	58 k.	54 k. 300	50 k. 250	48 k[illegible]
Capacité respiratoire totale	2.120 cc.	2.100 cc.	1.840 cc.	1.800 cc.	1.920 cc.	1.880 cc.	1.100 cc.	1.100 cc.	1.120[illegible]
Capacité respiratoire totale par centimètre de taille	10 cc. 56	12 cc. 48	10 cc. 88	10 cc. 65	11 cc. 36	11 cc. 12	6 cc. 50	6 cc. 50	[illegible]
Acide carbonique exhalé pour 100 parties d'air expiré	4 cc. 21	4 cc. 08	4 cc. 05	3 cc. 89	3 cc. 56	4 cc. 04	3 cc. 64	3 cc. 36	[illegible]
Oxygène consommé pour 100 parties d'air expiré	5 cc. 14	5 cc. 17	5 cc. 18	4 cc. 92	4 cc. 05	4 cc. 87	4 cc. 63	4 cc. 64	[illegible]
Ventilation par minute	8'530 cc.	8'430 cc.	8'050 cc.	7'160 cc.	8'780 cc.	8'200 cc.	11'250 cc.	10 150 cc.	11'22[illegible]
Acide carbonique produit par minute	339 cc. 113	343 cc. 036	348 cc. 505	308 cc. 330	317 cc. 088	[illegible]	385 cc. 775	[illegible]	402[illegible]
Oxygène total consommé par minute	438 cc. 442	435 cc. 314	448 cc. 070	442 cc. 780	405 cc. 610	[illegible]	427 cc. 250	470 cc. 300	544[illegible]
Oxygène absorbé par les tissus par minute	79 cc. 329	91 cc. 778	99 cc. 475	[illegible] cc. 100	88 cc. 922	68 cc. [illegible]	[illegible]	[illegible]	141[illegible]
Ventilation par kilogramme-minute	148 cc. 090	145 cc. 172	147 cc. 108	[illegible] cc. 250	151 cc. 171	141 cc. [illegible]	[illegible]	[illegible]	230[illegible]
Acide carbonique produit par kilogramme-minute	6 cc. 254	5 cc. 933	5 cc. 988	5 cc. 247	6 cc. 010	5 cc. 710	6 cc. 148	[illegible]	[illegible]
Oxygène total consommé par kilogramme-minute	7 cc. 611	7 cc. 505	7 cc. 680	7 cc. 640	7 cc. 512	6 cc. 885	7 cc. 870	9 cc. 350	[illegible]
Oxygène absorbé par les tissus par kilogramme-minute	1 cc. 377	1 cc. 582	1 cc. 692	1 cc. 693	1 cc. 502	1 cc. 175	1 cc. 687	3 cc. 340	[illegible]
Totalité des échanges par kilogramme-minute	13 cc. 855	13 cc. 438	13 cc. 548	13 cc. 287	13 cc. 542	12 cc. 295	14 cc. 033	16 cc. 195	[illegible]
Quotient respiratoire	0,819	0,780	0,777	0,778	0,800	0,829	0,785	0,708	[illegible]
Coefficient d'oxydation	81,50 %	78,92 %	77,79 %	77,85 %	80 %	82,94 %	78,56 %	72,85 %	[illegible]
Coefficient d'absorption	18,10 %	21,08 %	22,21 %	22,15 %	20 %	17,06 %	21,44 %	27,15 %	[illegible]
Recherche du Bacille de Koch	N° 425 Présence	N° 464 Présence	N° 492 Présence	N° 527 Présence	N° 560 Présence	N° 586 Présence	N° 847 *bis* Absence	N° 954 Présence	N° [illegible] Pr[illegible]
ANALYSE DU SANG	N° 426	N° 463	N° 491	N° 526	N° 559	N° 585	N° 847	N° 955	N° [illegible]
Hémoglobine (en oxyhémoglobine %)	14,5 %	15,0 %	15,2 %	14,7 %	15,3 %	14,7 %	10,30 %	10 %	[illegible]
Globules rouges par millimètre cube	7.800.000	7.900.000	6.150.000	7.200.000	7.400.000	7.180.000	6.220.000	3.800.000	[illegible]
Globules blancs par millimètre cube	6.800	6.960	6.800	6.500	6.200	8.100	5.300	3.700	[illegible]
Formule leucocytaire									
Leucocytes polynucléaires neutrophiles	78 %	75 %	79 %	79 %	74 %	78 %	77 %	85 %	[illegible]
— polynucléaires éosinophiles	1	3	2	1,5	3	2,5	3	0	[illegible]
— grands mononucléaires	0	3,5	3	2	1	3	0	2	[illegible]
— lymphocytes	19	17	16	14	17	14,5	19	13	[illegible]
— formes de transition	2	3,5	1	3,5	4	2	1	0	[illegible]
— myélocytes	0	0	0	0	0	0	0	0	[illegible]
— grands macrophages	0	0	0	0	0	0	0	0	[illegible]

(After N° 424:) Échanges un mois et demi après la suppression du Traitement

OBSERVATION N° 23

ANALYSE DES URINES	Début du traitement	Pendant le traitement en 1903 et 1904											Un Mois après le traitement	Un An après le traitement	Quinze Mois après le traitement	Dix-sept Mois après le traitement
	N° 240 12 Décembre 1902	N° 329 1er Mars 1903	N° 363 25 Mars 1903	N° 381 [illegible] Avril 1903	N° 452 [illegible] Juin 1903	N° 500 [illegible] 1903	N° 526 8 Août 1903	N° 592 22 Septembre 1903	N° 648 [illegible] Octobre 1903	N° 676 28 Novembre 1903	N° 713 [illegible] Décembre 1903	N° 776 [illegible] Janvier 1904	N° 896 [illegible] Février 1904	N° 1274 Janvier 1905	N° 1443 Avril 1905	N° 1880 Juin 1905
Poids	[illegible]	[illegible]	[illegible]	[illegible]	[illegible]	[illegible]	[illegible]	[illegible]	[illegible]	[illegible]	[illegible]	[illegible]	[illegible]	[illegible]	[illegible]	[illegible]
…ume en 24 heures	[illegible]	[illegible]	[illegible]	[illegible]	[illegible]	[illegible]	[illegible]	[illegible]	[illegible]	[illegible]	[illegible]	[illegible]	[illegible]	[illegible]	[illegible]	[illegible]
…	Trouble	Normal	Normal	Trouble	Trouble	Limpide	Limpide	Normal	Normal	Normal	Limpide	Trouble	Trouble	Trouble	Normal	Normal
…	Floconneux	Floconneux	Nul	Uratique	Abondant uratique	Uratique	Uratique [illegible]	Abondant	Nul	Nul	Nul	Floconneux	Nul	Floconneux	Floconneux	Floconneux
…	Isoacide	Hyperacide	Hyperacide	Hyperacide	Hyperacide	Hyperacide	Hyperacide	Isoacide	Hypoacide	Hyperacide	Hyperacide	Isoacide	Hyperacide	Hypoacide	Isoacide	Hyperacide
… à 15°	[illegible]	[illegible]	[illegible]	[illegible]	[illegible]	[illegible]	[illegible]	[illegible]	[illegible]	[illegible]	[illegible]	[illegible]	[illegible]	[illegible]	[illegible]	[illegible]
…ts normaux	Par litre / Par 24 h.	Par litre / Par 24 h.	Par litre / Par 24 h.	Par litre / Par 24 h.	Par litre / Par 24 h.	Par litre / Par 24 h.	Par litre / Par 24 h.	Par litre / Par 24 h.	Par litre / Par 24 h.	Par litre / Par 24 h.	Par litre / Par 24 h.	Par litre / Par 24 h.	Par litre / Par 24 h.	Par litre / Par 24 h.	Par litre / Par 24 h.	Par litre / Par 24 h.
…s organiques	[illegible]	[illegible]	[illegible]	[illegible]	[illegible]	[illegible]	[illegible]	[illegible]	[illegible]	[illegible]	[illegible]	[illegible]	[illegible]	[illegible]	[illegible]	[illegible]
…s minérales	[illegible]	[illegible]	[illegible]	[illegible]	[illegible]	[illegible]	[illegible]	[illegible]	[illegible]	[illegible]	[illegible]	[illegible]	[illegible]	[illegible]	[illegible]	[illegible]
…s matières dissoutes (extrait sec)	[illegible]	[illegible]	[illegible]	[illegible]	[illegible]	[illegible]	[illegible]	[illegible]	[illegible]	[illegible]	[illegible]	[illegible]	[illegible]	[illegible]	[illegible]	[illegible]
…	[illegible]	[illegible]	[illegible]	[illegible]	[illegible]	[illegible]	[illegible]	[illegible]	[illegible]	[illegible]	[illegible]	[illegible]	[illegible]	[illegible]	[illegible]	[illegible]
…	[illegible]	[illegible]	[illegible]	[illegible]	[illegible]	[illegible]	[illegible]	[illegible]	[illegible]	[illegible]	[illegible]	[illegible]	[illegible]	[illegible]	[illegible]	[illegible]
…al (en urée)	[illegible]	[illegible]	[illegible]	[illegible]	[illegible]	[illegible]	[illegible]	[illegible]	[illegible]	[illegible]	[illegible]	[illegible]	[illegible]	[illegible]	[illegible]	[illegible]
… l'urée	[illegible]	[illegible]	[illegible]	[illegible]	[illegible]	[illegible]	[illegible]	[illegible]	[illegible]	[illegible]	[illegible]	[illegible]	[illegible]	[illegible]	[illegible]	[illegible]
…al	[illegible]	[illegible]	[illegible]	[illegible]	[illegible]	[illegible]	[illegible]	[illegible]	[illegible]	[illegible]	[illegible]	[illegible]	[illegible]	[illegible]	[illegible]	[illegible]
… l'acide urique	[illegible]	[illegible]	[illegible]	[illegible]	[illegible]	[illegible]	[illegible]	[illegible]	[illegible]	[illegible]	[illegible]	[illegible]	[illegible]	[illegible]	[illegible]	[illegible]
…ique	[illegible]	[illegible]	[illegible]	[illegible]	[illegible]	[illegible]	[illegible]	[illegible]	[illegible]	[illegible]	[illegible]	[illegible]	[illegible]	[illegible]	[illegible]	[illegible]
…ées en P^2O^5	[illegible]	[illegible]	[illegible]	[illegible]	[illegible]	[illegible]	[illegible]	[illegible]	[illegible]	[illegible]	[illegible]	[illegible]	[illegible]	[illegible]	[illegible]	[illegible]
…s en NaCl	[illegible]	[illegible]	[illegible]	[illegible]	[illegible]	[illegible]	[illegible]	[illegible]	[illegible]	[illegible]	[illegible]	[illegible]	[illegible]	[illegible]	[illegible]	[illegible]
…s chlorures	[illegible]	[illegible]	[illegible]	[illegible]	[illegible]	[illegible]	[illegible]	[illegible]	[illegible]	[illegible]	[illegible]	[illegible]	[illegible]	[illegible]	[illegible]	[illegible]
… en SO^4H^2	[illegible]	[illegible]	[illegible]	[illegible]	[illegible]	[illegible]	[illegible]	[illegible]	[illegible]	[illegible]	[illegible]	[illegible]	[illegible]	[illegible]	[illegible]	[illegible]
… en HCl	[illegible]	[illegible]	[illegible]	[illegible]	[illegible]	[illegible]	[illegible]	[illegible]	[illegible]	[illegible]	[illegible]	[illegible]	[illegible]	[illegible]	[illegible]	[illegible]
… en P^2O^5	[illegible]	[illegible]	[illegible]	[illegible]	[illegible]	[illegible]	[illegible]	[illegible]	[illegible]	[illegible]	[illegible]	[illegible]	[illegible]	[illegible]	[illegible]	[illegible]
…ts anormaux :																
…e totale (sérine et globuline)	Néant	Néant	Néant	Néant	[illegible]	Néant	Néant	Néant	Néant	Néant	Néant	Néant	Néant	Néant	[illegible]	[illegible]
RAPPORTS URINAIRES																
… de l'urée au résidu total	[illegible]	[illegible]	[illegible]	[illegible]	[illegible]	[illegible]	[illegible]	[illegible]	[illegible]	[illegible]	[illegible]	[illegible]	[illegible]	[illegible]	[illegible]	[illegible]
… du résidu organique à l'azote total	[illegible]	[illegible]	[illegible]	[illegible]	[illegible]	[illegible]	[illegible]	[illegible]	[illegible]	[illegible]	[illegible]	[illegible]	[illegible]	[illegible]	[illegible]	[illegible]
… de l'azote de l'acide urique à l'azote total	[illegible]	[illegible]	[illegible]	[illegible]	[illegible]	[illegible]	[illegible]	[illegible]	[illegible]	[illegible]	[illegible]	[illegible]	[illegible]	[illegible]	[illegible]	[illegible]
… de l'urée à l'azote total	[illegible]	[illegible]	[illegible]	[illegible]	[illegible]	[illegible]	[illegible]	[illegible]	[illegible]	[illegible]	[illegible]	[illegible]	[illegible]	[illegible]	[illegible]	[illegible]
… de l'acide urique à l'urée	[illegible]	[illegible]	[illegible]	[illegible]	[illegible]	[illegible]	[illegible]	[illegible]	[illegible]	[illegible]	[illegible]	[illegible]	[illegible]	[illegible]	[illegible]	[illegible]
… des matières minérales au résidu total	[illegible]	[illegible]	[illegible]	[illegible]	[illegible]	[illegible]	[illegible]	[illegible]	[illegible]	[illegible]	[illegible]	[illegible]	[illegible]	[illegible]	[illegible]	[illegible]
… de l'acide phosphorique à l'azote total	[illegible]	[illegible]	[illegible]	[illegible]	[illegible]	[illegible]	[illegible]	[illegible]	[illegible]	[illegible]	[illegible]	[illegible]	[illegible]	[illegible]	[illegible]	[illegible]
… des chlorures au résidu total	[illegible]	[illegible]	[illegible]	[illegible]	[illegible]	[illegible]	[illegible]	[illegible]	[illegible]	[illegible]	[illegible]	[illegible]	[illegible]	[illegible]	[illegible]	[illegible]
…s microscopique	Rien d'anormal	»	»	Nombreux cristaux d'acide urique et d'urate [illegible]	Rien d'anormal	Rien d'anormal	Rien d'anormal	»	»	»	Rien d'anormal	Rien d'anormal	Rien d'anormal	Rien d'anormal	Rien d'anormal	Rien d'anormal

Observation 23

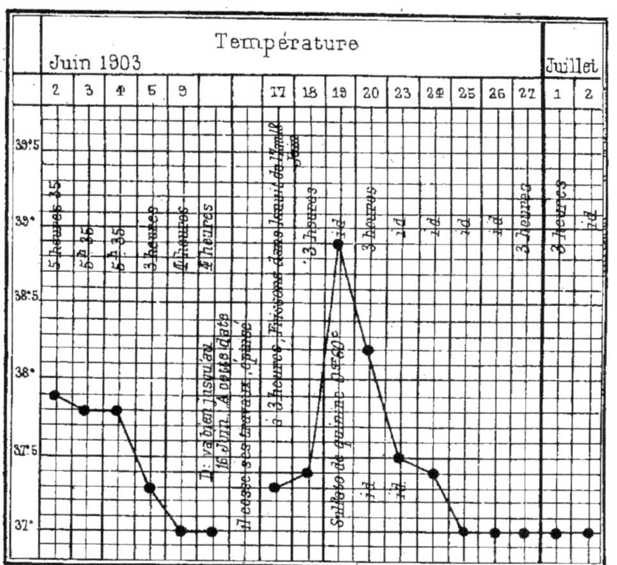

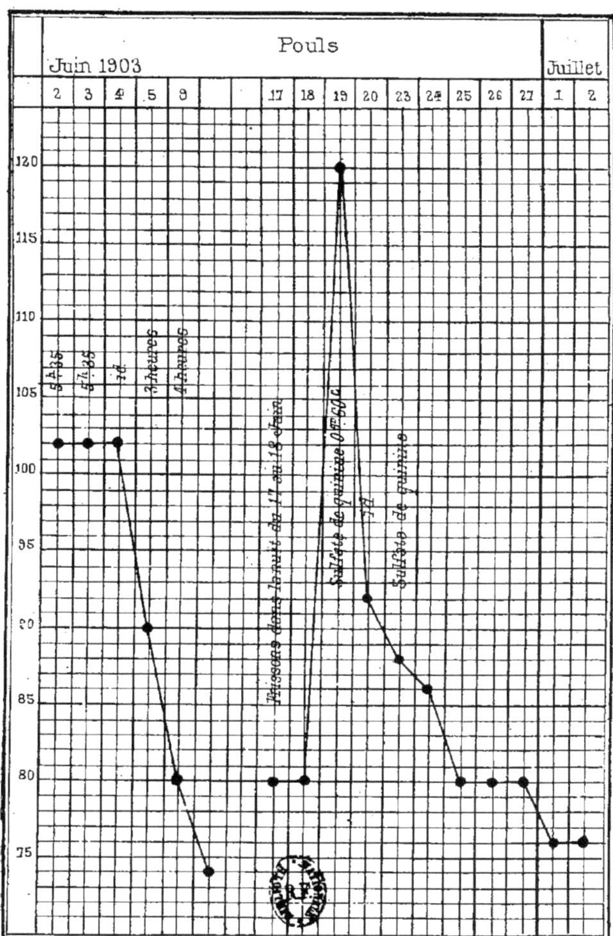

30 décembre. — L'appétit est toujours bon.
Poids : 58 k. 600.

22 janvier 1904. — Même état local. Nous cessons le traitement.
Poids : 57 k. 850.

En **avril 1905,** le malade, épuisé, est obligé de cesser son travail.

Le **14 mai,** il souffre d'une telle oppression, qu'il nous demande quelques applications. Nous accédons à son désir, voulant non seulement le soulager, mais voir si l'effluvation produira chez lui, à cette période ultime de la maladie, le même effet que chez les malades des observations XXI, XXII et XXIV.

T. : 39°7. P. : 140, à 2 h. 45 du soir.

Au milieu de l'application, D... respire plus facilement et nous dit qu'il lui semble avoir un poids énorme de moins sur la poitrine.

Il s'alite en juin après son dernier chimisme et meurt le 25 juillet 1905.

OBSERVATION XXIV

M.., Clément, 30 ans, manœuvre aux ateliers de Sotteville, marié, un enfant.

Antécédents héréditaires : Père bien portant, 77 ans ; mère morte d'une attaque ; deux frères morts à 20 et 17 ans : chaud et froid (?) ; un autre tuberculeux, un autre bien portant.

Antécédents personnels : Abus d'alcool. Toux sèche le 15 avril 1902, hémoptysie le 15 juin. Son médecin lui conseille une cure d'air.

Nous le voyons le 5 juillet.

Poids : 67 kilos.

P. G. : Induration du tiers supérieur du poumon. Sub-matité au sommet.

Diminution considérable du murmure vésiculaire.

Inspiration obscure au sommet, rude et humée à la base et en avant ; quelques râles sous-crépitants en avant. sous la clavicule ; expiration prolongée.

P. D. : Inspiration rude avec expiration prolongée dans tout le poumon.

Expectoration muco-purulente.

Nous proposons à ce malade de le soigner : il accepte, puis refuse et part à la campagne.

Septembre. — A son retour, poids : 74 kilos (poids donné par lui-même, et que nous n'avons pas contrôlé). M... refuse encore de se soigner, son médecin lui ayant dit qu'il était très bien ; on le soumet à l'huile de foie de morue, etc. : il boit, mange et dort bien, mais tousse toujours et expectore des crachats muco-purulents. Il est bouffi.

Nous faisons faire un nouvel examen ; sa cure d'air lui a fait du bien ; ses échanges se sont considérablement abaissés et sa défense mobile (leucocytes mononucléaires) est excellente. Il aurait pu guérir alors, croyons-nous, s'il avait voulu se soumettre au traitement électrothérapique.

En octobre 1902, M... tousse toujours, l'expectoration est légèrement jaune ; elle se colore davantage et s'épaissit vers décembre. (Emulsion Scott.)

En janvier 1903, nouvelle hémoptysie très abondante, à la suite d'une quinte de toux. Le malade garde le lit jusqu'au 12 février ; il mange toujours bien, mais il maigrit.

Expectoration muco-purulente.

Il nous fait dire en mars qu'il regrette de ne pas avoir suivi notre conseil et demande si nous voulons le soigner.

Etat actuel, 23 mars 1903 : Induration du tiers supérieur du poumon gauche.

Matité au sommet.

Inspiration lointaine, très affaiblie, s'entendant à peine au sommet ; inspiration rude, humée, avec expiration prolongée à la base et en avant.

P. D. : Sub-matité dans tout le poumon.

Inspiration obscure au sommet, à la base et en avant ; craquements secs au sommet ; on n'entend pas l'expiration.

Expectoration muco-purulente. Bacilles de Koch, qui n'existaient pas antérieurement. L'état pulmonaire s'est aggravé.

Poids : 71 kilos.

OBSERVATION N° 24

ÉLÉMENTS DU CHIMISME RESPIRATOIRE	Avant la CURE D'AIR	Après la CURE D'AIR	Six Mois après la Cure d'Air et avant le TRAITEMENT	PENDANT LE TRAITEMENT			Deux Mois après le TRAITEMENT	Cinq Mois après le TRAITEMENT
	N° 64 5 Juillet 1902	N° 105 16 Sept. 1902	N° 243 24 Mars 1903	N° 288 18 Mai 1903	N° 336 24 Juin 1903	N° 366 27 Juillet 1903	N° 421 22 Sept. 1903	N° 508 12 Décembre 1903
Taille	1 m. 70	1 m. 70	1 m. 70	1 m. 70	1 m. 70	1 m. 70	1 m. 70	1 m. 70
Poids	67 k.	74 k.	71 k.	69 k. 100	70 k. 350	70 k. 350	71 k.	64 k.
Capacité respiratoire totale	2.500 cc.	3.020 cc.	3.000 cc.	3.130 cc.	3.240 cc.	3.500 cc.	3.400 cc.	2.020 cc.
Capacité respiratoire totale par centimètre de taille	14 cc. 70	17 cc. 70	17 cc. 64	18 cc. 52	19 cc. 05	20 cc. 58	20 cc.	11 cc. 88
Acide carbonique exhalé pour 100 parties d'air expiré	4 cc.	4 cc. 01	4 cc. 25	4 cc. 28	4 cc.	4 cc. 05	4 cc. 12	3 cc. 9
Oxygène consommé pour 100 parties d'air expiré	5 cc. 16	5 cc.	5 cc. 59	5 cc. 86	5 cc. 18	5 cc. 39	5 cc. 42	5 cc. 11
Ventilation par minute	10l950 cc.	8l730 cc.	9l200 cc.	9l050 cc.	8l700 cc.	8l640 cc.	8l700 cc.	9l980 cc.
Acide carbonique produit par minute	438 cc.	350 cc. 073	391 cc.	387 cc. 340	348 cc.	349 cc. 920	358 cc. 440	385 cc. 320
Oxygène total consommé par minute	565 cc. 020	436 cc. 500	514 cc. 280	530 cc. 330	450 cc. 000	465 cc. 696	471 cc. 540	504 cc. 808
Oxygène absorbé par les tissus par minute	127 cc. 020	86 cc. 427	123 cc. 280	142 cc. 990	102 cc. 020	115 cc. 776	113 cc. 100	119 cc. 540
Ventilation par kilogramme-minute	163 cc. 432	117 cc. 972	129 cc. 577	129 cc. 470	123 cc. 067	122 cc. 844	122 cc. 535	154 cc. 375
Acide carbonique produit par kilogramme-minute	6 cc. 537	4 cc. 734	5 cc. 507	5 cc. 541	4 cc. 946	4 cc. 973	5 cc. 048	6 cc. 020
Oxygène total consommé par kilogramme-minute	8 cc. 433	5 cc. 898	7 cc. 243	7 cc. 580	6 cc. 405	6 cc. 619	6 cc. 641	7 cc. 888
Oxygène absorbé par les tissus par kilogramme-minute	1 cc. 896	1 cc. 164	1 cc. 736	2 cc. 045	1 cc. 450	1 cc. 646	1 cc. 593	1 cc. 808
Totalité des échanges par kilogramme-minute	14 cc. 970	10 cc. 632	12 cc. 750	13 cc. 127	11 cc. 351	11 cc. 592	11 cc. 689	13 cc. 908
Quotient respiratoire	0,775	0,801	0,760	0,730	0,773	0,751	0,760	0,763
Coefficient d'oxydation	77,52 °/o	80,20 °/o	76,02 °/o	73,05 °/o	77,22 °/o	75,14 °/o	76,02 °/o	76,92 °/o
Coefficient d'absorption	22,48 °/o	19,80 °/o	23,08 °/o	26,95 °/o	22,78 °/o	24,86 °/o	23,08 °/o	23,08 °/o
	N° 66	N° 106	N° 244	N° 290	N° 337	N° 367	N° 422	N° 510
RECHERCHE DU BACILLE DE KOCH	Flore très variée de divers microbes	Absence	Présence	Absence	Absence	Absence	Absence	Présence
ANALYSE DU SANG	N° 65	N° 107	N° 245	N° 289	N° 338	N° 368	N° 423	N° 509
Hémoglobine (en oxyhémoglobine °/o)	15,3 °/o	17,5 °/o	16,8 °/o	16,3 °/o	17 °/o	16 °/o	17,5 °/o	16,4 °/o
Globules rouges par millimètre cube	6.700.000	7.320.000	7.400.000	7.600.000	7.500.000	6.000.000	6.800.000	6.050.000
Globules blancs par millimètre cube	4.300	5.200	8.300	7.200	6.800	7.100	8.200	11.300
Formule leucocytaire								
Leucocytes polynucléaires neutrophiles	82,5 °/o	78 °/o	80 °/o	78 °/o	79 °/o	78 °/o	80 °/o	78 °/o
— polynucléaires éosinophiles	2,5	3	1	2	2	2	1	2
— grands mononucléaires	6	6	4	1	2	0	0	3
— lymphocytes	6	11	13	19	16	18	17	13
— formes de transition	1	2	2	0	1	2	2	4
— myélocytes	0	0	0	0	0	0	0	0
— grands macrophages	2	0	0	0	0	0	0	0

Mort le 9 Janvier 1904

OBSERVATION N° 24

ANALYSE DES URINES	Avant la CURE D'AIR — N° 96, 3 Juillet 1902		Après la CURE D'AIR — N° 147, 16 Septembre 1902		Six Mois après la Cure d'Air et avant le TRAITEMENT — N° 343 *bis*, 28 Mars 1903		PENDANT LE TRAITEMENT — N° 407, 18 Mai 1903		PENDANT LE TRAITEMENT — N° 471, 22 Juin 1903		PENDANT LE TRAITEMENT — N° 536, 27 Juillet 1903		Deux Mois après le TRAITEMENT — N° 598, 23 Septembre 1903		Quatre Mois et demi après le TRAITEMENT — N° 692, 12 Décembre 1903	
Poids	67 k.		74 k.		71 k.		60 k. 900		70 k. 350		70 k. 350		71 k.		64 k.	
Volume émis en 24 heures	980		1.580		1.100		1.080		1.830		820		1.900		1.800	
Aspect	»		»		Normal		Normal		Normal		Trouble		Trouble		Trouble	
Dépôt	»		»		Floconneux		Floconneux		Légèrement floconneux		Floconneux		Nul		Floconneux	
Réaction	Hypoacide		Hyperacide		Hypoacide		Isoacide		Isoacide		Hypoacide		Hyperacide		Hyperacide	
Densité à + 15°	1023.6		1017.6		1020,5		1015		1015		1017		1022		1023	
Eléments normaux	Par litre	Par 24 heures	Par litre	Par 24 h.	Par litre	Par 24 h.	Par litre	Par 24 h.	Par litre	Par 24 h.	Par litre	Par 24 h.	Par litre	Par 24 h.	Par litre	Par 24 h.
Matières organiques	»	»	»	»	36 gr. 90	40 gr. 26	20 gr. 90	35 gr. 11	16 gr. 60	30 gr. 38	21 gr. 50	17 gr. 63	20 gr. 50	40 gr. 20	22 gr.	39 gr. 60
Matières inorganiques	»	»	»	»	21 gr. 40	23 gr. 54	13 gr. 10	22 gr. 01	14 gr. 40	26 gr. 35	19 gr. 50	15 gr. 99	16 gr. 50	32 gr. 40	19 gr.	34 gr. 20
Total des matières dissoutes *(extrait sec)*	»	»	»	»	58 gr.	63 gr. 80	34 gr.	57 gr. 12	31 gr.	56 gr. 73	41 gr.	33 gr. 62	37 gr.	72 gr. 60	41 gr.	74 gr. 10
Eau	»	»	»	»	942 gr.	1036 gr. 20	967 gr.	1623 gr. 88	969 gr.	1773 gr. 27	959 gr.	786 gr. 38	993 gr.	1887 gr. 40	959 gr.	1725 gr. 90
Urée	31 gr. 20	30 gr. 58	21 gr. 30	42 gr. 17	33 gr. 20	36 gr. 52	22 gr. 30	37 gr. 46	19 gr. 70	36 gr. 05	23 gr. 60	19 gr. 35	19 gr. 16	37 gr. 50	22 gr. 16	39 gr. 85
Azote total *(en urée)*	33 gr. 91	33 gr. 23	24 gr. 70	48 gr. 10	36 gr. 90	40 gr. 59	25 gr. 90	43 gr. 51	22 gr. 65	41 gr. 45	26 gr. 40	21 gr. 65	23 gr. 70	44 gr. 50	24 gr. 62	44 gr. 40
Azote de l'urée	14 gr. 56	14 gr. 37	10 gr. 01	19 gr. 81	15 gr. 60	17 gr. 16	10 gr. 48	17 gr. 60	9 gr. 25	16 gr. 94	11 gr. 09	9 gr. 09	9 gr. 21	17 gr. 62	10 gr. 41	18 gr. 72
Azote total	15 gr. 83	15 gr. 61	11 gr. 61	22 gr. 98	17 gr. 34	19 gr. 07	12 gr. 17	20 gr. 44	10 gr. 63	19 gr. 48	12 gr. 40	10 gr. 21	10 gr. 68	20 gr. 91	11 gr. 57	20 gr. 86
Azote de l'acide urique	0 gr. 147	0 gr. 146	0 gr. 113	0 gr. 223	0 gr. 270	0 gr. 297	0 gr. 257	0 gr. 430	0 gr. 190	0 gr. 347	0 gr. 150	0 gr. 120	0 gr. 130	0 gr. 254	0 gr. 157	0 gr. 282
Acide urique	0 gr. 44	0 gr. 43	0 gr. 34	0 gr. 67	0 gr. 81	0 gr. 89	0 gr. 77	1 gr. 29	0 gr. 57	1 gr. 04	0 gr. 45	0 gr. 369	0 gr. 39	0 gr. 76	0 gr. 47	0 gr. 84
Phosphates en P^2O^5	2 gr. 60	2 gr. 55	1 gr. 15	2 gr. 28	4 gr. 16	4 gr. 58	3 gr. 06	5 gr. 14	2 gr. 05	3 gr. 75	2 gr. 80	2 gr. 30	3 gr. 20	6 gr. 80	3 gr. 06	5 gr. 50
Chlorures en NaCl	»	»	»	»	10 gr.	11 gr.	6 gr. 10	10 gr. 25	5 gr. 27	9 gr. 64	6 gr. 50	5 gr. 33	6 gr. 05	11 gr. 85	8 gr. 12	14 gr. 60
Chlore des chlorures	»	»	»	»	6 gr.	6 gr. 60	3 gr. 66	6 gr. 15	3 gr. 16	5 gr. 78	3 gr. 90	3 gr. 19	3 gr. 63	7 gr. 11	4 gr. 87	8 gr. 76
Sulfates en SO^4H^2	»	»	»	»	2 gr. 30	2 gr. 58	1 gr. 02	1 gr. 71	1 gr. 10	2 gr. 01	1 gr. 27	1 gr. 0414	1 gr. 28	2 gr. 51	0 gr. 97	1 gr. 74
Acidité en HCl	1 gr. 09	1 gr. 07	1 gr. 02	2 gr. 02	0 gr. 61	0 gr. 67	0 gr. 86	1 gr. 44	0 gr. 80	1 gr. 46	0 gr. 66	0 gr. 541	1 gr. 07	2 gr. 10	1 gr. 11	1 gr. 99
Acidité en P^2O^5	1 gr. 05	1 gr. 03	0 gr. 99	1 gr. 96	0 gr. 50	0 gr. 65	0 gr. 83	1 gr. 40	0 gr. 77	1 gr. 41	0 gr. 63	0 gr. 53	1 gr. 04	2 gr. 03	1 gr. 07	1 gr. 93
Eléments anormaux :																
Albumine totale (sérine et globuline)	Néant		Néant		Néant		Néant		Néant		Néant		Néant		Traces infér^res à 10 cent. par litre	
RAPPORTS URINAIRES																
Rapport de l'urée au résidu total	»		»		0.572		0.635		0,635		0,575		0,517		0,54	
— du résidu organique à l'azote total	»		»		2,10		1.71		1.56		1,73		1.92		1.90	
— de l'azote de l'acide urique à l'azote total	0,0092		0,0097		0,0155		0,0211		0,0178		0.0120		0.0121		0,0135	
— de l'urée à l'azote total	0,92		0,86		0,90		0.86		0.87		0,89		0.86		0,90	
— de l'acide urique à l'urée	1/70		1/63		1/41		1/29		1/35		1/52		1/50		1/47	
— des matières minérales au résidu total	»		»		0,368		0,385		0.464		0.475		0.445		0,463	
— de l'acide phosphorique à l'azote total	0,1632		0,0990		0,2378		0.2518		0.1929		0,2258		0,3002		0,2645	
— des chlorures au résidu total	»		»		0.1724		0,1793		0.17		0.1585		0.1635		0,1980	
Examen microscopique	Néant		Rien d'anormal		Néant		Néant		Rien d'anormal		Rien d'anormal		Rien d'anormal		Rien d'anormal	

Malgré l'état aggravé du malade et connaissant d'avance le résultat, nous commençons le traitement.

15 avril. — Un peu de bronchite le 10 avril.

Traitement : Après l'application, le malade respire plus facilement.

2 mai. — Le malade respire parfaitement depuis le 22 avril ; il marche plus vite et éprouve moins d'oppression ; il tousse un peu moins, l'appétit est meilleur.

Expectoration muco-purulente.

Poids : 69 k. 900.

16 mai. — P. G. : Etat stationnaire.

P. D. : Inspiration moins obscure.

Pas de bacilles de Koch dans l'expectoration.

Le malade a maigri, quoique s'alimentant bien.

Du 22 mai au 2 juin, pas de traitement.

24 juin. — P. G. : Inspiration affaiblie au sommet ; rude, humée, avec expiration prolongée, à la base et en avant.

P. D. : Inspiration moins obscure dans tout le poumon ; on n'entend pas l'expiration ; toujours des craquements.

Toux et expectoration presque nulles.

Etat général bon.

Poids : 70 k. 350.

Juillet. — Même état pulmonaire. Même état général.

1er août. — Respiration toujours affaiblie à gauche.

Pas d'expectoration depuis trois jours.

Même état général. Nous cessons le traitement le 10 août.

28 septembre. — Même état.

10 octobre. — A quatre heures du soir, sans accès de toux, mais après un effort en travaillant, hémoptysie.

11-15-19-20 et 24. — Nouvelles hémoptysies.

Le malade garde le lit et la chambre jusqu'au 9 décembre ; il est soigné par un de nos confrères. Nous le revoyons à cette époque ; il nous demande de reprendre les applications, pour le soulager, dit-il. T. : 39°4. P. : 120, à 3 heures.

Poids : 64 kilos.

14 décembre. — P. G. : Matité au sommet, sub-matité à la base.

Inspiration soufflante, rude et humée, avec expiration prolongée au sommet, à la base et en avant ; râles sous-crépitants fins dans tout le poumon.

P. D. : Respiration obscure et râles sous-crépitants dans tout le poumon.

Expectoration muco-purulente. Bacilles.

Le malade est amaigri, pâle, oppressé ; il est très affaibli, n'a aucun appétit et tousse constamment.

Sueurs nocturnes. Fièvre. T. : 39°4. P. : 120, à 3 heures.

Au milieu de l'application, le malade ne ressent plus d'oppression ; après, il respire bien et se trouve mieux.

15 décembre. — Le malade a dormi, la nuit du 14 au 15, depuis 7 heures du soir jusqu'à 3 h. 1/2 du matin, sans se réveiller, ce qui ne lui était pas arrivé depuis le 10 octobre. M... respire mieux, mais les forces diminuent.

Pas de sueurs. T. : 39°3. P. : 120, à 3 heures

18 décembre. — Les nuits sont assez bonnes, le malade tousse et expectore moins ; il est moins oppressé, il lui semble que l'appétit revient.

Température toujours élevée. P. : 128. T. : 39°6 à 2 h. 1/2.

21 décembre. — M... est sans forces, ses jambes fléchissent; il nous fait prévenir qu'il ne peut plus se rendre à notre cabinet.

Mort le 20 janvier 1904.

OBSERVATION XXV

Tuberculose au 2e degré. — Ramollissement

M..., Pauline, couturière. 26 ans 1/2. Règles à 14 ans régulières, mais douloureuses.

Antécédents héréditaires : Père mort tuberculeux en août 1903 (alcoolisme); mère bien portante ; frères et sœurs morts en bas âge; une cousine maternelle morte à 19 ans : chaud et froid (?) ; un cousin paternel mort à 24 ans : chaud et froid (?).

Antécédents personnels : A 19 ans, anémie qui dure trois mois.

Depuis août 1903, toux sèche, quinteuse, jour et nuit ; laryngite depuis six semaines environ ; expectoration muco-purulente.

Son médecin diagnostique une faiblesse de la poitrine, avec menace de tuberculose.

Etat actuel, novembre 1903 : Induration du tiers supérieur du poumon gauche.

Matité au sommet, sub-matité à la base.

Inspiration rude, humée, très affaiblie, avec craquements secs au sommet ; inspiration rude, humée, affaiblie, lointaine, avec râles sous-crépitants secs à la base ; inspiration rude, humée, affaiblie, avec râles humides et expiration prolongée en avant.

P. D. : Inspiration rude. humée, affaiblie au sommet ; rude et humée à la base ; rude, humée, affaiblie en avant ; expiration prolongée.

Toux continuelle, quinteuse, fatigante.

Expectoration muco-purulente. Pas de bacilles.

Oppression, dyspnée, essoufflement à la marche et à l'ascension des escaliers, fatigue générale, anorexie, amaigrissement. Vomissements assez fréquents. — Leucorrhée depuis trois mois. — Dépression morale. La malade a le teint pâle, avec les pommettes colorées ; les yeux sont cernés.

Névralgie intercostale en avant à gauche, au niveau de la clavicule.

Poids : 42 k. 300.

Traitement, 17 novembre 1903. — Après la première application, la malade respire mieux pendant deux heures environ.

26 novembre. — La malade respire de mieux en mieux, elle se sent plus forte, elle tousse moins, l'appétit est meilleur.

30 novembre. — Vomissements bilieux et glaireux ce matin, nausées ; douleurs à l'estomac. Respiration moins facile.

P. G. : Affaiblissement considérable du murmure vésiculaire dans tout le poumon ; râles sous-crépitants secs au sommet et à la base ; râles humides en avant.

P. D. : Inspiration rude, saccadée dans tout le poumon.

12 décembre. — Même état pulmonaire. — Expectoration muco-purulente, surtout le matin.

Règles non douloureuses le 1er décembre.

Migraine les 10-11-12 décembre. Diminution de l'appétit. L'oppression et la dyspnée ont disparu.

Poids : 44 k. 100.

31 décembre. — Depuis le 20 décembre, nausées, malaise général, fatigue, courbature, oppression légère, anorexie, dépression,

Tous ces symptômes disparaissent avec les règles, qui viennent le 26 décembre, s'arrêtent le 28 par suite d'un refroidissement et reviennent le 30, pour cesser le 31.

Janvier 1904. — Depuis la fin des règles, les malaises reviennent pendant quelques jours, disparaissent, pour revenir ensuite pendant tout le mois de janvier.

Poids : 43 k. 400.

28 janvier. — Malgré ces accidents, malgré l'amaigrissement qui en résulte, la malade ne se sent pas aussi fatiguée qu'au commencement de janvier, et le chimisme est moins mauvais.

1er février. — P. G : Inspiration rude, affaiblie, avec râles sous-crépitants au sommet ; rude, affaiblie, humée à la base avec râles sous-crépitants secs, qui disparaissent à la toux ; inspiration rude, humée, avec râles humides en avant.

P. D. : Inspiration moins rude, moins humée, avec expiration prolongée, au sommet et à la base ; moins rude en avant.

Expectoration muco-purulente.

Poids : 44 k. 900.

27 février. — Pas de changement dans l'état local.

L'état général est bon ; les nausées ont disparu depuis le 5 février, l'appétit revient ; la malade prend de l'embonpoint et travaille sans éprouver de fatigue.

Mars-avril. — La respiration est moins affaiblie à gauche, moins rude à droite.

Expectoration muqueuse teintée de jaune.

Règles le 8. L'état général n'est pas mauvais, sauf quelques nausées et vomissements bilieux de temps à autre; l'appétit se maintient.

Poids : 45 k. 500.

Mai. — Règles le 2 et le 30.

L'état local est toujours le même; l'état général n'est pas trop mauvais ; la malade est gaie, elle travaille, elle a l'aspect d'une personne bien portante. L'appétit et le sommeil sont bons. Pas d'oppression; pas de sueurs nocturnes.

Poids : 44 k. 200.

Juin-juillet. — Règles le 20 juin et le 17 juillet.

Poids : 44 kilos.

Même état local. L'état général est toujours bon. Nous cessons le traitement le 14 juillet.

Résultats éloignés : Règles en août et septembre. Depuis deux mois, l'état s'aggrave.

Poids : 42 k. 900.

Décembre. — Même état général; même état local. Expectoration muco-purulente renfermant des bacilles.

Poids : 42 k. 500.

Juin 1905. — Poids : 43 kilos.

La malade est en cure d'air depuis le mois d'avril; elle s'affaiblit de plus en plus et son état s'aggrave, comme on peut le voir dans les examens faits en mars, juin et octobre 1905. — Caverne en avant.

C 25 — U 25

OBSERVATION N° 25

ÉLÉMENTS DU CHIMISME RESPIRATOIRE	Avant le TRAITEMENT	PENDANT LE TRAITEMENT						Deux Mois après la suppression du TRAITEMENT	Cinq Mois après la suppression du TRAITEMENT	Huit Mois après la suppression du TRAITEMENT	Onze Mois après le TRAITEMENT	Treize Mois après le TRAITEMENT
	N° 17 Novemb. 1903	N° 530 20 Décemb. 1903	N° 549 30 Janvier 1904	N° 579 28 Février 1904	N° 605 28 Mars 1904	N° 641 3 Mai 1904	N° 656 10 Juillet 1904	N° 752 19 Septemb. 1904	N° 823 12 Décemb. 1904	N° 902 Mars 1905	N° 1044 Juin 1905	N° 1138 5 Octobre 1905
Taille	1 m. 47	1 m. 47	1 m. 47	1 m. 47	1 m. 47	1 m. 47	1 m. 47	1 m. 47	1 m. 47	1 m. 47	1 m. 47	1 m. 47
Poids	42 k. 300	44 k. 100	43 k. 400	44 k. 900	45 k. 500	44 k. 200	44 k.	42 k. 900	42 k. 500	44 k.	43 k.	42 k.
Capacité respiratoire totale	Impossibilité, dit le professeur Guerbet, d'obtenir le Chimisme	1.300 cc.	1.480 cc.	1.300 cc.	1.520 cc.	1.540 cc.	1.200 cc.	1.480 cc.	1.250 cc.	1.140 cc	1.196 cc.	1.180 cc.
Capacité respiratoire totale par centimètre de taille		8 cc. 84	10 cc. 06	9 cc. 45	10 cc. 33	10 cc. 40	8 cc. 57	10 cc. 06	8 cc. 50	7 cc. 75	8 cc. 00	8 cc. 02
Acide carbonique exhalé pour 100 parties d'air expiré		3 cc. 52	3 cc. 71	3 cc. 83	3 cc. 83	3 cc. 73	3 cc. 67	3 cc. 65	3 cc. 52	3 cc. 36	3 cc. 54	3 cc. 50
Oxygène consommé pour 100 parties d'air expiré		4 cc. 62	4 cc. 63	4 cc. 60	4 cc. 55	4 cc. 50	4 cc. 42	4 cc. 62	4 cc. 70	4 cc. 67	4 cc. 70	4 cc. 60
Ventilation par minute		$9^{l}950$ cc.	$9^{l}220$ cc.	$9^{l}740$ cc.	$9^{l}100$ cc.	$8^{l}930$ cc.	$9^{l}780$ cc.	$9^{l}450$ cc.	$10^{l}500$ cc.	$9^{l}930$ cc.	$9^{l}890$ cc.	$9^{l}080$ cc.
Acide carbonique produit par minute		350 cc. 240	342 cc. 002	372 cc. 068	349 cc. 560	332 cc. 716	358 cc. 020	344 cc. 125	369 cc. 600	333 cc. 648	350 cc. 106	348 cc. 100
Oxygène total consommé par minute		459 cc. 690	426 cc. 886	448 cc. 040	414 cc. 050	401 cc. 400	432 cc. 276	436 cc. 590	493 cc. 500	463 cc. 731	464 cc. 880	444 cc. 300
Oxygène absorbé par les tissus par minute		109 cc. 450	84 cc. 834	75 cc. 972	64 cc. 520	68 cc. 684	73 cc. 350	92 cc. 465	123 cc. 900	130 cc. 083	114 cc. 724	106 cc. 200
Ventilation par kilogramme-minute		225 cc. 620	212 cc. 442	210 cc. 226	200 cc.	201 cc. 800	222 cc. 272	220 cc. 279	247 cc. 058	225 cc. 081	230 cc.	230 cc
Acide carbonique produit par kilogramme-minute		7 cc. 941	7 cc. 881	8 cc. 286	7 cc. 631	7 cc. 527	8 cc. 157	8 cc. 021	8 cc. 696	7 cc. 582	8 cc. 142	8 cc. 050
Oxygène total consommé par kilogramme-minute		10 cc. 423	9 cc. 836	9 cc. 978	9 cc. 100	9 cc. 081	9 cc. 824	10 cc. 170	11 cc. 611	10 cc. 580	10 cc. 810	10 cc. 580
Oxygène absorbé par les tissus par kilogramme-minute		2 cc. 482	1 cc. 055	1 cc. 692	1 cc. 419	1 cc. 554	1 cc. 667	2 cc. 155	2 cc. 915	2 cc. 957	2 cc. 668	2 cc. 530
Totalité des échanges par kilogramme-minute		18 cc. 364	17 cc. 717	18 cc. 264	16 cc. 781	16 cc. 608	17 cc. 981	18 cc. 197	20 cc. 307	18 cc. 121	18 cc. 952	18 cc. 630
Quotient respiratoire		0,761	0,801	0,830	0,844	0,828	0,830	0,783	0,748	0,719	0,753	0,760
Coefficient d'oxydation		76,19 %.	80,12 %.	83,04 %.	84,40 %.	82,88 %.	83,04 %.	78,82 %.	74,80 %.	71,94 %.	75,31 %.	76,08 %.
Coefficient d'absorption		23,81 %.	19,87 %.	16,05 %.	15,59 %.	17,11 %.	16,96 %.	21,17 %.	25,10 %.	28,06 %.	24,69 %.	23,92 %.
Recherche du Bacille de Koch	N° 481 Absence	Pas de Recherches	N° 551 Absence	N° 581 Absence	N° 607 Absence	N° 643 Absence	N° 658 Absence	N° 754 Absence	N° 825 Nomb. bacilles de Koch	N° 904 Bacilles de Koch	N° 1047 Bacilles de Koch	N° 1140 Bacilles de Koch
ANALYSE DU SANG	N° 480	Pas de Recherches	N° 550	N° 580	N° 606	N° 642	N° 657	N° 753	N° 824	N° 903	N° 1045	N° 1139
Hémoglobine (en oxyhémoglobine %)	13,6 %.		14,2 %.	15,6 %.	14,1 %.	14,6 %.	13,50 %.	14,10 %.	12,80 %.	11 %.	9,70 %.	10,40 %.
Globules rouges par millimètre cube	5.800.000		4.200.000	4.850.000	4.800.000	5.050.000	4.800.000	5.300.000	5.200.000	4.000.000	3.900.000	3.700.000
Globules blancs par millimètre cube	8.650		8.500	7.900	8.100	8.200	8.700	8.400	9.650	9.000	8.700	9.600
Formule leucocytaire												
Leucocytes polynucléaires neutrophiles	80 %.		79 %.	77 %.	84 %.	79 %.	82 %.	80 %.	79 %.	81 %.	83 %.	87 %.
— polynucléaires éosinophiles	3,5		1	2	1	1	1	2	1,5	2	1	1
— grands mononucléaires	2		2	3	0	0	2	4	2,5	1	3	2
— lymphocytes	11		15	16,5	13	17	11	14	17	16	13	10
— formes de transition	3,5		3	1,5	2	3	4	0	0	0	0	0
— myélocytes	0		0	0	0	0	0	0	0	0	0	0
— grands macrophages	0		0	0	0	0	0	0	0	0	0	0

(Colonne « Onze Mois », note verticale : Échanges dans [illegible] après une cure d'air au Trait, près Caudebec-en-Caux)

OBSERVATION N° 25

ANALYSE DES URINES	Avant le TRAITEMENT		PENDANT LE TRAITEMENT			
	N° 681		N° 720		N° 775	
	17 Novembre 1903		28 Décembre 1903		20 Janvier 1904	
Poids	48 k. 000		44 k. 100		47 k. 400	
Volume émis en 24 heures	1.250		1.250		960	
Aspect	Trouble		Trouble		Trouble	
Dépôt	Floconneux		Floconneux		Nul	
Réaction	Hypoacide		Hypoacide		Isoacide	
Densité à + 15°	1028		1015		1021,5	
Eléments normaux	Par litre	Par 24 heures	Par litre	Par 24 h.	Par litre	Par 24 h.
Matières organiques	39 gr.	48 gr. 75	21 gr.	26 gr. 90	32 gr.	30 gr. 80
Matières minérales	25 gr.	31 gr. 25	16 gr.	20 gr.	24 gr.	23 gr. 80
Total des matières dissoutes *(extrait sec)*	64 gr.	80 gr.	37 gr.	46 gr. 25	55 gr.	52 gr. 80
Eau	936 gr.	1170 gr.	963 gr.	1203 gr. 80	945 gr.	907 gr. 20
Urée	35 gr. 60	44 gr. 50	20 gr. 04	25 gr. 15	30 gr. 40	28 gr. 40
Azote total *(en urée)*	40 gr. 35	50 gr. 43	23 gr. 20	29 gr.	33 gr. 40	32 gr. 05
Azote de l'urée	16 gr. 58	20 gr. 91	9 gr. 38	12 gr. 10	14 gr. 05	13 gr. 48
Azote total	18 gr. 16	20 gr. 70	10 gr. 90	13 gr. 55	16 gr. 16	15 gr. 55
Azote de l'acide urique	0 gr. 197	0 gr. 243	0 gr. 116	0 gr. 165	0 gr. 225	0 gr. 216
Acide urique	0 gr. 39	0 gr. 705	0 gr. 44	0 gr. 55	0 gr. 68	0 gr. 61
Phosphates en P^2O^5	4 gr. 85	6 gr. 062	3 gr. 62	4 gr. 52	2 gr. 60	2 gr. 49
Chlorures en NaCl	12 gr. 20	15 gr. 25	8 gr. 20	10 gr. 25	9 gr.	8 gr. 60
Chlore des chlorures	7 gr. 92	9 gr. 15	4 gr. 92	6 gr. 15	5 gr. 40	5 gr. 18
Sulfates en SO^4H^2	2 gr. 16	2 gr. 70	1 gr. 85	2 gr. 31	1 gr. 40	1 gr. 34
Acidité en HCl	0 gr. 21	0 gr. 261	0 gr. 45	0 gr. 56	1 gr. 52	1 gr. 44
Acidité en P^2O^5	0 gr. 233	0 gr. 27	0 gr. 44	0 gr. 55	1 gr. 45	1 gr. 46
Eléments anormaux :						
Albumine totale (sérine et globuline)	Néant		Néant		Néant	
Sérine	»		»		»	
Globuline	»		»		»	
Peptones	Pas de recherche		Pas de recherche		Pas de recherche	
Diazoréaction d'Ehrlich	Id.		Id.		Id.	
RAPPORTS URINAIRES						
Rapport de l'urée au résidu total	0,556		0,506		0,543	
— du résidu organique à l'azote total	2,11		1,92		1,37	
— de l'azote de l'acide urique à l'azote total	0,0108		0,0133		0,0140	
— de l'urée à l'azote total	0,89		0,86		0,87	
— de l'acide urique à l'urée	1,100		1,47		1,34	
— des matières minérales au résidu total	0,390		0,433		0,418	
— de l'acide phosphorique à l'azote total	0,2307		0,2504		0,1609	
— des chlorures au résidu total	0,1990		0,2210		0,1636	
Examen microscopique	Rien d'anormal		Néant		Néant	

ANALYSE DES URINES	PENDANT LE TRAITEMENT						
	N° 822		N° 888		N° 929	N° 1036	
	25 Février 1904		28 Mars 1904		4 Mai 1904	16 Juillet 1904	
Poids	44 k. 900		45 k. 500		44 k. 900	44 k.	
Volume émis en 24 heures	1.500		1.250		1.000	600	
Aspect	Limpide		Normal		Trouble	Trouble	
Dépôt	Floconneux		Nul		Nul	Floconneux	
Réaction	Hypoacide		Hypoacide		Acide	Hypoacide	
Densité à + 15°	1008,5		1015,3		1016,5	1020,5	
Eléments normaux	Par litre	Par 24 h.	Par litre	Par 24 h.	Par litre et par 24 h.	Par litre	Par 24 h.
Matières organiques	21 gr.	31 gr. 50	24 gr.	27 gr.	22 gr.	34 gr.	15 gr. 20
Matières minérales	17 gr.	25 gr. 50	15 gr.	20 gr. 25	14 gr.	24 gr.	8 gr. 20
Total des matières dissoutes *(extrait sec)*	38 gr.	57 gr.	35 gr.	47 gr. 25	36 gr.	61 gr.	36 gr. 60
Eau	962 gr.	1443 gr.	965 gr.	1300 gr. 75	964 gr.	939 gr.	563 gr. 40
Urée	20 gr. 10	30 gr. 15	18 gr. 40	23 gr. 15	22 gr.	35 gr.	14 gr. 20
Azote total *(en urée)*	23 gr. 60	35 gr. 50	21 gr. 80	27 gr. 40	25 gr. 50	30 gr. 40	15 gr. 76
Azote de l'urée	9 gr. 47	14 gr. 17	8 gr. 74	11 gr. 82	10 gr. 81	16 gr. 45	6 gr. 67
Azote total	11 gr. 08	16 gr. 62	10 gr. 25	13 gr. 81	12 gr. 43	18 gr. 51	7 gr. 40
Azote de l'acide urique	0 gr. 149	0 gr. 200	0 gr. 113	0 gr. 153	0 gr. 148	0 gr. 243	0 gr. 109
Acide urique	0 gr. 42	0 gr. 63	0 gr. 34	0 gr. 46	0 gr. 44	0 gr. 78	0 gr. 30
Phosphates en P^2O^5	2 gr. 36	3 gr. 54	3 gr.	4 gr. 05	2 gr. 60	4 gr. 25	1 gr. 70
Chlorures en NaCl	5 gr. 05	7 gr. 52	5 gr. 10	6 gr. 88	7 gr. 10	11 gr. 80	4 gr. 44
Chlore des chlorures	3 gr. 06	4 gr. 51	3 gr. 08	4 gr. 14	4 gr. 28	6 gr. 40	2 gr. 66
Sulfates en SO^4H^2	0 gr. 64	0 gr. 96	0 gr. 83	1 gr. 11	1 gr. 43	0 gr. 06	0 gr. 25
Acidité en HCl	0 gr. 76	1 gr. 14	0 gr. 62	0 gr. 83	1 gr. 30	2 gr. 63	1 gr. 05
Acidité en P^2O^5	0 gr. 75	1 gr. 10	0 gr. 60	0 gr. 81	1 gr. 32	2 gr. 55	1 gr. 49
Eléments anormaux :							
Albumine totale (sérine et globuline)	Néant		Néant		Néant	Néant	
Sérine	»		»		»	»	
Globuline	»		»		»	»	
Peptones	Pas de recherche		Pas de recherche		Pas de recherche	Pas de recherche	
Diazoréaction d'Ehrlich	Id.		Id.		Id.	Id.	
RAPPORTS URINAIRES							
Rapport de l'urée au résidu total	0,528		0,531		0,638	0,574	
— du résidu organique à l'azote total	1,90		1,50		1,56	2,03	
— de l'azote de l'acide urique à l'azote total	0,0120		0,0110		0,0114	0,0131	
— de l'urée à l'azote total	0,85		0,85		0,85	0,80	
— de l'acide urique à l'urée	1,68		1,54		1,34	1,48	
— des matières minérales au résidu total	0,447		0,428		0,388	0,377	
— de l'acide phosphorique à l'azote total	0,2550		0,2221		0,2068	0,2296	
— des chlorures au résidu total	0,1268		0,1437		0,1974	0,1810	
Examen microscopique	Rien d'anormal		Néant		Néant	Néant	

ANALYSE DES URINES	Deux Mois après la suppression du TRAITEMENT	Cinq Mois après la suppression du TRAITEMENT	Huit Mois après la suppression du TRAITEMENT		Onze Mois après la suppression du TRAITEMENT		Treize Mois après la suppression du TRAITEMENT	
	N° 1098	N° 1230	N° 1375		N° 1556		N° 1644	
	10 Septembre 1904	12 Décembre 1904	Mars 1905		Juillet 1905		Octobre 1905	
Poids	42 k. 000	43 k. 500	44 k.		43 k.		48 k.	
Volume émis en 24 heures	1.000	1.000	1.670		1.150		1.990	
Aspect	Trouble	Normal	Normal		Trouble		Trouble	
Dépôt	Nul	Floconneux	Nul		Floconneux		Floconneux	
Réaction	Hypoacide	Isoacide	Isoacide		Hypoacide		Hypoacide	
Densité à + 15°	1017,5	1013,5	1015		1017		1020,5	
Eléments normaux	Par litre et par 24 h.	Par litre et par 24 h.	Par litre	Par 24 h.	Par litre	Par 24 h.	Par litre	Par 24 h.
Matières organiques	21 gr.	15 gr.	19 gr.	31 gr. 70	21 gr.	24 gr. 15	28 gr.	39 gr. …
Matières minérales	17 gr.	17 gr.	13 gr.	21 gr. 70	17 gr.	19 gr. 55	18 gr.	31 gr. …
Total des matières dissoutes *(extrait sec)*	38 gr.	32 gr.	32 gr.	53 gr. 40	38 gr.	43 gr. 70	46 gr.	55 gr. …
Eau	962 gr.	968 gr.	968 gr.	1616 gr. 60	962 gr.	1106 gr. 30	951 gr.	1150 gr. …
Urée	18 gr. 00	15 gr. 20	16 gr. 20	27 gr.	19 gr. 30	22 gr. 19	22 gr. 30	25 gr. …
Azote total *(en urée)*	18 gr. 75	17 gr. 10	18 gr. 00	30 gr. 16	28 gr. 20	33 gr. 58	24 gr. 80	28 gr. …
Azote de l'urée	8 gr. 48	7 gr. 14	7 gr. 61	12 gr. 60	9 gr. 07	10 gr. 42	10 gr. 45	12 gr. …
Azote total	8 gr. 81	8 gr. 10	8 gr. 74	13 gr. 70	10 gr. 48	11 gr. 98	11 gr. 70	14 gr. 0…
Azote de l'acide urique	0 gr. 110	0 gr. 050	0 gr. 081	0 gr. 135	0 gr. 119	0 gr. 136	0 gr. 140	0 gr. 1…
Acide urique	0 gr. 33	0 gr. 18	0 gr. 25	0 gr. 41	0 gr. 36	0 gr. 41	0 gr. 45	0 gr. …
Phosphates en P^2O^5	3 gr. 80	3 gr. 10	2 gr. 60	4 gr. 35	3 gr. 90	4 gr. 48	5 gr. 80	6 gr. …
Chlorures en NaCl	9 gr. 60	5 gr. 15	5 gr. 30	8 gr. 80	6 gr. 10	7 gr. 01	7 gr. 40	8 gr. …
Chlore des chlorures	5 gr. 40	3 gr. 09	3 gr. 18	5 gr. 28	2 gr. 58	1 gr. 90	4 gr. 44	3 gr. …
Sulfates en SO^4H^2	1 gr. 07	2 gr. 14	1 gr. 10	1 gr. 84	2 gr. 80	3 gr. 22	3 gr. 60	4 gr. …
Acidité en HCl	1 gr. 07	1 gr. 29	0 gr. 80	1 gr. 33	0 gr. 58	0 gr. 66	0 gr. 42	0 gr. …
Acidité en P^2O^5	1 gr. 04	1 gr. 26	0 gr. 78	1 gr. 30	0 gr. 56	0 gr. 64	0 gr. 42	0 gr. …
Eléments anormaux :								
Albumine totale (sérine et globuline)	Traces inf(res) à 10 cent. par litre	Moins de 10 centigr. par litre	Traces (moins de 10 cent. par litre)		Traces (moins de 10 cent. par litre)		0 gr. 15	0 gr. 1…
Sérine	» »	» »	»	»	»	»	»	»
Globuline	» »	» »	»	»	»	»	»	»
Peptones	Pas de recherche	Pas de recherche	Pas de recherche		Présence		Présence	
Diazoréaction d'Ehrlich	Id.	Id.	Id.		Positive		Positive	
RAPPORTS URINAIRES								
Rapport de l'urée au résidu total	0,475	0,475	0,506		0,50		0,498	
— du résidu organique à l'azote total	2,39	1,83	2,17		2,01		2,48	
— de l'azote de l'acide urique à l'azote total	0,0124	0,0062	0,0091		0,0115		0,0120	
— de l'urée à l'azote total	0,91	0,88	0,85		0,920		0,89	
— de l'acide urique à l'urée	1,52	1,84	1,65		1,30		1,90	
— des matières minérales au résidu total	0,447	0,531	0,406		0,445		0,430	
— de l'acide phosphorique à l'azote total	0,4813	0,3846	0,2964		0,364		0,414	
— des chlorures au résidu total	0,2520	0,1609	0,1556		0,1605		0,1608	
Examen microscopique	Rien d'anormal	Rien d'anormal	Rien d'anormal		Rien d'anormal		Rien d'anormal	

OBSERVATION XXVI

Tuberculose fébrile

L..., Gaston, 28 ans, tourneur à la Compagnie de l'Ouest.

Antécédents héréditaires : Père mort à 52 ans : dysenterie; mère bien portante; un frère, 44 ans : affection cardiaque et tuberculose; un autre, 40 ans, bien portant; un autre de 31 ans : dyspepsie et tuberculose; trois sœurs bien portantes; une cousine paternelle morte de tuberculose.

Antécédents personnels : Abus d'alcool. Bronchite en avril et mai 1897. Rhume en 1901. Depuis cette époque, L... a toujours toussé.

En mai 1902, oppression, fatigue à la marche et au travail. Expectoration depuis un an.

En avril et mai 1903, cure d'air à Fontaine-le Dun; amélioration; le malade reprend son travail.

En juin et juillet, expectoration sanguinolente et, six mois après, muco-purulente.

En novembre, L... est obligé de cesser son travail.

L'appétit est resté bon jusqu'en décembre 1902.

Poids : janvier 1903, 75 kilos; mai 1903, 69 k. 050.

Etat actuel, 30 décembre 1903. — Induration du tiers supérieur du poumon droit.

Matité au sommet, sub-matité à la base.

Vibrations thoraciques exagérées.

Inspiration très rude, bien qu'affaiblie, humée, soufflante, avec râles sous-crépitants fins et expiration soufflante au sommet; inspiration rude, humée, avec expiration prolongée et râles sous-crépitants fins à la base; inspiration rude, humée, avec expiration prolongée et craquements secs en avant.

P. G. : Inspiration rude, humée, avec expiration prolongée dans tout le poumon.

Depuis plus de six mois, le malade entend des sifflements dans sa poitrine.

Toux quinteuse, pénible, constante, qui le prive de sommeil. Expectoration muco-purulente, surtout le soir, vers 4 heures. Oppression, essoufflement, fièvre, sueurs nocturnes, fatigue générale, anorexie.

Poids : 63 kilos.

Malgré ce mauvais état, nous tentons le traitement, n'espérant pas la guérison, mais voulant compléter nos recherches sur la phtisie fébrile.

Traitement, 5 janvier 1904. — Le malade respire mieux pendant une heure après l'application et marche plus facilement : il a pu retourner à Sotteville à pied. Il a eu une bonne nuit et a dormi comme il n'avait pu le faire depuis longtemps.

12 janvier. — Le malade respire toujours de mieux en mieux; il se trouve plus fort, il est moins fatigué, moins essoufflé à la marche et à l'ascension des escaliers; l'appétit revient; les nuits sont meilleures; les transpirations diminuent. Pour la première fois, cette nuit, le malade n'a plus entendu de râles, ni de sifflements dans sa poitrine; la toux est moins fréquente, l'expectoration est moins abondante et moins purulente.

21 janvier. — Le malade dort bien, ne transpire plus et se sent encore mieux.

Toux et expectoration presque nulles.

Même état pulmonaire. Toujours de la fièvre.

28 janvier. — P. D. : Inspiration moins rude, moins soufflante au sommet; râles, sous-crépitants secs à la toux et à l'inspiration forcée, expiration moins soufflante; inspiration moins rude, moins humée à la base; rude, avec expiration prolongée en avant; pas de craquements secs.

P. G. : Même état.

5 février. — Toujours de la fièvre. Plus de transpirations depuis le 21 janvier, les nuits sont meilleures. L'état général est bon.

Poids : 64 k. 300.

Même état dans les deux poumons.

15 février. — Respiration moins rude dans tout le poumon droit; plus douce, moins humée à gauche.

8 mars. — P. D. : Matité moins accentuée au sommet.

Inspiration moins rude, moins affaiblie, avec souffle moins intense et expiration moins bruyante au sommet; inspiration moins rude, moins humée à la base et en avant.

P. G. : Inspiration humée, avec expiration prolongée dans tout le poumon.

Toux et expectoration presque nulles. Toujours de la fièvre.

Etat général assez bon.

Poids : 66 kilos.

1er avril. — Du 21 au 29 mars, le malade a beaucoup souffert (abcès de la marge de l'anus); il a été obligé de garder le lit pendant cette période; l'appétit a diminué; il est un peu affaibli, il ne tousse pas davantage et a de bonnes nuits. Reprise du traitement le 28 mars.

P. D. : Sub-matité dans tout le poumon.

Inspiration moins rude et moins soufflante qu'au début, avec expiration prolongée et moins soufflante au sommet; toujours des râles sous-crépitants fins; inspiration rude à la base et en avant.

P. G. : Inspiration humée, avec expiration un peu moins prolongée dans tout le poumon.

16 avril. — P. D. : Sub-matité dans les deux tiers supérieurs.

Vibrations thoraciques toujours augmentées.

Inspiration rude, mais bien moins soufflante au sommet; rude, humée à la base; rude, avec expiration prolongée en avant.

P. G. : Même état.

Le malade tousse à peine : un peu le matin et le soir; il respire plus profondément, mange avec appétit et a de très bonnes nuits. Le moral est excellent; mais la fièvre existe toujours.

Poids : 65 k. 500.

30 avril. — Même état local. Le malade se sent plus fort qu'en mars. Toujours de la fièvre.

15 mai. — L... reprend son travail aujourd'hui. Nous cessons le traitement.

Poids : 65 k. 650.

Résultats éloignés : 15 juillet. — L'état général est bon ou paraît bon; la toux est presque nulle; les nuits sont bonnes; pas de sueurs nocturnes.

Poids : 62 k. 200.

20 septembre. — Poids : 60 k. 850.

L... a maigri depuis le 15 mai de 4 k. 800, et cependant l'état général semble satisfaisant.

C 26 — U 26

OBSERVATION N° 26

ÉLÉMENTS du CHIMISME RESPIRATOIRE	Avant le TRAITEMENT	PENDANT LE TRAITEMENT				Deux Mois après la suppression du TRAITEMENT	Quatre Mois après la suppression du TRAITEMENT	REPRISE DU TRAITEMENT le 22 Septembre 1904		2 Mois 1/2 après la suppression du TRAITEMENT	Sept Mois après la suppression du TRAITEMENT	Neuf Mois après la suppression du TRAITEMENT	Onze Mois après la suppression du TRAITEMENT	Un An après la suppression du TRAITEMENT
	N° 540 4 Janvier 1904	N° 564 6 Février 1904	N° 587 6 Mars 1904	N° 614 12 Avril 1904	N° 636 3 Mai 1904	N° 695 Juillet 1904	N° 747 19 Sept. 1904	N° 783 20 Octobre 1904	N° 810 28 Novemb. 1904	N° 880 14 Février 1905	N° 1028 Juin 1905	N° 1096 Août 1905	N° 1147 Octobre 1905	N° 1197 30 Novemb. 1905
Taille	1 m. 70	1 m. 70	1 m. 70	1 m. 70	1 m. 70	1 m. 70	1 m. 70	1 m. 70	1 m. 70	1 m. 70	1 m. 70	1 m. 70	1 m. 70	1 m. 70
Poids	63 k.	64 k. 300	66 k.	63 k. 500	65 k. 650	62 k. 200	60 k. 850	61 k.	62 k.	59 k. 300	59 k. 300	58 k.	55 k. 400	58 k. 300
Capacité respiratoire totale	2.350 cc.	2.400 cc.	2.310 cc.	2.430 cc.	2.700 cc.	2.300 cc.	2.100 cc.	2.070 cc.	1.600 cc.	2.000 cc.	1.780 cc.	1.780 cc.	1.500 cc.	1.800 cc.
Capacité respiratoire totale par centimètre de taille	13 cc. 82	14 cc. 47	13 cc. 58	14 cc. 41	15 cc. 88	13 cc. 52	12 cc. 35	12 cc. 17	9 cc. 41	11 cc. 76	10 cc. 47	10 cc. 4	8 cc. 80	10 cc. 58
Acide carbonique exhalé pour 100 parties d'air expiré	3 cc. 64	3 cc. 75	3 cc. 72	3 cc. 81	3 cc. 73	3 cc. 69	3 cc. 59	3 cc. 66	3 cc. 39	3 cc. 61	3 cc. 60	3 cc. 61	3 cc. 34	3 cc. 09
Oxygène consommé pour 100 parties d'air expiré	4 cc. 63	4 cc. 58	4 cc. 64	4 cc. 35	4 cc. 56	4 cc. 61	4 cc. 68	4 cc. 73	4 cc. 61	4 cc. 65	4 cc. 72	4 cc. 70	4 cc. 62	4 cc. 66
Ventilation par minute	9l920 cc.	9l830 cc.	9l200 cc.	9l140 cc.	9l200 cc.	9l600 cc.	9l420 cc.	9l160 cc.	9l720 cc.	9l530 cc.	9l710 cc.	10l215 cc.	10l290 cc.	9l900 cc.
Acide carbonique produit par minute	361 cc. 088	368 cc. 625	342 cc. 240	349 cc. 148	345 cc.	354 cc. 240	338 cc. 178	335 cc. 256	329 cc. 144	348 cc. 548	348 cc. 280	338 cc. 761	344 cc. 170	306 cc. 400
Oxygène total consommé par minute	458 cc. 296	450 cc. 214	426 cc. 880	415 cc. 870	419 cc. 520	442 cc. 560	438 cc. 972	434 cc. 108	448 cc. 092	461 cc. 743	458 cc. 312	480 cc. 105	475 cc. 398	488 cc. 380
Oxygène absorbé par les tissus par minute	97 cc. 210	81 cc. 589	84 cc. 640	66 cc. 722	74 cc. 520	88 cc. 320	100 cc. 794	98 cc. 852	118 cc. 948	113 cc. 202	109 cc. 722	141 cc. 344	114 cc. 210	106 cc. 000
Ventilation par kilogramme-minute	157 cc. 460	152 cc. 877	139 cc. 393	139 cc. 541	140 cc. 137	154 cc. 840	154 cc. 800	150 cc. 168	156 cc. 774	167 cc. 458	164 cc. 193	176 cc. 125	185 cc. 740	185 cc. 741
Acide carbonique produit par kilogramme-minute	5 cc. 731	5 cc. 732	5 cc. 185	5 cc. 370	5 cc. 275	5 cc. 693	5 cc. 557	5 cc. 496	5 cc. 318	5 cc. 877	5 cc. 898	6 cc. 377	6 cc. 210	6 cc. 489
Oxygène total consommé par kilogramme-minute	7 cc. 274	7 cc. 001	6 cc. 487	6 cc. 349	6 cc. 390	7 cc. 115	7 cc. 214	7 cc. 059	7 cc. 227	7 cc. 780	7 cc. 762	8 cc. 277	8 cc. 581	8 cc. 420
Oxygène absorbé par les tissus par kilogramme-minute	1 cc. 543	1 cc. 260	1 cc. 282	1 cc. 019	1 cc. 135	1 cc. 420	1 cc. 657	1 cc. 456	1 cc. 700	1 cc. 900	1 cc. 854	1 cc. 900	2 cc. 062	2 cc. 400
Totalité des échanges par kilogramme-minute	13 cc. 005	12 cc. 738	11 cc. 652	11 cc. 670	11 cc. 645	12 cc. 810	12 cc. 771	12 cc. 448	12 cc. 745	13 cc. 663	13 cc. 580	14 cc. 636	15 cc. 100	15 cc. 328
Quotient respiratoire	0,787	0,818	0,801	0,839	0,822	0,800	0,770	0,772	0,735	0,754	0,760	0,705	0,720	0,729
Coefficient d'oxydation	78,78 %	81,87 %	80,17 %	83,95 %	82,23 %	80,04 %	77,03 %	79,65 %	73,35 %	75,48 %	76,07 %	70,81 %	75,97 %	76,92 %
Coefficient d'absorption	21,22 %	18,13 %	19,83 %	16,05 %	17,77 %	19,96 %	22,97 %	20,35 %	26,65 %	24,52 %	23,93 %	29,19 %	24,03 %	23,08 %
	N° 541	N° 565	N° 589	N° 616	N° 638	N° 697	N° 749	N° 785	N° 812	N° 882	N° 1031	N° 1098	N° 1149	N° 1199
Recherche du Bacille de Koch	Absence	Absence	Absence	Absence	Absence	Absence	Absence	Très nombreux Bacilles de Koch	Très nombreux Bacilles de Koch	Bacilles de Koch	Bacilles de Koch	Bacilles de Koch	Bacilles de Koch	Bacilles de Koch
ANALYSE DU SANG	N° 542	N° 566	N° 588	N° 615	N° 637	N° 696	N° 748	N° 784	N° 811	N° 881	N° 1029	N° 1097	N° 1148	N° 1198
Hémoglobine (en oxyhémoglobine %)	14,8 %	14,2 %	16,4 %	15 %	15,1 %	15,4 %	15,20 %	14,60 %	13,80 %	13,20 %	11,60 %	11,30 %	11,10 %	11,70 %
Globules rouges par millimètre cube	4.800.000	4.700.000	4.800.000	5.200.000	4.600.600	5.650.000	6.150.000	6.050.000	5.400.000	5.100.000	4.100.000	4.380.000	4.400.000	4.800.000
Globules blancs par millimètre cube	9.600	8.700	8.100	8.400	8.700	9.050	8.550	9.100	8.700	8.300	8.700	6.900	10.700	11.000
Formule leucocytaire														
Leucocytes polynucléaires neutrophiles	75 %	77 %	78 %	81 %	78 %	82 %	83 %	80 %	79 %	81 %	84 %	86 %	89 %	87 %
— polynucléaires éosinophiles	4	2,5	2	2,5	2	1	0	2	1	3	2	1	0	1
— grands mononucléaires	3	3	1	1	2	4	6	4	3	1	0	3	3	2
— lymphocytes	15	16,5	18	13	17	11	9	14	15	13	14	10	8	10
— formes de transition	3	1	1	2,5	1	2	2	0	2	2	0	0	0	0
— myélocytes	0	0	0	0	0	0	0	0	0	0	0	0	0	0
— grands macrophages	0	0	0	0	0	0	0	0	0	0	0	0	0	0

OBSERVATION N° 26

ANALYSE DES URINES	Avant le TRAITEMENT		PENDANT LE TRAITEMENT				
	N° 714 4 Janvier 1904		N° 771 6 Février 1904		N° 852 6 Mars 1904		N° 898 18 Avril 1904
Poids	63 k.		65 k. 300		6[illegible] k.		65 k. 500
Volume émis en 24 heures	1.750		1.800		1.900		1.000
Aspect	Normal		Normal		Normal		Trouble
Dépôt	Nul		Nul		Nul		Nul
Réaction	Hyperacide		Hyperacide		Hyperacide		Isoacide
Densité à + 15°	1018.5		1017		1018		1020
Eléments normaux	Par litre	Par 24 heures	Par litre	Par 24 h.	Par litre	Par 24 h.	Par 24 heures
Matières organiques	21 gr.	36 gr. 75	19 gr.	34 gr. 20	18 gr. 50	35 gr. 15	30 gr.
Matières minérales	18 gr.	31 gr. 50	18 gr.	32 gr. 40	18 gr. 50	35 gr. 15	15 gr.
Total des matières dissoutes (*extrait sec*)	39 gr.	68 gr. 40	37 gr.	66 gr. 60	37 gr.	70 gr. 30	45 gr.
Eau	983 gr.	1675 gr. 60	963 gr.	1733 gr. 40	963 gr.	1829 gr. 70	964 gr.
Urée	21 gr. 60	35 gr. 60	19 gr. 16	34 gr. 35	17 gr. 15	32 gr. 58	19 gr. 10
Azote total (*en urée*)	26 gr. 05	41 gr. 75	21 gr. 70	39 gr.	19 gr. 26	36 gr. 59	21 gr. 70
Azote de l'urée	10 gr. 10	17 gr. 67	9 gr.	15 gr. 14	8 gr. 00	15 gr. 20	8 gr. 92
Azote total	11 gr. 30	19 gr. 82	10 gr. 09	18 gr. 16	9 gr. 02	17 gr. 15	10 gr. 09
Azote de l'acide urique	0 gr. 158	0 gr. 277	0 gr. 126	0 gr. 227	0 gr. 130	0 gr. 225	0 gr. 153
Acide urique	0 gr. 48	0 gr. 83	0 gr. 38	0 gr. 65	0 gr. 36	0 gr. 68	0 gr. 48
Phosphates en P^2O^5	2 gr. 55	4 gr. 45	2 gr. 06	3 gr. 70	2 gr. 12	4 gr. 02	2 gr.
Chlorures en NaCl	5 gr. 60	9 gr. 76	4 gr. 20	7 gr. 56	7 gr. 05	13 gr. 39	8 gr. 15
Chlore des chlorures	3 gr. 38	5 gr. 85	2 gr. 42	4 gr. 35	4 gr. 28	8 gr. 13	4 gr. 93
Sulfates en SO^4H^2	1 gr. 85	3 gr. 15	1 gr. 65	2 gr. 97	0 gr. 92	1 gr. 76	1 gr. 18
Acidité en HCl	1 gr. 20	2 gr. 10	1 gr. 12	2 gr. 02	1 gr. 20	2 gr. 28	1 gr. 00
Acidité en P^2O^5	1 gr. 167	2 gr. 037	1 gr. 086	1 gr. 955	1 gr. 104	2 gr. 241	1 gr. 37
Eléments anormaux :							
Albumine totale (sérine et globuline)	Traces [illegible]		Néant		Néant		Néant
Sérine	»	»	»		»		»
Globuline	»	»	»		»		»
Peptones	Pas de recherche		Pas de recherche		Pas de recherche		Pas de recherche
Diazoréaction d'Erlich	Id.		Id.		Id.		Id.
RAPPORTS URINAIRES							
Rapport de l'urée à l'extrait sec	0,083		0,517		0,463		0,546
— du résidu organique à l'azote total	1,85		1,88		2,05		1,76
— de l'azote de l'acide urique à l'azote total	0,0141		0,0125		0,0144		0,0141
— de l'urée à l'azote total	0,90		0,80		0,89		0,88
— de l'acide urique à l'urée	1/45		1/53		1/48		1/44
— des matières minérales à l'extrait sec	0,432		0,486		0,50		0,487
— de l'acide phosphorique à l'azote total	0,2256		0,2041		0,2350		0,1863
— des chlorures au résidu total	0,1510		0,1135		0,1905		0,2980
Examen microscopique	Rien d'anormal		Rien d'anormal		Rien d'anormal		Rien d'anormal

ANALYSE DES URINES	PENDANT LE TRAITEMENT		Deux Mois après la suppression du TRAITEMENT		Quatre Mois après la suppression du TRAITEMENT		REPRISE DU TRAITEMENT le 22 Septembre 1904	
	N° 928 8 Mai 1904		N° 1032 16 Juillet 1904		N° 1100 19 Septembre 1904		N° 1141 24 Octobre 1904	
Poids	63 k. 650		62 k. 200		60 k. 800		61 k.	
Volume émis en 24 heures	1.300		970		1.350		1.380	
Aspect	Normal		Trouble		Trouble		Trouble	
Dépôt	Floconneux		Floconneux		Floconneux		Floconneux	
Réaction	Hyperacide		Hypoacide		Hyperacide		Hyperacide	
Densité à + 15°	1028		1027		1047		1015.5	
Eléments normaux	Par litre	Par 24 h.	Par litre	Par 24 h.	Par litre	Par 24 h.	Par litre	Par 24 h.
Matières organiques	24 gr.	31 gr. 20	29 gr.	28 gr. 20	20 gr. 30	27 gr. 40	22 gr.	30 gr. 45
Matières minérales	27 gr.	35 gr. 10	21 gr.	20 gr. 70	16 gr. 50	22 gr. 30	15 gr.	20 gr. 25
Total des matières dissoutes (*extrait sec*)	51 gr.	66 gr. 30	38 gr.	50 gr. 00	37 gr.	50 gr. 85	44 gr.	60 gr. 70
Eau	950 gr.	1235 gr. 05	948 gr.	919 gr. 56	963 gr.	1300 gr. 15	956 gr.	1319 gr. 28
Urée	22 gr. 00	28 gr. 60	27 gr. 40	26 gr. 58	18 gr. 15	24 gr. 50	21 gr. 00	30 gr. 40
Azote total (*en urée*)	25 gr. 90	33 gr. 65	31 gr.	30 gr.	20 gr. 40	27 gr. 50	28 gr. 50	39 gr. 50
Azote de l'urée	10 gr. 26	13 gr. 35	12 gr. 94	12 gr. 55	8 gr. 58	11 gr. 60	10 gr. 15	17 gr. 10
Azote total	12 gr. 17	15 gr. 81	14 gr. 57	14 gr. 10	9 gr. 76	12 gr. 02	11 gr. 15	18 gr. 50
Azote de l'acide urique	0 gr. 143	0 gr. 186	0 gr. 190	0 gr. 184	0 gr. 158	0 gr. 214	0 gr. 271	0 gr. 374
Acide urique	0 gr. 43	0 gr. 56	0 gr. 57	0 gr. 55	0 gr. 47	0 gr. 64	0 gr. 81	1 gr. 12
Phosphates en P^2O^5	4 gr. 60	6 gr.	4 gr. 90	4 gr. 75	4 gr. 30	5 gr. 80	3 gr. 50	4 gr. 83
Chlorures en NaCl	13 gr. 10	17 gr. 03	12 gr. 10	11 gr. 73	6 gr. 20	8 gr. 40	5 gr. 10	6 gr. 90
Chlore des chlorures	9 gr. 00	11 gr. 70	7 gr. 30	7 gr. 08	3 gr. 72	5 gr. 01	2 gr. 46	4 gr. 14
Sulfates en SO^4H^2	2 gr. 80	3 gr. 65	1 gr. 20	1 gr. 16	1 gr. 40	1 gr. 89	1 gr. 20	2 gr. 00
Acidité en HCl	1 gr. 45	1 gr. 88	0 gr. 15	0 gr. 14	1 gr. 82	2 gr. 45	1 gr. 75	2 gr. 40
Acidité en P^2O^5	0 gr. 400	1 gr. 84	0 gr. 881	0 gr. 854	1 gr. 63	2 gr. 20	1 gr. 605	2 gr. 801
Eléments anormaux :								
Albumine totale (sérine et globuline)	Néant		Néant		Néant		Traces [illegible]	
Sérine	»		»		»		»	»
Globuline	»		»		»		»	»
Peptones	Pas de recherche		Pas de recherche		Pas de recherche		Pas de recherche	
Diazoréaction d'Erlich	Id.		Id.		Id.		Id.	
RAPPORTS URINAIRES								
Rapport de l'urée à l'extrait sec	0,443		0,53		0,490		0,60	
— du résidu organique à l'azote total	1,88		1,98		2,15		1,83	
— de l'azote de l'acide urique à l'azote total	0,0117		0,0130		0,0162		0,0205	
— de l'urée à l'azote total	0,85		0,89		0,91		0,98	
— de l'acide urique à l'urée	1/38		1/48		1/39		1/32	
— des matières minérales à l'extrait sec	0,529		0,442		0,446		0,417	
— de l'acide phosphorique à l'azote total	0,3771		0,3364		0,4590		0,2450	
— des chlorures au résidu total	0,2940		0,2307		0,1675		0,1490	
Examen microscopique	Rien d'anormal		Rien d'anormal		Rien d'anormal		Rien d'anormal	

ANALYSE DES URINES	REPRISE DU TRAITEMENT		Deux Mois et demi après la suppression du TRAITEMENT		Sept Mois après la suppression du TRAITEMENT	
	N° 1220 2[illegible] Novembre 1904		N° 1335 15 Février 1905		N° 1531 Juin 1905	
Poids	68 k.		60 k. 300		50 k. 300	
Volume émis en 24 heures	1.375		1.250		1.650	
Aspect	Normal		Normal		Trouble	
Dépôt	Nul		Nul		Floconneux	
Réaction	Hyperacide		Hypoacide		Isoacide	
Densité à + 15°	1015		1016		1041	
Eléments normaux	Par litre	Par 24 h.	Par litre	Par 24 h.	Par litre	Par 24 h.
Matières organiques	15 gr.	20 gr. 70	22 gr.	27 gr. 50	16 gr.	26 gr. 40
Matières minérales	18 gr.	24 gr. 75	12 gr.	15 gr.	10 gr.	16 gr. 50
Total des matières dissoutes (*extrait sec*)	33 gr.	45 gr. 10	34 gr.	42 gr. 50	26 gr.	42 gr. 90
Eau	967 gr.	1329 gr. 70	966 gr.	1207 gr. 50	974 gr.	1607 gr. 10
Urée	19 gr. 00	26 gr. 10	21 gr.	26 gr. 25	19 gr. 10	31 gr. 50
Azote total (*en urée*)	20 gr. 90	27 gr. 05	24 gr. 40	30 gr. 50	16 gr. 40	27 gr. 06
Azote de l'urée	8 gr. 87	12 gr. 20	9 gr. 80	12 gr. 25	6 gr. 71	11 gr. 08
Azote total	9 gr. 40	12 gr. 92	11 gr. 09	13 gr. 86	7 gr. 70	12 gr. 71
Azote de l'acide urique	0 gr. 126	0 gr. 173	0 gr. 094	0 gr. 117	0 gr. 100	0 gr. 165
Acide urique	0 gr. 37	0 gr. 50	0 gr. 28	0 gr. 35	0 gr. 30	0 gr. 495
Phosphates en P^2O^5	5 gr. 10	7 gr.	3 gr. 20	4 gr.	3 gr. 12	5 gr. 14
Chlorures en NaCl	4 gr. 80	6 gr. 60	4 gr. 10	5 gr. 12	4 gr. 00	6 gr. 60
Chlore des chlorures	2 gr. 88	3 gr. 96	2 gr. 46	3 gr. 08	2 gr. 53	4 gr. 15
Sulfates en SO^4H^2	2 gr. 10	2 gr. 88	1 gr. 84	2 gr. 30	2 gr.	3 gr. 30
Acidité en HCl	1 gr. 74	2 gr. 38	1 gr. 05	1 gr. 32	0 gr. 80	1 gr. 32
Acidité en P^2O^5	1 gr. 187	3 gr. 00	1 gr. 02	1 gr. 28	0 gr. 77	1 gr. 28
Eléments anormaux :						
Albumine totale (sérine et globuline)	0 gr. 16	0 gr. 22	0 gr. 14	0 gr. 17	0 gr. 15	0 gr. 247
Sérine	»	»	»	»	»	»
Globuline	»	»	»	»	»	»
Peptones	Pas de recherche		Pas de recherche		Néant	
Diazoréaction d'Erlich	Id.		Id.		Négative	
RAPPORTS URINAIRES						
Rapport de l'urée à l'extrait sec	0,578		0,617		0,56	
— du résidu organique à l'azote total	1,58		1,98		2,07	
— de l'azote de l'acide urique à l'azote total	0,0137		0,0084		0,0129	
— de l'urée à l'azote total	0,943		0,88		0,871	
— de l'acide urique à l'urée	1/52		1/75		1/33	
— des matières minérales à l'extrait sec	0,5458		0,3529		0,3846	
— de l'acide phosphorique à l'azote total	0,5374		0,2885		0,4377	
— des chlorures au résidu total	0,1454		0,1206		0,1013	
Examen microscopique	Rien d'anormal		Rien d'anormal		Rien d'anormal	

ANALYSE DES URINES	Neuf Mois après la suppression du TRAITEMENT	Onze Mois après la suppression du TRAITEMENT		Treize Mois après la suppression du TRAITEMENT
	N° 1610 Août 1905	N° 1669 Octobre 1905		N° 1757 Décembre 1905
Poids	56 k.	55 k. 400		52 k. 700
Volume émis en 24 heures	1.000	1.700		1.000
Aspect	Trouble	Normal		Limpide
Dépôt	Nul	Floconneux		Floconneux
Réaction	Hypoacide	Hypoacide		Hypoacide
Densité à + 15°	1011	1047		1027.5
Eléments normaux	Par litre et par 24 h.	Par litre	Par 24 h.	Par litre et par 24 h.
Matières organiques	20 gr.	20 gr.	34 gr.	37 gr.
Matières minérales	13 gr.	16 gr.	27 gr. 20	16 gr.
Total des matières dissoutes (*extrait sec*)	33 gr.	36 gr.	61 gr. 20	53 gr.
Eau	967 gr.	961 gr.	1633 gr. 70	947 gr.
Urée	19 gr. 10	23 gr. 40	39 gr. 78	31 gr. 40
Azote total (*en urée*)	21 gr. 80	25 gr. 30	43 gr. 06	40 gr. 10
Azote de l'urée	8 gr. 97	10 gr. 90	18 gr. 53	14 gr. 66
Azote total	10 gr. 26	12 gr. 45	21 gr. 17	18 gr. 85
Azote de l'acide urique	0 gr. 218	0 gr. 183	0 gr. 311	0 gr. 1165
Acide urique	0 gr. 65	0 gr. 55	0 gr. 935	0 gr. 35
Phosphates en P^2O^5	5 gr. 69	3 gr. 11	5 gr. 29	3 gr. 70
Chlorures en NaCl	5 gr. 30	6 gr. 30	10 gr. 71	5 gr. 40
Chlore des chlorures	3 gr. 14	3 gr. 78	6 gr. 42	3 gr. 28
Sulfates en SO^4H^2	2 gr. 10	2 gr. 69	4 gr. 56	3 gr. 80
Acidité en HCl	0 gr. 85	0 gr. 75	1 gr. 27	1 gr.
Acidité en P^2O^5	0 gr. 82	0 gr. 72	1 gr. 22	0 gr. 80
Eléments anormaux :				
Albumine totale (sérine et globuline)	0 gr. 17	0 gr. 15	0 gr. 255	0 gr. 20
Sérine	»	»	»	»
Globuline	»	»	»	—
Peptones	Présence	Présence		Présence
Diazoréaction d'Erlich	Positive	Positive		Positive
RAPPORTS URINAIRES				
Rapport de l'urée à l'extrait sec	0,578	0,60		0,592
— du résidu organique à l'azote total	1,75	1,61		1,96
— de l'azote de l'acide urique à l'azote total	0,0210	0,0146		0,0061
— de l'urée à l'azote total	0,87	0,88		0,825
— de l'acide urique à l'urée	1/29	1/42		1/98
— des matières minérales à l'extrait sec	0,393	0,445		0,30
— de l'acide phosphorique à l'azote total	0,372	0,249		0,196
— des chlorures au résidu total	0,157	0,161		0,101
Examen microscopique	Rien d'anormal	Rien d'anormal		Cylindres hyalins de [illegible]

Observation XXVI.

Tuberculose fébrile

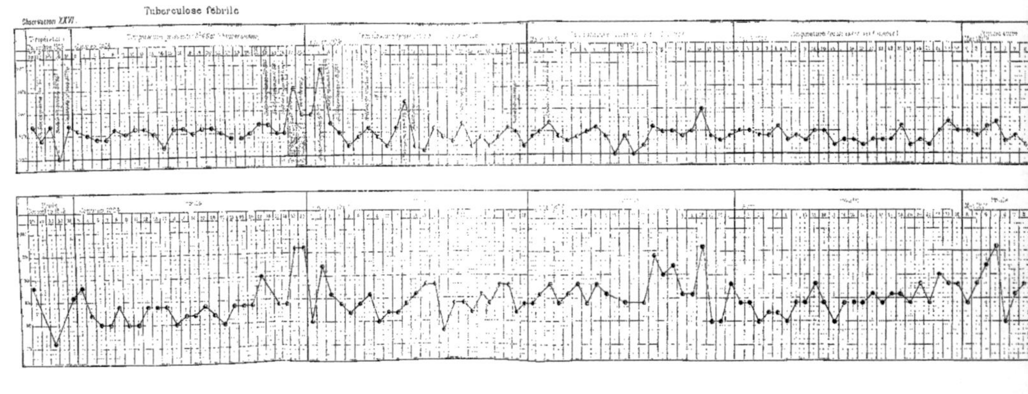

27 septembre. — Sur la prière du malade, nous reprenons le traitement le 27 septembre et le continuons jusqu'en novembre, sans obtenir d'amélioration dans l'état local. L'état général est toujours bon, la toux est presque nulle. Pas de sueurs nocturnes. Toujours de la fièvre.

En octobre l'expectoration redevient muco-purulente et renferme des bacilles de Koch.

Février 1905. — P. D. : Matité dans tout le poumon.

Inspiration très affaiblie, avec râles humides au sommet; inspiration très rude, avec quelques râles sous-crépitants en avant.

Toujours de la fièvre. Depuis novembre, le malade a maigri de 2 k. 700, et pourtant il nous dit qu'il se trouve bien, sauf un peu d'oppression.

Juin 1905. — Etat stationnaire. Toujours de la fièvre.

Août 1905. — L... s'est marié le 8 juillet, malgré nos conseils.

Poids : 58 kilos. Température : 38°8.

Les échanges respiratoires sont de plus en plus élevés. Dans la formule hémoleucocytaire, le taux de l'oxyhémoglobine et les hématies ont diminué. Dans les échanges généraux, les urines sont hypoacides; la déminéralisation continue; l'albumine existe toujours; les peptones sont signalés, et la diazoréaction d'Erhlich nous indique la gravité de l'état du malade. Cependant l'état général est bon, et L... n'a pas cessé son travail.

CONCLUSIONS

L'effluvation de haute fréquence réalise les conditions exigées par la clinique expérimentale.

Elle a une action évidente sur les éléments du chimisme respiratoire :

Elle augmente la capacité respiratoire; diminue la ventilation, l'acide carbonique produit, l'oxygène total consommé et absorbé par les tissus; par suite, elle élève le coefficient d'oxydation et abaisse le coefficient d'absorption.

Cette action n'est pas momentanée; elle continue à se faire sentir même après la cessation du traitement. Lorsque, en cours de traitement, le chimisme indique, d'un mois à l'autre, des échanges plus élevés et une capacité respiratoire abaissée, on en trouve la cause dans un des facteurs suivants : coryza, rhume, même peu intense, grippe, syphilis, surmenage physique ou intellectuel, marche prolongée, dépression morale, etc.

Dans deux cas de transformation fibreuse (Obs. VII et VIII), les échanges sont restés un peu au-dessus de la normale après la guérison, et le traitement, prolongé pendant des mois et même pendant un an, n'a amené aucun changement.

Dans les échanges généraux, l'effluvation augmente l'acidité de l'urine, abaisse ou relève, suivant les cas, le coefficient d'oxydation azoté et arrête la déminéralisation.

La formule hémoleucocytaire nous indique que notre modalité augmente le taux de l'hémoglobine, le nombre des hématies et diminue généralement le nombre des globules blancs. Le terrain étant reminéralisé, les leucocytes y puisent les éléments minéraux qui leur manquaient dans le terrain tuberculeux, retrouvent une activité plus grande et peut-être la puissance de leurs sécrétions; les défenseurs, devenant plus forts, restent en moins grand nombre dans l'organisme, la qualité remplace la quantité ! De plus le bacille de Koch, se trouvant dans un terrain peu propice, ne peut s'y développer, et les organes hématopoïétiques ne sentent plus la nécessité d'envoyer contre lui des défenseurs aussi nombreux.

L'effluvation augmente le nombre des lymphocytes, ces jeunes cellules dont le rôle paraît prépondérant comme agents d'accroissement, de réparation et de cicatrisation des tissus.

L'état général des tuberculeux à toutes périodes s'améliore sous l'influence de l'effluvation; la respiration est plus facile, l'inspiration plus profonde; tous nos malades éprouvent une sensation de fraîcheur due à la pénétration de l'air dans les poumons, surtout dans celui qui est plus profondément atteint. Cette sensation de fraîcheur disparaît vers la quinzième application.

L'oppression, la dyspnée, disparaissent vers la quinzième ou la vingtième, quelquefois plus tôt, rarement plus tard.

La toux est modifiée dès le début; elle diminue progressivement et cesse chez quelques-uns le premier mois, chez d'autres vers le deuxième ou troisième mois; mais les quintes de toux ne reviennent guère que le soir et le matin, quelquefois après le repas, et elles sont moins longues et moins pénibles.

L'effluvation provoque quelquefois une toux sèche, quinteuse et même un peu de dyspnée; toux et dyspnée sont dues à l'application directe et à l'ozone qui se dégage des appareils, mais il se fait peu à peu une accoutumance.

L'expectoration est plus facile, moins fréquente, moins abondante; de purulente, elle devient muqueuse et cesse le plus souvent avant la fin du traitement.

Le bacille disparaît, tantôt dès les premiers mois, tantôt à la fin du traitement; nous ne l'avons jamais vu reparaître chez nos malades guéris, si ce n'est, incidemment, chez le malade de l'Obs. II, après une grippe fébrile des plus intense.

Nous n'attachons aucune importance à la quantité de bacilles trouvés sous le champ du microscope, cette quantité étant des plus variable; il est admis que l'expectoration du réveil en renferme un plus grand nombre; après cette expectoration matutinale qui a nettoyé l'arbre aérien, les crachats suivants en renferment moins et souvent pas du tout.

L'apparition du bacille est, d'ailleurs, un signe tardif : la tuberculose commence au moment où le bacille pénètre dans un terrain préparé à le recevoir; cet envahissement se fait lentement, insidieusement, et échappait jusqu'alors à toutes les investigations; le chimisme respiratoire nous permet de déceler la tuberculose à son début et même de reconnaître la prédisposition du terrain. Quand on connaît l'ennemi, il est facile de le combattre et de rendre, par un traitement approprié, l'organisme des prédisposés réfractaire à la maladie.

Le sommeil est meilleur dès la première nuit; les transpirations diminuent et cessent vers la quinzième application.

L'appétit revient dès les premières séances, augmente vers la dixième, puis devient de plus en plus impérieux. Les digestions sont bonnes.

Les forces reviennent et augmentent progressivement pendant le cours du traitement. Nos malades ont pu, presque tous, continuer un travail pénible et quotidien, point très important pour eux, puisqu'il leur faut travailler pour vivre, et souvent pour nourrir une famille nombreuse.

Le poids varie suivant les malades : il augmente peu chez les uns, davantage chez les autres; puis il subit des variations en rapport avec l'alimentation, la fatigue, etc., etc., variations que l'on observe d'ailleurs chez les personnes en bonne santé. Tous nos guéris ont conservé un poids égal ou supérieur à celui qu'ils avaient avant le traitement. Les malades sont à jeun et... dans le plus simple appareil au moment des pesées.

***

Chez les phtisiques fébriles, de même que chez les tuberculeux avec ramollissement ou cavernes (voir les sept derniers tableaux analytiques des incurables), l'effluvation augmente toujours, mais *momentanément,* la capacité respiratoire et abaisse les échanges.

Cet abaissement des échanges apparaît dès les premiers mois et reste ensuite stationnaire, différant ainsi de la descente très nette observée chez les tuberculeux guérissables; malgré la prolongation du traitement pendant six mois, un an même, nous n'avons pu ramener au taux normal les échanges qui reprennent leur marche ascendante, soit aussitôt la cessation du traitement, soit dans un temps plus ou moins éloigné.

La formule hémoleucocytaire et les échanges généraux offrent, chez les incurables, des variations assez déconcertantes que nous ne retrouvons pas chez les tuberculeux guérissables, variations bien en rapport non seulement avec la nature et la qualité du virus, mais aussi avec l'état de résistance du terrain envahi.

L'état général, chez les malades de ces diverses catégories, est bon ou semble bon; l'appétit est revenu, le poids augmente, les forces reviennent, le travail, la marche sont plus faciles, les sueurs nocturnes disparaissent, les nuits sont bonnes. L'oppression cesse momentanément, la toux est moins fréquente et moins pénible; l'expectoration est modifiée dans ses signes physiques : elle est moins purulente, moins abondante, plus facile et devient parfois presque nulle. Le moral est meilleur. Les malades espèrent guérir : l'effluvation leur a procuré une guérison *virtuelle,* mais non réelle, et, après un temps plus ou moins variable, la maladie reprend son cours,

L'organisme est vaincu, le bacille de Koch continue son œuvre de destruction, malgré la défense active des leucocytes, dont le nombre augmente à mesure que la place est plus menacée; mais le milieu dans lequel ils vivent et puisent leur nourriture est trop intoxiqué par leurs propres sécrétions et par celles des bacilles pour qu'ils puissent y trouver l'énergie vitale nécessaire à leur activité. Le bacille est le plus fort; ici comme dans la vie, la force prime le droit, et après une lutte plus ou moins longue, plus ou moins acharnée, après quelques victoires qui, sans les examens biologiques prouvant le contraire, pourraient nous donner l'illusion du succès, la déchéance arrive, et la terminaison fatale n'est plus qu'une question de temps.

Si nous n'avons pu avoir, même un instant, l'illusion de guérir ces malades, nous la leur avons donnée à eux-mêmes et nous leur avons, grâce à notre modalité, procuré un immense soulagement, puisque chez tous, l'oppression, la toux, l'expectoration, les transpirations, la faiblesse, n'ont reparu que très tardivement, à la période ultime de la maladie.

29 Septembre 1905.

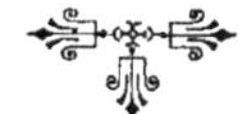

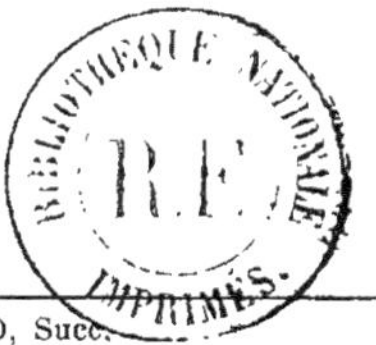

Rouen. — Imp. MÉGARD et Cie, L. MÉGARD, Succ.

www.ingramcontent.com/pod-product-compliance
Ingram Content Group UK Ltd.
Pitfield, Milton Keynes, MK11 3LW, UK
UKHW021525090726
13657UKWH00001B/423